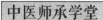

中医师承学堂
一所没有围墙的大学

汉方临床诊疗学

〔日〕寺泽捷年 著
王宁元 王晴湄 译

全国百佳图书出版单位
中国中医药出版社
·北 京·

图书在版编目（CIP）数据
汉方临床诊疗学 /（日）寺泽捷年著；王宁元，王晴湄译 .-- 北京：中国中医药出版社，2024. 11.
（中医师承学堂）.
ISBN 978-7-5132-8968-9
Ⅰ . R24
中国国家版本馆 CIP 数据核字第 2024NT6665 号

中国中医药出版社出版
北京经济技术开发区科创十三街 31 号院二区 8 号楼
邮政编码　100176
传真　010-64405721
保定市西城胶印有限公司印刷
各地新华书店经销

开本 710×1000　1/16　印张 24.5　字数 410 千字
2024 年 11 月第 1 版　2024 年 11 月第 1 次印刷
书号　ISBN 978 - 7 - 5132 - 8968 - 9

定价　99.00 元
网址　www.cptcm.com

服 务 热 线　010-64405510
购 书 热 线　010-89535836
维 权 打 假　010-64405753

微信服务号　zgzyycbs
微商城网址　https://kdt.im/LIdUGr
官 方 微 博　http://e.weibo.com/cptcm
天猫旗舰店网址　https://zgzyycbs.tmall.com

如有印装质量问题请与本社出版部联系（010-64405510）

内容简介

本书是一部经典的汉方医学著作，于1990年出版发行第一版，现已修订至第三版，并经十余次重印。作者为日本著名汉方医学家寺泽捷年教授，由王宁元博士翻译为中文。

全书首先从五脏、气血津液角度简洁地论述机体生理机能和恒常性，然后以临床病态要点、证候诊断标准、相应治疗药理与方证等揭示五脏、气血津液、八纲、六病位等病理状态与治疗方法，展示出具有独创性的诊断标准量化方法，并附有典型证例，简明扼要而系统。其后在四诊篇章中详细介绍望、闻、问、切的实操方法，尤其在腹诊部分，归纳精当，实用性强，且所论腹诊思维贯穿几乎书中全部所举证例，附列腹诊图构思巧妙、明快醒目。最后在证的判断部分对证的定义及矢量性质、确定程序及实际演习进行既贴近临床又富含哲理的论述，独具匠心，予人以启发。

本书的附录中，“注意事项”论述了正确使用汉方制剂的有益意见。“健康调查表”详尽而易懂，极具参考性。“方剂一览”列举汉方医学常用方剂，详细举出证候辨识并扼要介绍鉴别要点，宛如一部微型方证手册。

作者简介

寺泽捷年（Terasawa Katsutoshi，1944—），日本著名汉方医学家，医学博士，千叶大学研究生院和汉诊疗学教授，千叶中央医学中心和汉诊疗科主任。师从藤平健、小仓重成、伊藤清夫。历任世界卫生组织研究合作中心主任、富山医科药科大学副校长及附属医院院长、和汉医药学会理事长、日本东洋医学会会长、东亚医学协会理事长等职务。主要著作有《汉方临床诊疗学》(原名《和汉诊疗学：从证例学习》)《吉益东洞研究：开创日本汉方的思想》《汉方腹诊考：证候发生的机制》《全译方伎杂志》《全译医界之铁锥》《井见集附录》等。

作者生平年表

1965 年—	千叶大学东洋医学研究会会员 师从藤平健、小仓重成、伊藤清夫诸位先生
1970 年	千叶大学医学部毕业
1971 年	千叶大学医学部第一内科教研室
1979 年 3 月	千叶大学研究生院　医学博士学位
1979 年 8 月	富山医科药科大学附属医院　和汉诊疗部　主任（讲师）
1982—2005 年	世界卫生组织研究合作中心　主任
1990 年	富山医科药科大学附属医院　和汉诊疗部　教授
1993 年	富山医科药科大学医学部　和汉诊疗部教研室　教授
1999—2001 年	富山医科药科大学医学部　部长
2002—2004 年	富山医科药科大学　副校长　附属医院院长
2003—2007 年	和汉医药学会理事长
2005 年	千叶大学研究生院医学研究院　和汉诊疗学教研室　教授
2007 年—	东亚医学协会理事长
2009—2011 年	日本东洋医学会　会长
2010 年	千叶中央医学中心　和汉诊疗科　主任

译者简介

王宁元，日本岐阜大学医学博士，中国中医科学院博士后，先后就学于河北中医药大学、陕西中医药大学、岐阜大学、中国中医科学院，就职于天津市第一中心医院急救医学研究所、北京中西医结合医院，师从杜雨茂教授、藤原久义教授和陈可冀院士。现为北京中西医结合医院心内科医师，南京中医药大学国际经方学院客座教授，河北中医药大学客座教授，北京市中医药学会仲景学说专业委员会顾问，中国中医药研究促进会乡村中医专业委员会副主任委员，河北省中西医结合学会经方专业委员会顾问，南京中医药大学国际经方学院特色教材编委会委员。

王宁元博士长期从事中医尤其经方医学、中西医结合肾脏病、急危重症、心血管疾病等研究与临床，致力于现代汉方医学名著翻译及伤寒派腹诊的应用与推广。以第一作者发表论文于《中国中西医结合杂志》、《英国药理学杂志》(Br J Pharmacol)、美国《心血管药理学杂志》(J Cardiovasc Pharmacol)、日本《循环杂志》(Circ J)、《美洲中国医学杂志》(Am J Chinese Med)等。出版物有《临床应用伤寒论解说》《金匮要略研究》《汉方诊疗三十年》《伤寒论辨脉法平脉法讲义》《汉方临床诊疗学》等。

联系方式：

电子邮箱：wanggifu@126.com

微信公众号：王宁元汉方与腹诊译介

黄煌序

《汉方临床诊疗学》中文版正式出版，这是中日传统医学交流尤其是经方医学交流领域一件值得祝贺的事情。

作者寺泽捷年教授师从藤平健先生等汉方医学名家，其学术具有鲜明的古方派特色。他先后担任汉方界多个重要职务，在临床、研究及教育诸方面发挥着重要影响力。

同时，寺泽捷年教授也热心于中日传统医学交流，早在二十世纪八九十年代就为中医界所熟知，与中医研究者进行诸多科研交流，建立了深厚的学术友谊。

本书是一部传统古方派脉络与现代汉方临床视角兼具的系统教材，是作者及其流派对于汉方临床与教学的总结性文献。本书在学术体系构建表达上具有明确的临床倾向性和可操作性，如虽列出气血津液、五脏、八纲、六病位等不同侧面的纲领，但在具体辨证现场和出口则主要采用证候特点与方药对应关系的方法，即如其所述的“可以理解方剂方位与证之间具有类似钥匙和锁（key and lock）的关系，此为‘方证对应’，是汉方医学传统上特别常用的方法论”。

方证对应，亦称为方证相应、方证辨证，广义上亦应包括药证相应，这种临床思维与方法论源于《伤寒论》《金匮要略》，是经方医学的基本思想和临床指导原则，也是经方教学的核心内容。清代医学家徐灵胎对方证相应说有深刻阐述，《伤寒类方》序有言：“方之治病有定，而病之变迁无定，知其一定之治，随其病之千万变化而应用不爽。”这里的“方之治病有定”就是方证相应。与徐灵胎同时代的日本古方派代表吉益东洞是一位具有革命精神的医学家，他看到仲景医学中蕴含的精华，对方证相应的思想更为推崇，认为“《伤寒论》唯方与证耳”“医之方也，随证而变。其与证同也，万病一方；其与证变也，一病万方”。其著作《类聚方》只述方证，重视实证。中日近现代许多名家不仅临床擅用经方，而且在方证相应的思想指导下做了进一步的探索，更坚持为方证相应思想的传承和推广助力。

本书则提供了目前活跃于临床的汉方医家对方证相应思想的理解与应用，具有启发意义。

本书所列二百多首方剂大多来自《伤寒论》《金匮要略》，七十多个医案也多采用经方治疗，显示出作者临床思维的倚重，同时也是学术上承奥田谦藏、藤平健等流派传承的折射。同时也看到，在证候特点及某证候在确定证的作用方面，表现出临床操作判断上细腻而独到之处。如在第二章对气虚、气郁、气逆、血虚、血瘀、水滞诸证采用积分判断的方法，并在医案中提示应用实例，展示出古典证候的研究痕迹与进展。

在四诊部分（第六章），本书呈现出汉方医学望、闻、问、切诊察与判断的现场，尤其对腹诊的表述颇具实用性，显示出经方腹诊源于仲景，而在汉方医学中得到继承，并在实践中融入自己的智慧而有所发展的特点。

腹诊在《伤寒论》《金匮要略》中有诸多描述，本是经方医学的一种常规诊法，是不可或缺的四诊之一。在临床现场，腹诊可以迅速寻得藏奸之处，经方的方证识别离不开腹诊。所以，腹诊对于完善方证辨证与提高其准确性等方面都具有重要意义。无论是从方证相应思维培养方面，还是具体诊察操作实用性上，经方医生都应该掌握并熟练应用腹诊。

本书则为中国经方医生了解、学习、研究汉方四诊尤其是腹诊，提供了客观具体、可操作性强而又系统规范的示教。

专业学术著作的翻译出版极为重要。本书译者王宁元博士，也是南京中医药大学国际经方学院的客座教授，他在现代汉方名著翻译方面用心地做了许多工作，本书成为其又一力作，在此表示由衷的赞赏和热烈的祝贺，也希望并相信本书能够成为中医同仁的爱读书籍，对提高临床诊疗水平起到指导和帮助作用。

南京中医药大学国际经方学院　黄煌

2024 年 6 月 1 日

彭坚序

当中国的老百姓到日本旅游，看到东京街头大大小小的药店中陈列着各式各样的中成药制剂如小建中汤、小柴胡汤、八珍汤等，琳琅满目且包装精美、服用方便时；当我们了解到日本、韩国每年的中药材和中成药在全世界出口占据了绝大多数份额时，人们既惊讶又失落，感到不理解，日韩已经是西方化的国家，而我们是中医的故乡，我们难道不应该做得更好?

的确，中医是中华民族传统文化中最优秀的一部分，传承几千年，积累了极为丰富的治病养生经验，至今仍然保持着旺盛的生命力，越来越被西方有识之士所重视、学习和运用。有人甚至认为：21世纪，将是中医的世纪。

然而不可思议的是，一百多年来，中医在自己国家的发展却曾举步维艰。1929年刚刚成立的民国“卫生部”，提出“废止中医”案，这个提案一经公布，立刻激起了广大人民群众的强烈反对，各地的中医界人士纷纷派出代表，组织了代表团，到南京进行请愿，这就是著名的“三一七抗争”。正是在这样的历史背景和文化氛围下，1930年，在中国翻译出版了日本的《皇汉医学》一书，这是日本汉方医学古方派医家汤本求真1927年出版的巨著。汤本求真本来是西医，因为女儿曾患痢疾死于西医之手，转而发奋改学中医，终于成为古方派大家。此书一出，在中国的文化界和中医界引起了震撼。章太炎先生说:“若仲景在，必曰：吾道东矣！”当代著名的经方大家、北京中医药大学教授胡希恕先生曾经深情地回忆说:“所阅之书既多，则反滋困惑而茫然不解。后得《皇汉医学》，对汤本求真氏之论则大相赞赏而有相见恨晚之情，于是朝夕研读，竟豁然开悟，而临床疗效从此则大为提高。”2007年，中国中医药出版社再次出版《皇汉医学》时，将胡希恕这段话，印在书的封面上，给予中国学习经方者很大的鼓舞。

我在五十多年前当中医学徒时，是从读《伤寒论》入手而进入中医殿堂的。我最重要的参考书，是陆渊雷先生1956年所出版的《伤寒论今释》，他运用当时已有的西医知识，来解释六经辨证、汗吐下和温清补消八法的道理，令人十分信服。所以我始终认为中医治病的原理，是完全可以用科学道理讲清楚的，中西医临床结合是完全可行的。我惊奇地发现：此书竟然引用了40余家、600多条日本伤寒派医家注释的条文。令我迷惑不解的是，几十年来，书市上很难找到日本医家的著作，20世纪30年代在中国涌现的一大批用西医知识来解释中医原理的所谓"科学派"医家及其著作，如章太炎、恽铁樵、章次公等，也逐渐不吃香、淡出视线了。

在学习中国医学史之后我才明白，明代之前，日本的文化和医学深受中国的影响。从公元5世纪起，中国医学通过朝鲜进入日本。公元562年，吴人知聪携带医书160卷抵日。唐代鉴真和尚更把唐代高度发达的文化、艺术、建筑和医学等带到日本，他被称为"过海大师"。日本至今保存着许多中国古代珍贵的医学文献，例如2023年中国中医药出版社出版的《娄绍昆讲康治本〈伤寒论〉》，就是以日本康治年间的《伤寒论》抄本作为教材讲授的。康治本《伤寒论》原书只有65条原文，而在中国，古本《伤寒论》早已失传，目前使用的教材，是采用明代赵开美本的《伤寒论》，有397条原文，由唐代传抄带到日本的康治本《伤寒论》，可能更接近张仲景的原著，学术界不少人认为，这就是《伤寒论》的原始本。这本由经方大家娄绍昆讲解康平本《伤寒论》的出版，追本溯源，删繁就简，十分精彩，在中医界已经掀起新一波研究经方的浪潮。

娄先生在他的代表作《中医人生：一个老中医的经方奇缘》一书中，还对中日传统医学的交流有两段十分精彩的评价："是《伤寒论》的火种点燃了日本汉方，使它升腾起灿烂的烟花，历史进入近代，在东西方两种文明激烈碰撞中，中医学满目疮痍，经方医学的发展，陷入低谷，面临着生存还是毁灭的王子之问，一直到汉方古方派的出现，才拨开了重重的迷雾，使经方医学寻找到存在的连续性和动力源。""历史以诡异的方式，将中华民族的经方医学移植到大和民族医生的身上，移植在与我们的文字、习俗、文化、制度等有很大差异的国度中，阴差阳错，中医经方的方证辨证在日本却得到长足的发展。日本汉方家把庞杂的中医理论进行了‘削尽陈繁留清瘦’的扬弃，竟然尽显其仲景思想的本色之美。”

我在给娄先生这本书写的书评中，不禁感慨：“这个结论有如石破天惊，大胆而直率，在当今仍然处于半封闭状态，一心向西看，不愿向东看的中医界，必将掀起一阵狂澜！”是的，我们在近七十年的中医高等教育中，纳入了西医体系，甚至在职称评定等方面把西医作为衡量中医水平的“金标准”。不得不说，这是我们的一大失误！

日本在明治维新时期，曾经实行“全盘西化”的主张，1870年以“废除中医，用兰医（荷兰医学）取代中医”作为国策，给了汉方医学以沉重的打击。但是不久后，汉方医大力复兴，直到今天，仍然方兴未艾，流派纷呈。戴昭宇先生在《日本汉方医学与中医学》一书中，对日本的传统医学主要流派及诊疗特点作了详细介绍，认为中医与日本汉方医是“同源异流，同根异枝”，汉方医在对《伤寒论》的研究，对“证”的研究，对腹诊的研究，都有十分深入的探讨和重大贡献。日本著名古方派医学大塚敬节的名言“始于《伤寒论》，终于《伤寒论》”，更是振聋发聩，令人深省！然而，日本经方家们的大量著作只有少数被翻译成中文，我们读到的多数只是二手资料。在这个节点上，王宁元教授继翻译出版了大塚敬节的著作后，再一次翻译了寺泽捷年先生的《汉方临床诊疗学》，此书的问世，犹如又一阵东风吹过来了，必将为当今风靡全国的经方学习热潮带来一股新鲜的风气，注入一股新鲜的血液！

王宁元教授于1995到2005年在日本留学和工作，十年之中，他紧跟汉方名师，既搞科研，又出门诊，还担任了《中医学概论》的教学，他广泛阅读了浅田宗伯、稻叶克、和久田寅、大塚敬节、细野史郎、龙野一雄、矢数道明、藤平健、大塚恭男、山田光胤、寺泽捷年、小曾户洋、松田邦夫等日本古今汉方医家的大量著作，对汉方医家如何理解、应用经方，他们研究经方的视角和方法，有深入的了解。日本汉方古方派医家认为《伤寒论》君临万卷医书之上，不能仅仅被当作医学经典之一，它是最重要的临床著作，或者说它就是临床本身。

中国目前正在大力振兴中医，国家制定了许多有利于中医发展的政策，下决心要扫除阻碍中医前进的障碍，一个新的时代正在出现。然而反观当下中医的学术界，仍未免感叹任重道远。

古人云：“他山之石，可以攻玉。”在当今中医事业发展的重要时期，借鉴和学习汉方医家在日本这样一个西医占据了统治地位的环境下是如何保护和发展传统医学的，对我们来说，具有十分重要的意义。

这就是《汉方临床治疗学》等著作出版的价值和意义所在！

湖南中医药大学教授　彭坚

2024年6月30日

译者序

作为方法学的汉方医学

2024年5月10日夜晚，笔者从茌平赴高平参加第七期“叔和大讲堂”经方会议，行程的起始恰好是成无己、王叔和两位与《伤寒论》有重要关系的中医史上里程碑式人物的故乡。于是感觉到这是一次奇妙的经方之旅，但盘旋于脑际的更是对高平作为经方始祖炎帝之故里、“尝百草，日遇七十二毒”传说发生地的向往，甚至某种朦胧的期待。

果然，期待应验，刚入住高平酒店不久的23时15分，微信传来《汉方临床诊疗学》三审结果与排版通知，这意味着在久久的等待之后，该书的出版终于进入倒计时。随风潜入夜的好消息消散了笔者心中的挂碍，此时此地感觉到似乎有一种力量的护佑。第二天拜谒炎帝陵时，熟悉高平文化风俗的李先生说：炎帝老爷很灵的。笔者愿意相信这句话。

这是一种内心意愿，也是一种思维倾向，是对经方医药拓荒者神农们智慧的憧憬与崇敬，是对被刘民叔先生称为“农伊家法”的经方医学方法论内涵的追寻与溯源。

神农尝百草并非神话，这种传说是先人们在千万年甚至数十万年漫长岁月里辨识药物、确立药效活动的真实写照。可以想象，先民们从最开始的无意间了解到后来的主动尝试各种药物的功效，寻找其对身体病痛的作用，进而在对疾病证候特征观察、确认的基础上结合药物相应的作用，发现药证、方证的客观存在，探寻并把握方证的变化规律，构成证治体系。这是一个由事实单元构筑而成的内涵庞大的系统，历经临床筛选存汰，真实而可重复，涵盖古今中外，颠扑不破。它是通过事实确认而发现和建立的，“不是在某一个基础理论上演绎出来的”（《胡希恕伤寒论讲座》），其作用和意义甚至“远远超过了我们的想象力和理性规划设计的能力”（《娄绍昆讲经方》）。这个药证方证规律性体系的规范记录便是《神农本草经》《伊尹汤液经》以及《伤寒论》《金匮要略》。

所以，神农们的智慧给经方医学带来的是方法论和体系的奠基，也正是因为这种方法论的真实而精密，也只有这种方法论的自然属性与非人力所可为之能量，创造出效能超出人的理性思维所能及之范围和高度的经方医学体系，其作用与价值绝非后世注家诸说可同日而语。

经方医学这种类似现象学“朝向事实本身”的方法论和体系在日本汉方医学古方派得到诚笃地继承、实践和发挥，并成为其鲜明的方法学特征。

古方派医家盛赞《伤寒论》，如宇津木昆台谓：“自天地生以来，未见妙文如此者，此非圣作更为谁，当予盛赞。”永富独啸庵：“从事古医道者，无须滥读大量的书籍，一部《伤寒论》置于枕旁足矣。”“凡欲学古医道者，当先熟读《伤寒论》，而后择良师友事之，亲试诸事实。若五年，若十年，沉研感刻不休，则自然圆熟也。而后取汉唐以下之医书读之，则其信妄良窳，犹悬明镜而辨妍媸也，不然则虽读尽亿万卷之书，要无益于术焉。”龙野一雄：“《伤寒论》《金匮要略》应该是最接近临床的，或者说它就是临床本身。”“遑论蕴育生成第二个伤寒金匮，即使仅仅活用第一个伤寒金匮，已感到己力之不逮。到了我这样的高年，相对于雄心勃勃劲头十足，变成为谦虚心境一方。”这些言辞是对仲景经方医学系统方法论、证治体系完美品质的由衷钦佩和赞美，也是对《伤寒论》《金匮要略》临床作用深刻而独到的认可和体会。

在认识《伤寒论》的独特世界观与方法论方面，大塚敬节在《临床应用伤寒论解说》中论述道：“古方派医家认为《伤寒论》与《黄帝内经》，二者具有的世界观是完全不同的……主张《伤寒论》里有《伤寒论》的世界观，依据它来进行解释才正确。”“古方派医家否定了用《素问》《灵枢》的世界观来解释《伤寒论》的做法，由此诞生了必须以《伤寒论》来解释《伤寒论》这种日本独自的《伤寒论》研究方法。”这种以《论》释《论》、以条文解条文、以仲景自身思维相互参照的方法贯穿于大塚敬节的著作，也见于临证思维与操作中。对于这种方法，始觉粗砺平淡，久则知之拙朴瑰奇。

对于临床药证方证的“实证”方法论的重要性，藤平健在《汉方腹诊讲座》中通过干姜人参半夏丸治愈严重呕吐、重度心下痞硬等医案讨论道：“因为该方中含有人参，所以吉益东洞以‘当有心下痞硬证’补充了条文未完备之处。实际上对于吉益东洞补充的文字，我在很长时间里是持怀疑态度的。

但这次的经历让我记住，这些却是值得相信的临床现场的真实存在。”“当然该例也可以看作对吉益东洞关于人参与心下痞硬关联性的证实吧。”“可以推断，心下痞硬与人参汤进而与人参的关联是一种临床事实。”“在汉方医学中‘依照临床的事实’的思路非常重要，无论看上去多么伟大的理论，如果在临床现场不能被实证，只会终于一场虚理的结局。”在藤平健看来，事实与实证乃是构成经方医学稳固体系最坚实的砖石，也是临床现场的第一性思维。

经方医学着眼于证候反应来寻求疾病治疗规律，即系统地实践“方证相应”方法论，因而在证候本质的真实性、准确性及其演变规律性的细腻把握上都达到了极高的程度。如对于大柴胡汤证之“心下急”与半夏泻心汤证之“心下痞硬”的把握与鉴别，藤平健在《汉方腹诊讲座》中感慨道：“将如此的自觉症状微妙差异准确地反映在治疗上，在西医学中是不存在的，也是不可能出现的事情。这是数千年治疗经验的积累，通过贤能者整理集大成之治疗方法。”“《伤寒论》条文的一字一句具有多么高度的严密性。”可见古方派医家对只有方证才能成功表达的细腻与确切心领神会，默契地感悟着、实践着。

《汉方临床诊疗学》（原名《和汉诊疗学：从证例学习》），是现代汉方医学名著，曾多次改版重印，深受好评。作者寺泽捷年先生是日本著名汉方医学家，也是现代古方派代表医家之一。该书从临床角度论述汉方医学的理论认识与临床方法，突出方证对应思维，重点介绍仲景经方应用，并且详细列举腹诊诊察方法与腹证辨证，是一部系统、规范而又实用性强、具有现场指导意义的临床著作。

该书在方法论特点方面也具有许多值得学习借鉴的观点、方法和具体应用。

如对于方剂与证的关系，该书第七章论述道：“方剂的方位与证之间具有钥匙和锁（key and lock）的关系（方证对应），医师如果不事先收集各种汉方方剂具有的作用矢量与其病态的谱系（方位），治疗上便难以成功。”强调方证对应一对一式的独特性、精确性和稳定性，其论证视角亦具有启发性。

在对于证的判断方面，采用证候特征与程度积分结合的方式，在具体方证判断上实现一定程度的量化，而使方剂选择具有更准确的方向性，如在第二、三、四章中对多种证的判断分析均采用该方法，并且在所列举的证例中展示了具体操作过程。这种方法对于提高临床方证对应的契合度无疑是有益的。

该书在方剂部分对以仲景经方为主的二百多首方剂进行了临床应用要点的归纳提示，重点放在证候特征、适应病症、病期病态和方证鉴别等方面，基本上略去对病因病机的论述，反应出重视以证候反应的疾病一般规律为证治眼目的经方医学思维，为论证其方法论在方剂学上的反映。

该书原名还有一个副标题为“从证例学习”，强调内容的临床倾向，所选用的数十个病案具有典型性、代表性和提示性。令人耳目一新的是，在几乎所有的病案中列举腹证并附有醒目明快、构思巧妙的腹诊图，用简明的用语、画面、符号标示出多种腹证，提示腹诊在经方辨证过程中的重要作用。如某患者虽然病情复杂、证候繁多，但因存在典型痃癖腹证，遂判断为延年半夏汤证而使用该方取得满意疗效，从而从腹诊角度展示出方证对应准确、稳定和客观操作性等优良性质。

而令人深思的是，延年半夏汤证见于《外台秘要方》卷十二“癖及痃癖不能食方一十四首”，条文所云“又半夏汤，主腹内左肋痃癖硬急，气满不能食，胸背痛者方”显示出鲜明的方证相应表达特点，而在收录的14首方中只有该方证明确指出病位在“左”。细野史郎根据其方证特点发掘出特异性痃癖腹证，应用于消化系统疾病而获效。多位医家扩大观察，发现并不局限于消化系统疾病，呼吸、神经、精神、骨骼肌肉等系统多种疾病凡有痃癖腹证者皆可对应使用延年半夏汤。从这个过程得到如下提示，古典医籍中蕴含着大量真实的方证事实，用方证相应方法论这种贴近古人思维的眼光去打量、搜索，是发掘这些宝藏有效甚至唯一的方法与路径。

笔者认为，经方医学是成熟的、具有高度成就的，保障和支撑这个高度成功医学体系的则是“朝向事实本身”的药证方证实证式系统方法论。这种方法论智慧地避开病因病机时空的易变性，选择人体证候反应的恒常性，它敏锐地发现并遵守方证相应的证治规律，严格地展示方证属于一种事实单元，由系列事实单元构成的存在系统超然于任何阐释，其证治的内涵愈严密，则应用的外延愈广大，甚至无限。

这种方法论来自于农伊仲景，在汉方医学古方派呈现着顽强而自信的坚守。

笔者于日本留学期间，有幸在函馆、岐阜、名古屋等地数次聆听寺泽捷年先生的学术演讲并与先生交谈请教。先生学验俱丰，思考深邃，言谈风趣，儒雅和蔼。先生的著作主题鲜明，脉络清峻，文笔细腻，论证缜密，层次丰富，哲思隽永，是学术著作中是不可多得的佳品。以笔者读到的汉方家著作而言，文字水平最高者，当属大塚敬节、寺泽捷年二位先生，学术营养之外，单纯阅读亦为享受。

非常荣幸地担任《汉方临床诊疗学》的翻译，其过程虽属不易，但收获颇丰，结合寺泽捷年先生的其他著作如《吉益东洞研究》《汉方腹诊考》等，笔者对汉方乃至经方医学的方法论、临床思维与操作，特别是腹诊的实践，均有了深刻认识和实质性进步。笔者以该书的腹诊内容为基础，结合诸家腹诊经验，以“复活腹诊，还原仲景”为信念，在中医界传播普及腹诊，受到师长们的支持鼓励和同道们的欢迎，学习腹诊并深有应用体会的同道在不断增多，腹诊正在成为经方医师日常临床诊察的方法之一。值该书出版之际，谨向寺泽捷年先生表示由衷的敬意和感谢。

长期以来，我的恩师陈可冀院士对汉方学术著作翻译工作给予了许多宝贵指导，对于《汉方临床诊疗学》的正式出版，先生予以祝贺和鼓励，在此谨向敬爱的恩师表达衷心的感谢。我国著名经方医学家，南京中医药大学国际经方学院院长黄煌教授、湖南中医药大学彭坚教授对于我所做的汉方研究及著作翻译一直给予大力支持和热情鼓励，对于《汉方临床诊疗学》中文版，黄煌教授、彭坚教授在百忙中撰写序言，阐发深刻的学术见解，使人深受启发和教益，在此谨向二位师长表示衷心的感谢。

在该书翻译出版过程中，日本医学书院日吉大辅先生、中国中医药出版社刘观涛主任、宋雨辉编辑给予我许多实质性指导和温馨帮助，在此谨表诚挚的谢意。

希望该书能够得到读者和同道们的喜爱，为大家的学习和临床提供思维、方法和技术等多方面的启发和帮助，也衷心地感谢各位长期以来对汉方医著翻译工作的宝贵支持和热情鼓励。

王宁元

2024年6月30日于北京小清河未及古人斋

第三版自序

本书于1990年出版发行第一版，非常荣幸地得到许多人的支持，直至第9次印刷。其后进行必要的参考文献更新和欠准确处修改，于1998年出版修订第二版。

在此后的13年间，2001年规定了医学教育模式、核心课程教育计划，提出将“和汉药概论”列为教学目标。伴随着药学教育改为6年制，也在计划着充实传统医学教育，并且出现将传统医学教育内容纳入国家药剂师资格考试题目的动向。

上述关于传统医学的新动向，实际上也是基于国民的强烈要求而进行的。我国的医疗体系虽然以现代医学为主流，但国民认识到作为传统文化之一的和汉医学之有用性，他们要求医疗体系提供正确的医疗信息和妥当活用东西方医学。

日本拥有在全世界引以为自豪的全民医疗保险制度，并且医疗保险纳入了147种汉方颗粒剂和约200种中药饮片，这一点在世界上也是独特的。本人在日常临床工作中也深深感受到东西方医学相互扬长补短的重要性。

可是，汉方医学与现代医学的模式完全不同，因此要想正确地活用汉方医学，必须去理解这种不同的医学模式，这一点毋庸赘述。本书即为更好理解汉方医学模式的入门书。

令人非常高兴的是汉方制剂广泛运用到临床，随着高水平的临证依据的获得，药理研究方面也得到了很大发展。而且分子生物学和免疫学等方面惊人的发展，也为阐明汉方制剂和中药的作用机理提供了新的见解。

因此我们认识到有必要补充收录近些年的多种研究成果，这也是出版改订第三版的最大理由。改订时将“临床眼目”章节的文献全部更换为1995年以后的论文，并且因第二版时增设的第八章“证”的确定演习中思考步骤部分表述生硬，为了使其更加明确，重写了该部分内容。

本书修订工作得到千叶大学医学部附属医院和汉诊疗科同仁的宝贵帮助。在此向参与执笔者表示衷心的感谢！

作者　谨识

2011年12月

第二版自序

本书于1990年出版第一版。承蒙许多人的喜爱，于1997年已经第9次印刷。

但是，自出版后已经过去7年，参考文献已显陈旧，有必要增加新的信息。另外也发现某些表达不充分和需要补充的地方。

所以决定重新修订，但是如另外记载，本书由澳大利亚留学生 Helmut Bacowsky 先生翻译成英语、德语，由中国留学生黎昌琼先生翻译成中文和韩国留学生曹基湖先生翻译成韩语。由于这些译著的存在，现在全面修订使得原著与译著会产生一些不一致的情况。

这次修订之际，在“临床眼目”部分全部更换引用新文献，补充了保险药品收录的汉方制剂部分，增添了若干练习的病案。

在方剂一览的开头部分刊载了笔者在《药事公报》中撰写的有关“证”思考方法的文章，厚生省也要求应当基于汉方医学理念来正确地使用汉方制剂。

期待本书成为一本能够正确认识汉方医学的教科书。

作者　谨识

1998年1月

第一版藤平健序

在汉方学习用书中，像寺泽捷年教授编著命名的《汉方临床诊疗学》这样严整而充实的书籍，是我尚未见到过的。

书中把机体患病时的状态和汉方医学的观察及处理方法区分为“通过气血水概念把握病态”“通过五脏概念把握病态”“通过阴阳虚实寒热表里认识病态”“通过六病位认识病态”四个部分，并且运用现代医学、汉方医学的表达方法将各种病态及认识要点明快地表现出来，然后举出能够证实该方法的典型医案，并进一步列举独创的有诊断价值的诊断标准量化方法。

此外，在列出各种治疗方剂、中药之后，以临床眼目为题，摘录了各方面的新旧治疗经验、临床以及基础研究等。确实具有简明、恰当、干脆利落的快感，当然，所有的重点、不可或缺的要点全部网罗其中了。

在该书中，作者最用心之处，是对于虚实的论述吧。虚实之辨也是我自身长期思索但未得十分明晰之处，书中做了鲜明清楚的阐释，十分钦佩。

该书不仅对于初学和汉诊疗医学者是难得的名著，即使对熟悉汉方者来说，也是一部读至精妙处不禁拍案叫绝的好书。故不吝赞词，谨以为序。

日本东洋医学会名誉会员、医学博士　藤平健

1990 年 4 月

第一版自序

1984年在京都召开的第17届国际内科学术会议上，德国的医史学者P. Unschuld教授就东方医学与西方医学的比较论进行了演讲，道破了东方多神教模式与欧美基督教一神教模式呈现出两种医学形成的根本基盘之不同。就是说，在欧美发展起来的现代医学，根据单一价值观决定或是或非来求得安定，但是东洋医学则是按照时间和场合依据具体时点改变判断标准的多元价值观来寻求世界的秩序和安定。

再看当今我国的医疗现状，随着高龄化社会的到来，疾病谱系不断发生着很大的变化，以结核病为主的感染性疾病因有效抗生素的问世而被控制，取而代之的是出现了自身免疫性疾患、恶性肿瘤、老龄化伴有的退行性病变（动脉粥样硬化性心肾疾患、痴呆症）、肝硬化、慢性呼吸系统疾患等临床上处理起来很困难的疾病。

作为这种医疗现状的反映，便是汉方制剂在临床上得到广泛应用。据近年的统计，汉方制剂生产量占全部医药品生产量的2%（年1250亿日元）之高。但汉方制剂只有依从与欧美医学模式不同的独特理念，才会体现出治疗效果好而且安全性高的本来价值。

目前最需要解决的课题是在基本模式不同的东洋医学与现代医学之间架起某种沟通的桥梁。研究与揭示的模式虽然不同，但被称为患者的患病的人却是同一个人，我认为在这一点上存在着开拓两种医学关联的可能性，而且包括我自身在内，我国的医师全部接受的是欧美现代医学教育，经过毕业后的训练，具有一定程度的临床经验，如果把东方的睿智以具体方法展开的话，可望形成两种医学交流桥梁的一种方法论。

《汉方临床诊疗学》即是将这种理念向具体化推进的新的学问领域，在这里既继承东洋医学的传统，也使用自然科学的方法论来扩展客观而实证的世界。

在过去的10年间，我以《汉方临床诊疗学》为教材在富山医科药科大学医学部进行教学，本书在讲义笔记基础上整理而成，这也是《汉方临床诊疗学》开拓过程的足迹之一。

本书由医学书院出版缘起于1986—1987年在该出版社的《护理学杂志》进行“汉方诊疗实际”的连载。再次向担任策划的已故吉见辉之先生表示深深的谢意。同时向维护着医学书院和我之间的良缘始终给予我支持也是喜马拉雅登山队队友的武田诚先生致以诚挚的谢意。

本书的策划、制作过程中得到了尾岛茂先生、永吉修先生的指导和建议，特别是在两年间就该书当以何种结构进行编写，和尾岛先生、武田先生一起不知度过了多少个谈论商议之夜，至今仍是美好的回忆。如果面世的本书与既往汉方医学教科书具有不同的味道，那么尾岛先生、永吉先生、武田先生诸位功不可没。还有本书的校对得到了既是本校学生也是原《朝日新闻》记者的九鬼伸夫先生的协力合作。在此一并致谢。

作者　谨识

1990年4月

谨献给给予我今天的父母

CONTENTS 目录

第一章　前言

汉方诊疗学的基本理念与现代欧美医学不同，为了理解其诊断、治疗体系，并准确地运用于临床工作中，需注意几个要点。

如汉方诊疗学诊断治疗方法与步骤（图 1）所示：

第一，通过什么方法从机体收集何种类别的信息。

第二，对收集到的信息如何整理、解析。

第三，基于这些解析结果，如何得出在该时点最为准确的诊断。

第四，基于诊断结果，如何选择最佳的治疗方剂。

这样的诊疗步骤与现代医学比较在程序上并没有差异，但是，所有的步骤都是基于构成汉方诊疗学特有的基本理念而实行的。治疗方剂的组成和药效也不例外，也是以这些理念为基础而形成的，根据这些理念来对应所把握的机体的失衡与异常，用这些方药使机体恢复正常。所以第一要点就是充分理解这些基本概念。

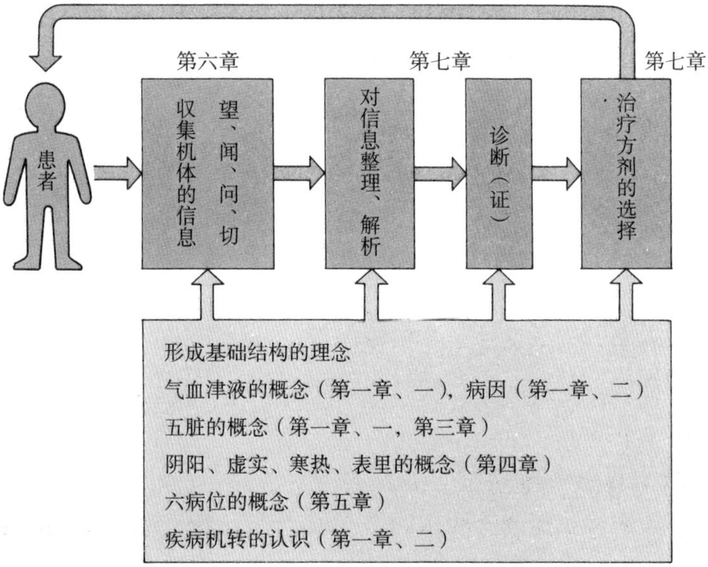

图 1　汉方诊疗学中诊断与治疗的方法与步骤

在汉方诊疗学中，最终的诊断称为“证”。所谓证，是“将患者现时点所表现出来的症状，通过汉方诊疗学的基本概念进行整理、解析而得出的诊断，也是治疗的指示”。在这里之所以限定“现时点”，主要是因为汉方医学体系认为疾病的状态是一种时常流动变化的状态。并且证“是诊断，也是治疗的指示”，其理由如图 2 所示，汉方医学最基本的认识是把不偏不倚的正常状态设定为原点，而患者的病态是从正常状态的偏位，因而在完成诊断的该时点，也同时指出应当进行治疗的方向。所以更加正确地进行证的辨别是第二要点。

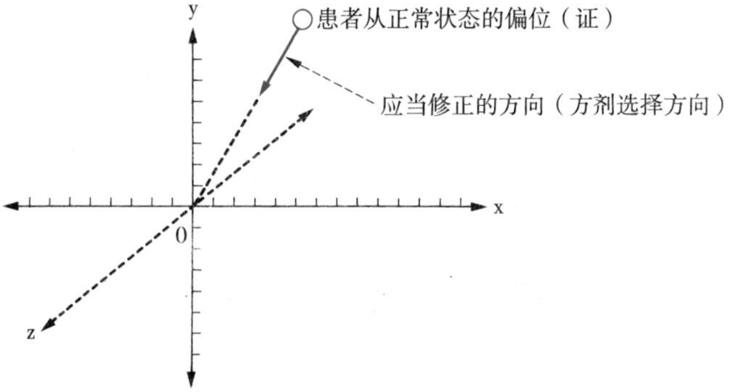

图 2　关于病态空间的认识

第三要点是掌握方剂的性格（方位）。各种治疗方剂是对应于证的偏位而形成的，具有各种各样的作用方向（图 3）。

所以应当尽量地掌握储备更多的各种方剂性格[①]的知识，这是来提高治疗精度的要点。为此可以在参考书后方剂附录内容的同时，熟读玩味各种医案报告。

在汉方诊疗学的诊断、治疗体系中，存在着这样密切连接的环节，就一般论著的结构而言，无论从何处作为解说的切入口均可，但本书的构成是从正常机体的理解到病态的认识，再以此为基础进入诊断治疗的方法与步骤。

为了便于理解各种概念，我们列举了证例，各证例提示部分所使用的一些证

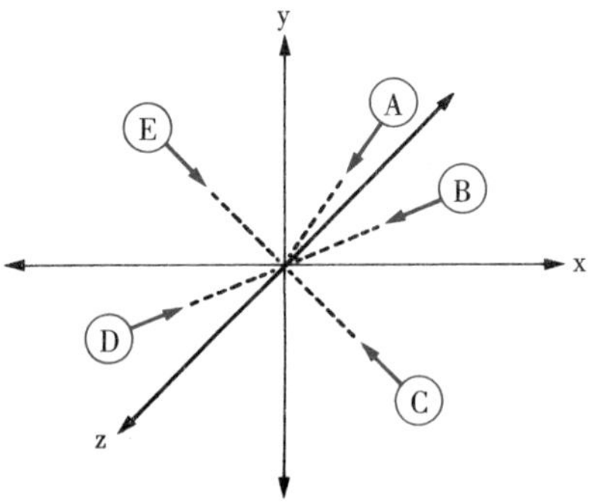

图 3　方剂作用的各种矢量

① 译者注：原文用“性格”，指方剂的作用特点、方向和位置。

候、病态用语尚未在书中进行说明，因而首次阅读本书时，可不必拘泥于这些用语，大体把握证例所欲表达的含义继续往下读，待通读一遍本书后，如果再精读各个证例便会加深进一步的理解。

一、汉方诊疗学对机体生理机能的理解

1. 机体恒常性的维持与气血津液概念

维持机体生理机能的三要素：

· 气：营养生命活动能量的源泉——维持机体机能。

· 血：从物质方面支持机体的红色液体——维持机体构造。

· 津液：从物质方面支持机体的无色液体。

汉方诊疗学认为，由气血津液三要素维持着机体的恒常性。所谓“气”，是营养生命活动的能量源泉，气是古代中国的自然观照法引用到医学的概念。现在仍然在使用的与自然界运化有关的词汇，如天气、气候、阳气、电气、磁气等，其共同特点都是一种活动或者是活动的表象，是一种虽然看不到但被设想的能量。所以，“气”即是这种眼睛看不到，但通过活动而表现出来的无形能量。

在生命的场中，气是统一调节包括精神活动在内的机能活动的要素。另外，支持机体物质方面的要素是血和津液。血的定义，是负载着气的作用而循环于机体的红色液体。津液（或称为水）的定义，是负载着气的作用而滋润营养机体的无色液体。

在汉方诊疗学中，可以理解为精神要素和物质要素均是通过气血津液的概念来统一的，也可说由此形成了精神和物质的不即不离（身心合一）的体系。

2. 气血津液的生成

气＝先天之气＋后天之气

　＝肾气＋通过呼吸消化吸收所得之气

气是营养维持生命活动能量的源泉，由先天之气和后天之气构成。所谓先天之气是指诞生之际由父母给予之气，贮存于肾。肾也是出生之后生命成长的能量，调摄生长、发育和生殖。后天之气是指诞生之后从自然界汲取之气，由通过呼吸作用产生的宗气和饮食消化吸收得到的水谷之气构成。

血和津液均是通过水谷之气转化而生成，亦即水谷之气的一部分在肺赤化而为血，没有赤化的无色液体就成为津液。气血津液的生成过程如图4所示。

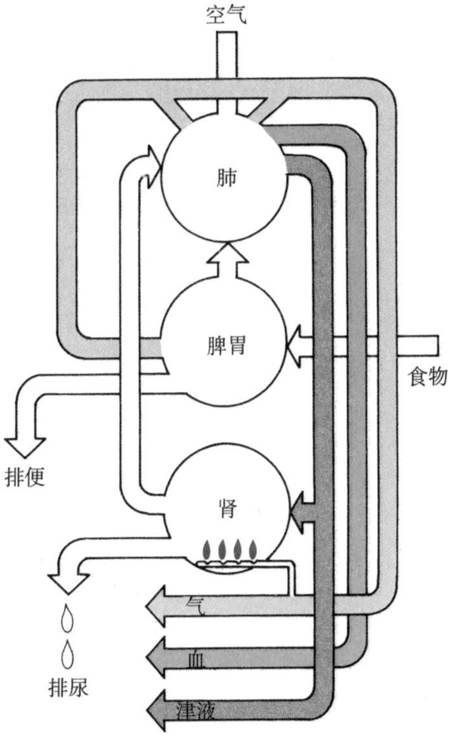

图4 气血津液生成、循环模示图

从口摄入的食物和津液，作为“水谷之气”由脾胃吸收。其中一部分成为循环于全身的气，另一部分入肺赤化为血。肺通过呼吸把空气摄入体内，循行并供给全身，还可以生成血，进一步靠肾火气化再作为“津液”回到体内

3. 五脏的概念

五脏=肝、心、脾、肺、肾

五脏是身心合一的功能单位，与现代医学各脏器的概念不同。

气血津液的生成如图4所示，记述了肾、脾、胃、肺的功能，对汉方诊疗学中的主要脏器，对五脏的特征性概念进行整理。这些五脏概念与现代医学使用的概念不同，现代医学脏器的概念是江户时代现代医学传入日本进行翻译时，简单地对应使用五脏名称形成的，造成这种混乱的责任不在汉方医学。

①肝：安定精神活动。
促进新陈代谢。
贮藏血，向全身提供营养。
维持骨骼肌的弹力。

·失调病态：痉挛发作，易怒，营养不良，眼睛疲劳，爪甲生长障碍。

②心：保持意识水平。
调整醒眠节律。
维持血液循环。

·失调病态：失神，失眠，逆上感（烘热、面赤等），不安感，悸动，舌炎。

③脾：消化吸收食物，生成水谷之气。

使血流稳定畅通，防止血液从脉管漏出。

促进肌肉的形成与维持。

· 失调病态：焦躁感，抑郁，易疲劳，肌力差，出血倾向，食欲降低，腹泻，口角炎。

④肺：通过呼吸摄取宗气。

赤化一部分水谷之气而生成血。使一部分转化为津液。

维护皮肤功能，维持其防卫之力。

· 失调病态：忧郁，易感染，鼻塞，呼吸困难，病态性汗出。

⑤肾：调节生长、发育、生殖功能。

参与骨、牙齿形成并维持其功能。

调整水分代谢，维护呼吸功能，维持思考力、判断力、集中力。

· 失调病态：易惊，发育不良，阳痿，骨代谢异常，水分代谢异常，排尿障碍，阴道炎，耳聋。

以肝为例，肝的作用对于心有促进作用，而对于脾又有抑制作用。怒（肝）使精神活动（心）亢进，但使食欲下降，影响消化（脾），最终结果是消耗体力。（图 5）

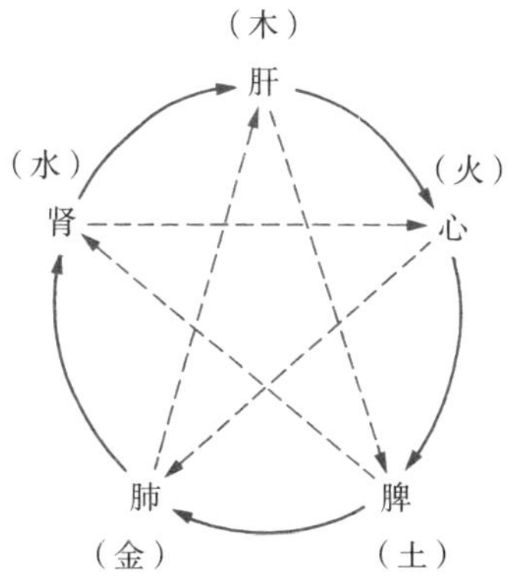

图 5　五行学说的相生与相克

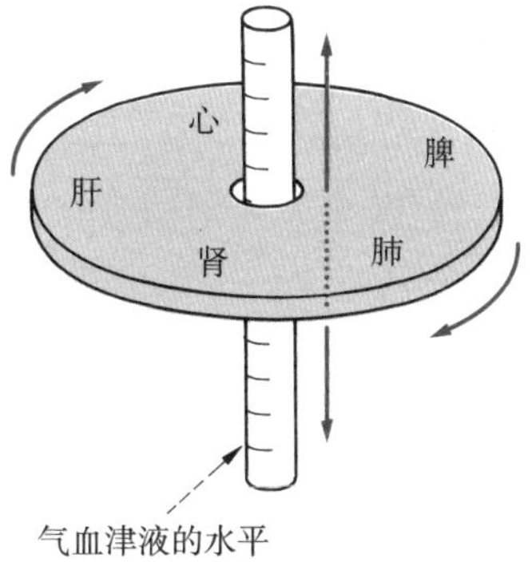

图 6　五脏的作用与气血津液量的变化

4. 五脏相关关系和气血津液的消长

五脏处于一个有机的相互制约的系统之中。五行理论认为宇宙间万物是由五种成分组成，它们之间互相联系，五脏关系便是在五行理论影响下形成的理念。如图 5 所示，五行的木火土金水相当于肝心脾肺肾，形成相生相克的关系。

通过五脏之间的相互作用，生成气血津液，维持机体的恒常性，但是气血津液的量绝不是恒定的，在一天中也在变化，并且与季节、外部环境、外来因素有关，从出生到死亡都处于保持平衡的变化之中。如图 6 的模式图。

五脏之间存在着这种环状的相生相克关系，所以当某个脏器功能失调时一定会影响其他脏器功能，直至形成一个新的平衡状态。

5. 气血津液的循环

气把经络作为通路有序地循环于全身。循环于体表部分的气，称为卫气。

血在脉管中循环。循环于体表部分的血，称为营血。

可以认为作为生命活动能量源泉的气，通过被称为经络的主要通道循环于全身。

血与津液循环于与经络不同的脉管内。

需要特别注意的是在保护身体免受外邪侵袭的体表部，有起到重要防卫作用的气血，其气称为卫气，其血称为营血。

图 7 所示为卫气和营血的模式图。卫气循行于脉管外，营血循行于脉管内。

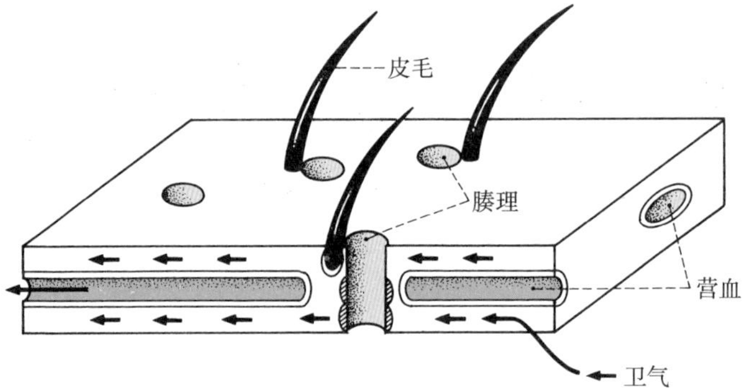

图 7　汉方诊疗学的体表防御构成

腠理是皮肤表面与体内连接的孔[①]。卫气营血调节腠理的开合，腠理功能异常时易受外邪侵入，还与出汗异常、盗汗等发生有关（将抽象的概念用图表示）

6. 五脏的代谢机能和气血津液的关系

五脏的作用＝代谢的能量＋组成的要素

＝气＋血、津液

＝阳气＋阴液

①译者注：此为作者对“腠理”的独特理解。

五脏为了维持其正常功能和生体[①]的恒常性，需要进行新陈代谢的能量，此即阳气。阳气本质上就是气，因其激发五脏的代谢功能而生热，故称之为阳气。另一方面，五脏的构成要素，即调节代谢的因素和接受代谢的物质称为阴液。阴液的本质即血与津液，具有抑制（调节）阳气无限制活动的作用。这样，在阳气与阴液平衡的基础上构成了五脏的机能（图 8）。

病理状态即为阳气和阴液的量的失调，其失调状态有如下诸型。对于各种失调状态的证候和治疗在第三章（60 页）中详述。

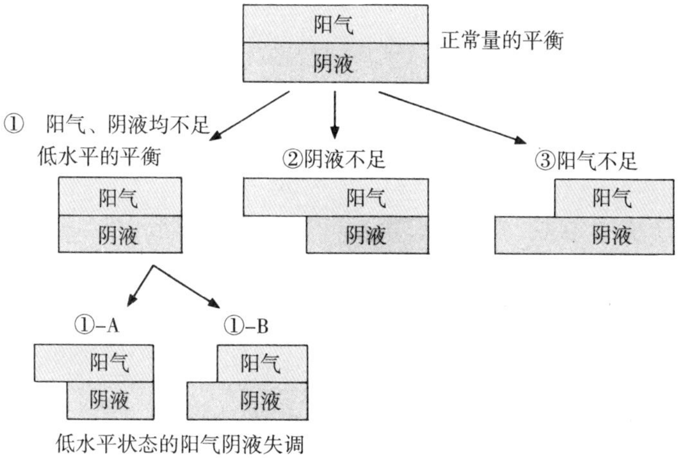

图 8 五脏（肝、心、脾、肺、肾）阳气和阴液的相对关系

①②③型之间当然会有多种移行阶段类型

二、汉方诊疗学对病态的认识

1. 疾病机转[②]的认识

疾病的机转分为三组：

· 内因：怒、喜、思、忧、恐、悲、惊（七情）。

· 外因：风、寒、暑、湿、燥、火（六淫）。

· 不内外因：生活上的不摄生、外伤。

生物体都具备维持个体生存的能力，在疾病机转发生作用的场合，生体

---

① 译者注：生体，指具有生命的活体。

② 译者注：机转，指导致身体发生病变的因素，同病因。

同时也发动了排除发病机转的自然治愈能力。这种理念认为，保持生体气血津液的健全性，使之处于通畅的状态则不会发生疾病。于是将损害气血津液健全性的因素称为病因，并认为病因可分为内在因素和外在因素。

内在的发病机转，感情精神方面的损害有7种，即怒、喜、思、忧、恐、悲、惊，称为七情。在前面记载五脏论及其关联章节中明确了这些精神负荷导致疾病发生的意义。例如，怒为肝的活动而成为一次性损害，由此而导致气血津液功能的失调则为二次性损害。如此身心如一的病因论可以说与现代身心医学思维的肇始有密切关联。

外在的致病因素可以列举6种，均具有环境因素的性质。

①风：眼睛看不到的传播性病因。感冒、流感等传染性疾病考虑为风邪导致。还有特发性颜面神经麻痹、三叉神经痛、脑卒中等也考虑是受风侵袭发生的病态。

共同症状 头痛，发热，恶寒，有时感觉麻木和运动、知觉麻痹。

②寒：寒冷刺激。寒冷的生活环境或劳动环境、空调等低温环境导致的人为的寒冷刺激，所谓空调病、各种关节炎、伴有恶寒较重的热性疾病等都属于寒邪入侵病态。

共同症状 发热，头痛，关节痛，肌肉痛，腹泻，腹痛。

③暑：暑热刺激。过度高温的生活、劳动环境。炎热天气下劳动、运动导致中暑、血清电解质紊乱均为暑邪侵袭的病态。

共同症状 全身倦怠感，意识障碍，头痛，呕吐，腹泻，高体温，四肢末梢循环障碍。

④湿：高湿度刺激。高湿度的生活、劳动环境。摄取大量酒精饮料、水田里长时间劳动等原因发生的关节炎等疾病是湿邪入侵所致病态。

共同症状 四肢倦怠感，关节痛，晨僵，食欲不振，胸内苦闷，尿量减少，腹泻。

⑤燥：低湿度、干燥侵袭所致。不加湿的氧气吸入，超高度飞行等导致的咳嗽、口鼻干燥等均为燥邪入侵所致病态。

共同症状 眼球充血，口鼻干燥，咳嗽。

⑥火：如导致烧伤的高温度刺激。过度的艾灸治疗等导致的病态。

共同症状 精神不安定，心悸，多汗，眩晕，头痛。

以上诸因素有时单独伤害生体，但数种因素复合地侵袭体内的情况也不少见。例如，风与湿复合地侵袭可以导致类似类风湿关节炎的病证。还有风和寒复合侵袭可以发生特发性颜面神经麻痹。

2. 病态的认识

当各种致病因素扰乱了生体的恒常性时，捕捉其病态的方法有如下几点，如图 9 所示。在实际临床中，往往选择一个最能够说明病态的概念，进行诊断和治疗，但是如果效果不明显时，再逐渐向其他概念变换。

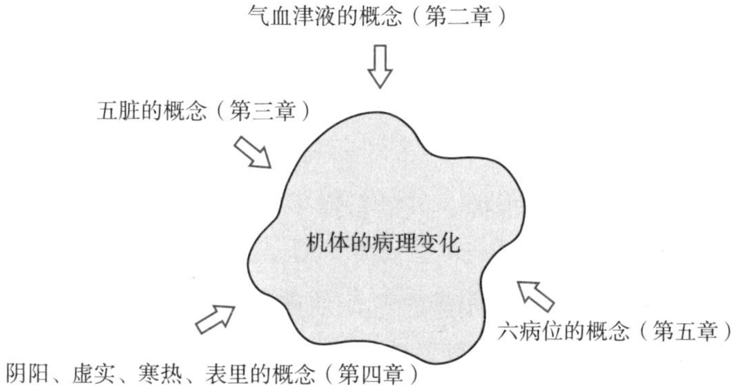

图 9 病态的多种认识

临床眼目

（1）日本的地理位置虽属于温带，但地形为南北分布而分为太平洋侧和日本海侧，特别是冬天的气候差异很大。

北陆地区多受寒、湿侵袭，因此治疗药物有多用附子、白术等的倾向。

在北海道地区，据说因冬季取暖设备完善，却多发燥邪侵袭事例。

由于气候、风土的不同，疾病状态出现形式也有异，随之产生了在治疗方法上的差异。

（2）近来则出现了必须考虑人为病因侵袭的状况。随着空调的普及，所谓的“空调病”等就是其中一例。在下一章记述的有气虚、血虚倾向的人特别容易受到侵袭。

（3）作为病因列举了精神活动方面，这一点是汉方诊疗学优秀的理念。最近在心疗内科[①]领域汉方诊疗学受到瞩目。

---

① 译者注：心疗内科，即心身医学。

第二章　通过气血津液概念把握病态

一、气虚

病态要点

气是生命活动能量的根源，气的量产生不足而发生的病态称为气虚。气虚由下面两种情况引起。

①气的产生障碍：贮藏先天之气而使气再生的肾，摄取外来之气的肺，消化吸收食物的脾，任何一个脏器功能障碍，均导致气的产生低下。

②气的消耗：针对内因、外因、不内外因等发病机转，为维持生体的恒常性而消耗气，从而导致气的不足。

无论何种场合，其结果均引起精神、身体的异常，出现精神活动能力低下、全身倦怠感、神经循环无力症、内脏下垂、性欲低下等，是生命体活力低下的表现。

典型证例

补中益气汤用于全身倦怠感、轻度肝功能障碍者

40 岁，男性，公务员。主诉全身倦怠感，易疲劳，后头部疼痛，肩凝，两目干燥感。两个月前，年底连日持续的欢送欢迎会，深感疲劳，同时饮酒过度。最近出现异常的全身倦怠感，注意力不集中，情绪焦躁，工作不顺利，前来就诊。

身高 172cm，体重 72kg，体温 36.6℃，血压 124/84mmHg，脉搏 72 次 / 分。颜面微潮红，球结膜充血。脉弦、弱。舌质正常，苔湿润黄白厚。腹诊：腹力中等，如图 10 所示。还有下肢发冷，脱肛倾向。

肝功能检查 AST（谷草转氨酶）38KU，ALT（谷丙转氨酶）32KU，γ－GTP（血清 γ－谷氨酰转肽酶）135 IU/L，无贫血，血沉及其他无异常。

肝胆超声提示轻度脂肪肝。

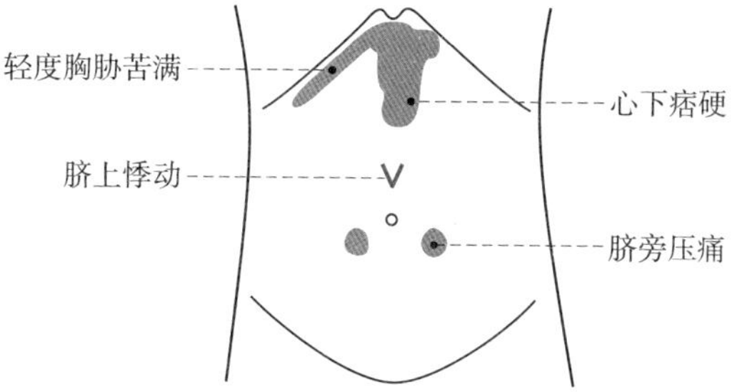

图 10

讨论　下面是气虚的评分表，脱肛者加 10 分，脉弦弱者 4 分，合计 44 分。对于该例气虚伴有轻度胸胁苦满者首选补中益气汤。此外，也可以考虑柴胡桂枝汤、柴胡桂枝干姜汤，但这些方剂适应证的气虚评分很少超过 40 分者。

治疗经过　投予补中益气汤，禁酒，建议适当运动。服药当天即有熟睡的感觉，一周后全身倦怠、眼睛干燥感等减轻一半。4 周后感觉思考力、判断力比从前都好，肩凝和后头部疼痛消失，肝功能损害指标变为 GOT 25KU、GPT 18KU、γ-GTP 76 IU/L。4 个月后停药。

◎ 气虚诊断标准

气虚评分（单位：分）			
身体倦怠	10	目光、声音无力	6
无气力	10	舌淡白、胖大	8
易疲劳	10	脉弱	8
白日欲睡卧	6	腹力软弱	8
食欲不振	4	内脏下垂症状①	10
易感冒	8	小腹不仁②	6
易受惊吓	4	腹泻倾向	4

判断标准　总计 30 分以上者为气虚。每项证候明显出现者给予该项全部分数，证候轻度出现者给予该项的 1/2 分数。

注①：内脏下垂症状指胃下垂、肾下垂、子宫脱垂、脱肛等。

注②：小腹不仁是指脐下部分腹壁紧张度低下。

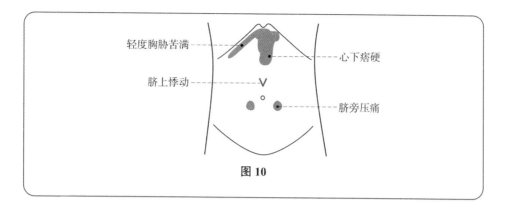

◎ 气虚的治疗方剂

类别	特异性证候	适应方剂
人参汤类	上腹部疼痛，胸痛，腹泻倾向，心下痞硬	人参汤
	头痛，呕吐，腹痛，腹泻倾向，胃部振水音，心下痞硬，发冷	吴茱萸汤
	食欲不振，胃部胀满感，发冷情况少	四君子汤
	食欲不振，恶心，呕吐，胃部振水音	六君子汤
	心窝部胀闷，胃液反流，心悸，浮肿倾向，胃部振水音	茯苓饮
	头重，头痛，眩晕，怕冷，饭后倦怠感加重	半夏白术天麻汤
	面色欠佳，精神不安，失眠，出血倾向	归脾汤
	食欲不振，倦怠感，微热，轻度胸胁苦满	补中益气汤
	苦夏，夏天消瘦，食欲不振，腹泻倾向，有时发热	清暑益气汤
桂枝汤类	盗汗，皮疹，颈部强凝[①]，两侧腹直肌轻度拘挛	桂枝加黄芪汤
	脐周疼痛，两侧腹直肌拘挛，肤色浅黑，有时手足发热	小建中汤
	盗汗，脐周疼痛，全身倦怠感，渗出性炎症，皮疹	黄芪建中汤
	腹痛（侧腹部疼痛、下腹部疼痛），发冷，痔疮出血，阴道出血	当归建中汤

◎ 改善气虚的药物

改善气虚的代表性药物如下表所示。这些药物配伍在各种方剂中，可以看到在治疗上经常考虑气的产生和供给。

药物	功能	代表方剂
人参	补脾，益气，生津	人参汤，吴茱萸汤
黄芪	益气，增强五脏机能及体表防御能力，止汗，消肿	补中益气汤，黄芪建中汤
白术	补脾，益气，去除过剩的津液	人参汤，四君子汤
茯苓	调节修正过剩的津液 增强脾脏机能，安神	四君子汤 茯苓饮
甘草	补脾益气，解热，解毒，润肺，镇咳	人参汤，小建中汤
大枣	补脾，安神	六君子汤，小建中汤
粳米	补脾，生津	附子粳米汤
胶饴	补脾健胃肠，缓解腹痛，润肺，镇咳	小建中汤

① 译者注：强凝，即拘急僵硬、凝滞不适感。

参考证例

小建中汤治疗尿频、尿失禁、夜尿证

患者8岁，女孩，主诉尿频、尿失禁、夜尿。出生后1个月因幼儿化脓性股关节炎（左侧）进行手术治疗。4岁行臼盖成形术、内反骨切除术。6岁行股骨大转子矫正术。7岁取出钢板，经历了多次手术。

从幼儿时开始持续尿频，白天尿失禁，夜尿。有时夜间熟睡时，觉察不到遗尿而继续睡觉。夜尿1～2次/晚，于身体感觉发冷时加重。

自觉即使玩耍也容易疲劳，饮水较多。

身高124cm，体重27kg。可见手掌汗出。脉细、弱。舌正常，可见中等厚白苔。腹力略弱，两侧腹直肌紧张，脐旁、脐下压痛。

投予小建中汤颗粒。

服药2周后，白天每天1次失禁的尿量减少，但夜尿无明显变化。服药4周后，白天的尿失禁几乎消失。之前1个小时须去一次厕所，但现在可以忍受，每天排尿次数变为6～7次。

8周后，并用桂枝加龙骨牡蛎汤颗粒。

10周后白天的尿频减轻，尿失禁症状完全消失。夜尿变为1次的程度，易疲劳也得到改善。

服药3个月后，有时可无夜尿，变得活泼起来，玩耍得很好。

讨论　白天尿失禁可以认为是膀胱括约肌松弛的症状之一，这样其气虚评分为36分。如气虚且出现两侧腹直肌紧张的情况，适宜用小建中汤、黄芪建中汤、当归建中汤。

临床笔记

据多项报道，大建中汤对术后肠梗阻有效。在气虚治疗方剂中没有记载大建中汤，但该方为人参汤的同类。

临床眼目

（1）补中益气汤是用于气虚病态的代表性方剂之一，其临床效果通过多个标准对照试验（RCT）得到确认。

加藤士郎等：对于肺癌患者补中益气汤与西药并用的治疗效果．汉方与免疫、变态反应，1999，（13）：83.

谷口彰治等：补中益气汤对带状疱疹神经痛的预防效果，Progress in

Medicine，22：863，2002.

古江增隆等：对气虚型过敏性皮炎患者使用补中益气汤的效果——多设施双盲试验研究，变态反应，54：1020，2005.

斋藤信也等：对于胃癌大肠癌术后汉方补剂 TJ-41 的效果，日本临床外科学杂志，67：568，2006.

篠塚成顺等：对 COPD 全身性炎症补中益气汤的有用性评价，厚生劳动省科学研究费补助金难治性疾病克服研究事业关于呼吸功能不全的调查研究，平成 18 年分别研究报告书：94，2007.

Shinozuka N，Tatsumi K，et al.：The traditional herbal medicine Hochuekkito improves systemic inflammation in patients with chronic obstructive pulmonary disease. Journal of American Geriatrics Society，55：313，2007.

西村元一：探讨补中益气汤对大肠癌术后营养免疫状态的临床效果，Progress in Medicine，29：84，2009.

（2）气虚状态与体弱幼儿、高龄者的易感性疾病密切相关，证明其治疗方剂之一的补中益气汤具有调节免疫功能的作用。

竹田和由等：补中益气汤对 NK 细胞活性机制的研究，汉方医学，24：63，2000.

田岛俊儿等：汉方补剂补中益气汤增强大鼠肺泡巨噬细胞的 TNF-α 的产生，药理与治疗，29：239-243，2001.

Satoh N，et al.：A randomiaed double blind placebo-controlled clinical trial of Hochuekkito，a traditional herbal medicine，in tne treatment of elderly patients with weakness N of one anf responder restricted design，Phytomedicine，12：549-54，2005.

（3）报告补中益气汤对 Immuno-compromised host 和外伤患者 MRSA 感染有预防效果。

铃木醇一等：补中益气汤对于 Immuno-compromised host 有改善免疫营养的效果—MRSA 对策，Progress in Medicine，362，2002.

植田俊夫等：补中益气汤（TJ-41）对 MRSA 抑制效果的探讨：第一报，Progress in Medicine，19：1000，1999.

（4）报告补中益气汤具有减轻恶性肿瘤化疗不良反应的效果。

伏木弘等：尝试使用补中益气汤减轻抗癌药的不良反应，妇产科汉方研究，21：82，2004.

藤原道久等：补中益气汤改善卵巢癌化疗（TJ 疗法）骨髓抑制的有用性，现代妇产科，56：15，2007.

（5）补中益气汤有效改善过敏性皮炎，减少局部外用药的用量。

竹村司等：补中益气汤对过敏性皮炎有效性的探讨：关于激素类外用药使用量的变化，Progress in Medicine，29：1441，2009.

Kobayashi H，et al.：Efficacy and safety of a traditional herbal medicine，hochu-ekki-to in the long-term management of kikyo (delicate constitution) patients with atopic dermatitis：A 6-month，multicenter，double-blind，randomized，placebo-controlled study. Evidence-based Complementary and Alternative Medicine，7：367-373，2010.

（6）报告补中益气汤具有增强流感疫苗产生抗体的效果。

高木康博等：关于汉方制剂提高对于流感疫苗接种后 B 型抗体的产生——对高龄小鼠的效果，The Japanese Society for Vaccinology，6：72，2002.

（7）报告归脾汤对阿尔茨海默病有效。

Higashi K，et al.：Effect of kihito extract granules on cognitive function in patients with Alzheimer's-type dementia，Geriatrics & Gerontology In ternational，7：245-251，2007.

（8）报告小建中汤对于小儿难治性感染有效。

金子达：小儿难治性感染使用汉方，汉方治疗小儿难治性感染，在小儿耳鼻喉科关于难治性感染合用汉方治疗，小儿疾患的汉方治疗，5：32，2006.

（9）报告茯苓饮对减肥有效。

周伟等：体育选手的减肥以及 TJ-69（津村茯苓饮）的效果，汉方与最新治疗，12：347，2003.

入江祥史：茯苓饮对肥胖病奏效 1 例，汉方研究，346：94，2008.

二、气郁

病态要点

气郁是指生命活动能量的源泉气的循环停滞引起的病态。因停滞部位的不同而出现如下症状。

头部：抑郁，头晕感。

咽喉部：堵塞感、绞扼感。喉部有物黏挂感觉。

胸部：胸中苦闷感，不能充分吸气的感觉。

季肋部：重压感，总觉得有物堵塞、痞结不畅的感觉。

腹部：膨满感，腹中有气体蓄积的感觉。

四肢：麻木伴有肿胀感。

伴随着气郁，可有疝痛和钝痛。另外，不管何处部位的气郁，均伴有不同程度抑郁倾向，患者诉说病情的语气方式也执拗。多数症状随时间变化而有轻重消长，不适的部位也多有改变。

典型证例

香苏散治疗伴有意识消失的腹痛发作

49岁，主妇。主诉：腹痛发作伴有意识消失。约25年前出现腹部撑胀感和下腹疼痛。发作性下腹部疼痛，脐周悸动，全身汗出，伴有恶寒，无恶心、呕吐、头痛等症。常常发作时有便意，去厕所排便时引起意识消失，坐在便器上失神数分钟。脑电图、心电图等检查无异常，予以治疗（镇静剂）无明显效果，症状持续至今。

15年前，接受宗教性治疗（术者把手置于腹部的一种治疗方式）1周，有明显效果，随后的十几年间未发作，从疾病中解脱出来。

4年前，因持续便秘20余天，上述病证复发，出现各种症状。多方治疗无效，来本院就诊。

身高148cm，体重53kg，体温36.5℃，血压104/80mmHg，脉搏72次/分。

面容呈抑郁状，有发凉的感觉，但颊部轻微泛红。皮肤有干燥倾向，脉弦，略弱，舌淡红，苔白湿润中等厚。

腹诊：腹力软，如图11所示。

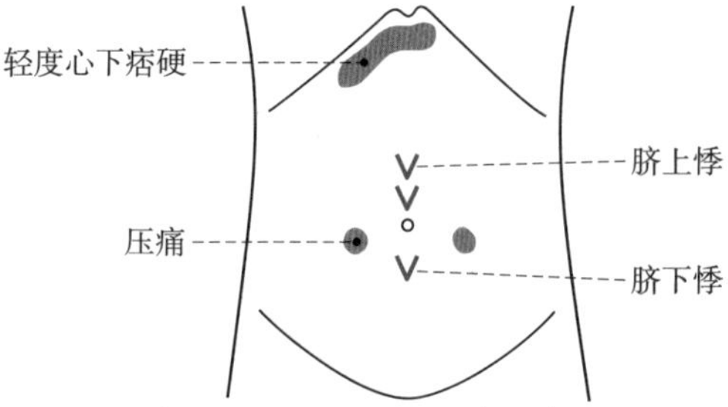

图11

脑电图、心电图无异常。腹部X光片未见明显气体积聚。

讨论　从本病主诉来看，呈现的腹部症状首先考虑“癫痫”但并没有诱发出认为是间脑综合征的6赫兹和14赫兹正性棘波，所以从现代医学考虑是肠易激综合征的一种。

从汉方诊疗学来看，始终有腹部撑胀感这一症状，也有抑郁倾向。还有看起来这些剧烈的症状，通过1周的宗教暗示治疗而消失，随后有十几年的缓解，单从这些来看应是功能性病变而不是器质性病变，故考虑腹部气郁状态为妥当。

治疗经过　投予改善腹部气郁气滞状态的香苏散，服药第2天出现效果，腹部膨满感和便秘得到改善，服药第4周，包括抑郁倾向在内的诸症全部消失。

方剂解说　香苏散由香附子、紫苏叶、陈皮、生姜、甘草等五种药物组成，是改善气郁的代表性方剂，特别是能够祛除肝气的郁滞，故该方适应证以易怒为基本病态。本病例以结婚为诱因发病，推测其存在婆媳关系纠葛以及对婚姻生活不适的过度反应。

◎ 气郁诊断标准

气郁评分			
抑郁倾向①	18	随时间不同，症状发生变化②	8
头重、眩晕感	8	早上不愿起床，难以进入正常状态	8
喉部堵塞感	12	排气多	6
胸部窒闷感	8	嗳气	4
季肋部胀满感	8	尿不尽	4
腹部膨满感	8	腹部鼓音	8

判断标准　对于该表中所列证候，其显著者给予相应的分值，轻度者给予1/2分值。
合计分数在30分以上者诊断为气郁。

注①：所谓抑郁倾向是通过患者抑郁的情绪、对事物无兴趣、无食欲、食物如嚼砂石不知美味等诸症状来判断其程度。

注②：“随时间不同，症状发生变化”指作为主诉的症状发生改变。

◎ 气郁的治疗方剂

类别	特异性证候	适应方剂
香苏散类	胃肠虚弱，食欲不振，头痛，鼻塞，精神不安	香苏散
	侧腹部胀满感，胸胁苦满，腹部鼓音，肩凝，精神不安	柴胡疏肝汤
	头重感，烘热感，失眠，腰痛，下肢发冷，下腹部压痛	女神散

续表

类别	特异性证候	适应方剂
半夏厚朴汤类	咽喉部堵塞感、异物感，胃肠虚弱，腹部胀满感	半夏厚朴汤
	上述之外，加之胸胁苦满、口苦、微热	柴朴汤
	头痛，眩晕感，胃肠虚弱，胃部振水音，腹部膨满感	半夏白术天麻汤
其他	抑郁，失眠，精神不安，胸胁苦满，脐上悸动	柴胡加龙骨牡蛎汤
	抑郁，精神不安，烘热感，中暑感，下腹部压痛	黄连解毒汤
	抑郁，肩凝，头重感	葛根汤

除此之外，还有分心气饮、六郁汤、分消汤、橘皮枳实生姜汤、乌药顺气散、栀子豉汤、厚朴生姜半夏甘草人参汤等。

◎ 改善气郁的药物

掌握改善气郁的药物，有利于理解各种方剂的功效，还有助于根据证例的实际情况进行药物的加减。改善气郁代表药物列举如下。

药物	功能	代表方剂
枳实	促进胸胁部气的循行	四逆散，柴胡疏肝汤，橘皮枳实生姜汤
木香	促进气的循行，止痛	分消汤，女神散
厚朴	促进气的循行，治气逆，治胸满、腹满，除湿	半夏厚朴汤，柴朴汤
半夏	降气逆，促进气的循行，调胃止呕，除湿	半夏厚朴汤，分心气饮
陈皮	调气，提高脾脏作用，除湿	半夏白术天麻汤
紫苏叶	促进气的循行，调整胃肠，发汗，解表	香苏散
缩砂	调气，除胸内气滞	分消汤，枳缩二陈汤，六郁汤
香附子	祛肝气郁滞，促进气的循行，调经，止痛	香苏散，柴胡疏肝汤
川芎	促进气的循行，祛瘀血，除风，止痛	柴胡疏肝汤，女神散
柴胡	祛肝气郁滞，解热，提高五脏作用，解表	柴胡加龙骨牡蛎汤，柴朴汤
栀子	祛胸内热，除苦闷感	黄连解毒汤

参考证例 1

柴朴汤、八味肾气丸合用治疗支气管哮喘

患者 16 岁，男，高中生。因患支气管哮喘希望用汉方药物治疗而来院就诊。幼儿时期因中耳炎反复发作曾行 6 次鼓膜切开手术，5 岁时曾行扁桃腺摘除术。7 岁左右开始出现哮喘发作，常年型哮喘，每到换季时容易加重，主要使用支气管扩张剂治疗。易疲劳，情绪不佳，很少与朋友交往，常闭门不出。

家庭成员有父母、本人和妹妹 4 人。使用 IgE RAST 法检测过敏原，提示对室内灰尘、螨虫过敏。

身高 172cm，体重 67kg，血压 128/80mmHg。面色白，虚胖，两眼无神，给人以比较消沉印象。体格检查发现咽喉后壁充血，为慢性咽炎表现。肺部可闻及轻度干啰音。脉弦、在虚实之间。舌尖红明显，舌体胖大，苔白厚湿润。

腹诊：腹力略充实，如图 12 所示可见小腹不仁。

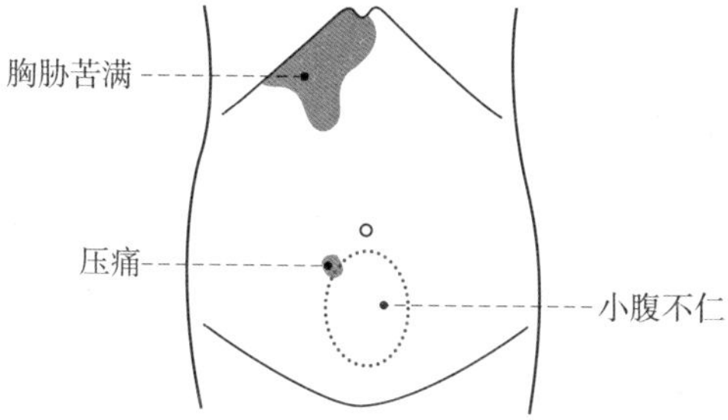

图 12

此外，手掌、脚掌汗出明显，手足凉，还有以胸骨上窝处为中心常自觉有搔挠样不适感，大便正常，小便白天 5 ～ 6 次。

给予柴朴汤合八味肾气丸，支气管扩张剂使用同前，并嘱记录哮喘日记。

服药两周后，咽喉部堵塞感减轻，夜间基本上可以熟睡，从日记记录上看，其后身体状况恢复较为顺利，3 个月后便停用支气管扩张剂。

初诊时末梢血嗜酸性粒细胞 780/mm^3，1 年后为 321/mm^3。现已经过 1 年 8 个月，仍在服药中。

讨论　该病例的气郁评分为抑郁倾向（18 分），胸骨上窝处的滞塞感（12 分），胸部憋闷（4 分），症状随时间而变化（8 分），合计 42 分。

另，气虚评分 22 分，考虑其病态为气郁合并气虚，特别是合并一定程度的肾气虚衰。

胸骨上窝至咽喉部的气郁可使用半夏厚朴汤、苏子降气汤等，但本证有明显的右季肋部抵抗和压痛（胸胁苦满），结合脉、舌所见，判断为合并有少阳病期胸胁苦满型之小柴胡汤的适应病态。于是使用半夏厚朴汤与小柴胡汤合方的柴朴汤治疗。

另外还有肾气虚衰，肾关系到呼吸功能的维持，特别是与吸气作用有关，所以兼用八味肾气丸。

参考证例 2

柴胡疏肝汤治疗习惯性头痛

患者 27 岁，男性，公司职员。主诉习惯性头痛和全身倦怠感来院就诊。自从初中时期即出现头痛。平时有肩凝，当后头部强凝感严重时会感到两眼深部疼痛。现服用镇痛剂，有时疼痛减轻，但每月发作 2 ～ 3 次，眼痛发展为整个头部一跳一跳地刀割样疼痛，引起恶心、呕吐，需两天左右才能好转。为此每月都要向公司请假休息 1 次。最近发现，似乎当某一天感觉到两侧腹部膨满、拘挛时，便引起头痛发作。

此外，经常感觉全身倦怠，头部常有被东西盖住的感觉，大部分的时间里心情欠佳，还有腹泻、软便，排气也多。

身高 175cm，体重 60kg，血压 116/64mmHg。眼科所见，视力（右 1.2，左 1.0），眼压（右 19mmHg，左 16mmHg），乳头部无异常。

面色可，对答明朗。脉弦，在虚实之间。舌暗红，舌尖红明显，苔黄白略干燥。

腹诊：腹力中等，余如图 13 所示。

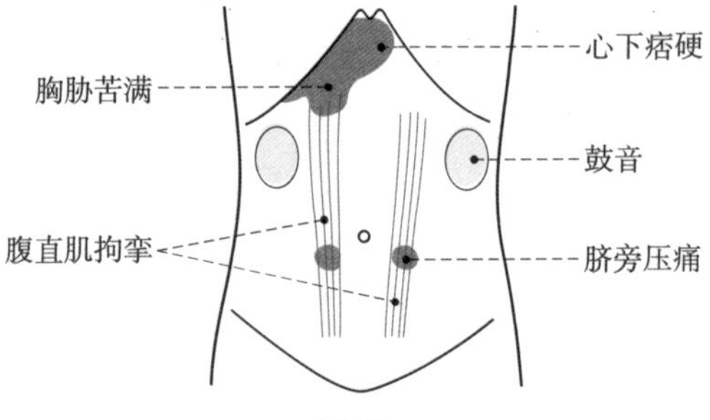

图 13

另，体检时触觉双下肢发凉，后头部至两肩肌肉明显强凝。予以柴胡疏肝汤，禁止饮用不良因素的碳酸饮料和啤酒。约 5 个月后诸症改善。

讨论 本证例主诉是头痛，乍一看很难判断是气郁，但是气郁评分，抑郁倾向（9 分）、头部盖物感（8 分）、主诉头痛随时间有轻重变化（8 分）、排气（6 分）、腹部鼓音（8 分），合计 39 分。

伴有胸胁苦满的侧腹部为主的腹部气郁宜使用柴胡疏肝汤。本方配伍有香苏散的主药香附子。

参考证例 3

清热补气汤治疗白塞病

患者 41 岁，主妇。主诉患白塞病伴有全身倦怠感和全身疼痛而就诊。

10 年前出现全身关节疼痛，在骨科诊断为类风湿关节炎进行治疗。第二年起出现口腔溃疡。

6 年前突然两眼视力下降、失明。考虑为结缔组织病，予以类固醇激素类治疗，但视力未能恢复。4 个月后于本院眼科就诊，考虑为葡萄膜炎，诊断为干燥综合征。之后更改诊断为白塞病，予以秋水仙碱治疗，遂停用类固醇激素。

5 年前出现以幻视为主的精神症状，同时在本院精神科就诊。

2 个月前出现眩晕、耳鸣、全身倦怠感、腹泻等症。停用秋水仙碱后腹泻缓解，但其他症状加重，治疗反应不佳，经介绍至汉方诊疗部住院治疗。

身高 157cm，体重 50kg，血压 118/80mmHg。表情呈苦闷状，两颧发红，口渴，多饮冷饮，不限于关节部位的全身疼痛，因时辰、日期的变化在全身各处游走。口腔内溃疡两处。口唇干燥。耳鸣于后头部呈持续低音调。失眠。

脉虚，略弦。舌紫红有数条裂纹，苔白略干燥。

腹诊：腹力软弱，可触及小腹不仁。

血沉 13mm/h，C 反应蛋白（CRP）0.6mg/mL，类风湿因子（RA）(–)，梅毒抗体（TPHA）(–)，抗核抗体（–），抗 DNA 抗体（–），免疫球蛋白（G、A、M）正常，考虑此时白塞病处于低活动性期。

投予清热补气汤。

服药 3 天后口腔炎缓解，食欲增加，全身疼痛、倦怠感程度减半。但仍有耳鸣、失眠、抑郁状态，合用香苏散颗粒，住院第 10 天诸症明显改善，4 周后出院。

讨论　清热补气汤为改善气虚的四君子汤加减方，还有清胃部虚热的作用。本方不是直接改善气郁的方剂，其通过调治气虚与胃热，使气机循环流畅，达到改善气郁目的。

临床眼目

（1）半夏厚朴汤是改善气郁的代表方剂之一，对痛经也有效。

斋藤绘美等：北里东洋医学研究诊疗记录半夏厚朴汤治疗痛经验案 3 例，汉方临床，53：1360，2006.

（2）近年半夏厚朴汤治疗功能性消化不良受到关注。

及川哲郎等：关于功能性消化不良患者半夏厚朴汤使用指征与临床效果的探讨，日本东洋医学杂志，59：601，2008.

加藤士郎等：对胃食道反流症伴有的呼吸系统症状半夏厚朴汤的有效性，汉方和最新治疗，14：333，2005.

（3）报告半夏厚朴汤对预防老年痴呆患者吸入性肺炎和改善高龄者咳反射有效。

Iwasaki K，et al.：A pilot study of banxia houpu tang，a traditional Chinese medicine，for reducing pneumonia risk in older adults with dementia，Journal of the American Geriatrics Society，55：2035，2007.

Iwasaki K，et al.：A traditional Chinese herbal medicine，banxia houp tang，improves cough refiex of patients with aspiration pneumonia，Journal of the American Geriatrics Society，50：1751，2002.

（4）报告半夏厚朴汤和香苏散的使用指征多有重复不易鉴别，但半夏厚朴汤抑制交感神经兴奋患者的交感神经活动，而香苏散促进副交感神经兴奋患者的交感神经的活动。

Wakasugi A，et al.：Differentiation between Hangekobokuto and kososan based on pupillary dynamics：Evaluation of autonomic nerve function，Journal of Traditional Medicines，23：132，2006.

（5）双盲比较试验证明柴朴汤治疗支气管哮喘、过敏性哮喘有效。

Urata Y，et al.：Treatment of asthma patients with herbal medicne TJ-96：a randomized controlled trial，Respiratory Medicine，96：469，2002.

西泽芳男等：柴朴汤抗不安效果而治疗支气管哮喘的作用：抗不安药物与其多设施对照的试验探讨，日本东洋医学身心研究，17：20，2002.

西泽芳男等：柴朴汤治疗预期不安基础上支气管哮喘加重的多设施双盲试验研究，日本东洋医学身心研究，19：37，2004.

（6）报告柴朴汤对舌痛症治疗有效。

山田刚也等：柴朴汤治疗舌痛症的临床评价，齿科药物疗法，17：18，1998.

Bessho K，et al.：Effectiveness of Kampo medicine (Sai–Boku–To) in treatment of patients with glossdynia，Oral Surgery，Oral Medicine，Oral Pathology，Oral Radiology，and Endodontology，86：682，1998.

山田刚也等：柴朴汤在口腔外科的应用——对舌痛症的临床效果，汉方和最新治疗，8：261，1999.

（7）报告动物实验发现香苏散抗抑郁作用与下丘脑 orexinergic 系统有关。

Ito，et al.：A possible mechanism underlying an antidepressive–like effect of Kososan，a Kampo medicine，via the hypothalamic orexinergic system in the stress–induced depression–like model mice，Biological & Pharmaceutical Bulletin，32：1716，2009.

三、气逆

病态要点

气逆为气的循环失调，正常情况下，气的循行应当从身体中心部朝向末梢，或者从上半身朝向下半身，如果发生气的逆流，便产生气逆。常见如下类型。

①以腹部为起点，出现绞扼感、不安感上行，向胸内突起上冲，产生悸动，进一步向上行，可引起头痛、失神（奔豚气）。

②以胸部为起点，伴随咳嗽、胸满感，自咽喉向颜面部上行，引起咽喉部绞扼感、颜面潮红、努责（咳逆上气）等。

③先出现心窝部不适，然后呕吐出胃液（水逆、呃逆）。其特征为不伴有明显的恶心。

④以四肢末梢为起点，冷痛向中枢方向波及（厥逆、逆冷）。

这些均具有发作性特点，但有时也呈现非发作性迁延性病状。根据病情程度不同，有时可伴有气虚状态。

典型证例

桂枝加龙骨牡蛎汤合苓桂术甘汤治疗心悸、眩晕

34岁，主妇。主诉发作性心悸、眩晕而就诊。

约6个月前，雨天开车过路口时，前面的车紧急停车，刹车不及造成追尾，所幸没有明显受伤，事故也顺利解决，但是该事故之后，每天有数次心悸发作。发作时感觉好像有个球样物体从心窝部和脐旁向上突涌至胸，数秒之内到达胸部，脉搏渐渐加快，发生心悸，出现胸内苦闷、不安和眩晕感。

发作轻微时，这种状态持续10～20分钟后完全恢复到正常，但是发作严重时有强烈的不安感，面部有热感，眩晕感，甚至失神，必须卧床2～3小时才能恢复。不伴有恶心呕吐。

曾就近诊疗，心电图等检查未见异常，予以镇静剂治疗，其结果是发作程度减轻，睡眠好转，但是发作次数基本同前，每日心悸发作1～2次。

身高152cm，体重45kg，血压108/72mmHg，体温36.7℃，脉搏72次/分。

面色微微潮红，下肢发冷，相貌正常，手足汗出，脉弱，舌正常苔白少。

腹诊：腹力略软弱，如图14所示。

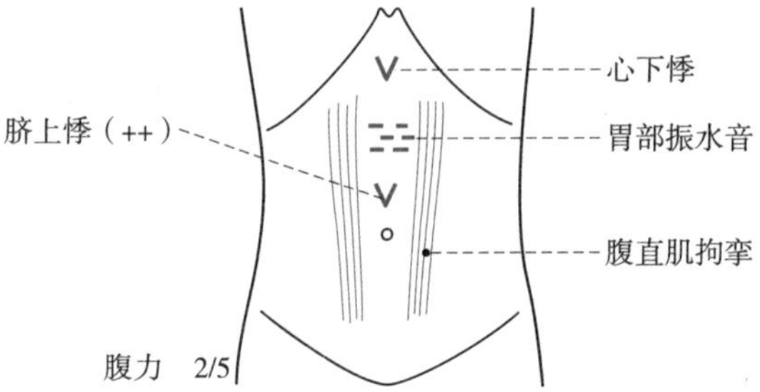

图14

24小时心电图捕捉到发作时的变化，平时心率为70次/分，在数分钟内渐增至120次/分，此时本人感到心悸。10分钟后脉搏次数渐渐降低，重新恢复到正常。发作时没有过度换气，动脉血气分析、脑电图、血液生化等检查未见异常。

讨论 本病虽类似于阵发性心动过速，但从脉搏渐增型予以否定。另外还要与过度换气综合征鉴别，本病发作前没有过度换气，血气分析也未见异常，故可排除。一般可诊断为心脏神经官能症或神经官能症。

在汉方诊疗学中，本证为气逆（奔豚气）的病态。奔豚气的大多数病例往往以惊愕、恐怖的强烈记忆等事情为契机而发病，本病例也是以成为交通事故肇事者为诱因而引起的。

治疗经过　给予桂枝加龙骨牡蛎汤颗粒和苓桂术甘汤颗粒，各 7.5g，分 3 次同时服用，另外继续顿服前面医师开具的镇静药 2mg。

服药当天自觉下肢变暖，第二天开始仅轻微发作 1 次。其后服药的两周内仅发作 3 次，前述镇静剂共服用 10mg 后停药。治疗 1 个月后几乎未再发作，3 个月后停药。

本证为苓桂甘枣汤的适应病态，因无苓桂甘枣汤颗粒剂，故以桂枝加龙骨牡蛎汤合苓桂术甘汤为代用。

◎ 气逆诊断标准

气逆评分			
上热下寒性烘热①	14	易受惊吓	6
心悸发作	8	发作性焦躁感	8
阵发性头痛	8	颜面潮红	10
呕吐（恶心少见）	8	脐上悸动②	14
伴有努责的咳嗽	10	下肢、四肢发冷	4
腹痛发作	6	手掌足底汗出	4

判断标准　针对各种证候显著者给予该标准评分，程度轻者评分减半。

总分在 30 分以上者为气逆。

注①：上热下寒性烘热，是指上半身有热感，同时下半身觉得发冷者。有时进入暖气房间时可诱发证候出现。评分为 14 分。

注②：脐上悸动，指将手掌轻抵腹部正中部位可触知腹主动脉的搏动。

◎ 气逆的治疗方剂

	特异性证候	适应方剂
桂枝和甘草配伍的方剂	易惊，焦躁，心悸，脐上悸动	苓桂甘枣汤
	心下支结，心窝部疼痛，呕吐	良枳汤
	颜面潮红，咳嗽，下肢发冷，尿量减少	苓桂味甘汤
	直立性眩晕，胃部振水音，上热下寒性烘热，尿量减少	苓桂术甘汤
	阵发性烘热，搏动性头痛	桂枝加桂汤
	精神不安，失眠，脐上悸动	桂枝加龙骨牡蛎汤

续表

	特异性证候	适应方剂
桂枝和甘草配伍的方剂	阵发性心悸，焦躁，脐上悸动	奔豚汤（肘后方）
	搏动性头痛，腹泻，心窝部疼痛	桂枝人参汤
	恶心，呕吐，胃痛，上热下寒性烘热	黄连汤
	上热下寒性烘热，精神不安，便秘	桃核承气汤
其他	哮喘，咳嗽，上热下寒性烘热	苏子降气汤
	精神不安，阵发性烘热	加味逍遥散
	痉挛性咳嗽，恶心，呕吐，眩晕，口渴	越婢加半夏汤
	头痛，胃痛，胃部振水音	吴茱萸汤

◎ 改善气逆的药物

改善气逆的药物列举如下。在多种方剂中配伍有这些药物，例如桂枝和甘草的组合，可见于柴胡桂枝汤、柴胡桂枝干姜汤等。气逆并非这些方剂的主要特征，但有必要了解其中存在的气逆倾向。

药物	功能	代表方剂
桂皮	改善气血循行，治气逆，解表	苓桂甘枣汤、桂枝人参汤
紫苏叶	促进气的循行，调整胃肠，治气逆	参苏饮
半夏	除心下水滞，治气逆，止呕吐	越婢加半夏汤
五味子	调整肺功能，镇咳，治气逆	苓桂味甘汤
吴茱萸	温脾胃之寒，治气逆	吴茱萸汤
黄连	祛心与脾胃之热，治气逆	黄连汤、三黄泻心汤
川芎	促进气血循行，治气逆，祛风，止痛	女神散、川芎茶调散

参考证例 1

良枳汤、补中益气汤合用治疗胃肠虚弱与下肢发冷

患者 39 岁，男性，建筑设计师。主诉胃肠虚弱和下半身发冷而就诊。平素体质虚弱，20 年来胃肠功能弱，常发生胃部胀满、心窝部疼痛。饮酒和冷饮后立即出现腹泻。无恶心和烧心感。易患感冒，每年 2 ～ 3 次因感冒而卧床数日。

五六年前自觉腰以下明显发冷，特别是一到冬天膝部冷若冰状。虽然下半身发冷，但冬天在有暖气的房间，上半身特别是颜面有发热感。

除此之外，还有易疲劳、睡眠浅、睡醒后情绪不佳、直立性头晕等症状。

大便正常，每天 1 次，普通便。夜尿 1 次。饮食正常。

既往史，19 岁患十二指肠溃疡，25 岁因尿潜血（+）诊断为游走肾。

查体，形体消瘦，中等身材，面色潮红，神经质印象。脉细紧弱，舌淡红苔薄白。

腹诊：腹力略软弱，心下支结和脐上悸动明显，如图 15 所示。

治疗以良枳汤为主，兼用补中益气汤。

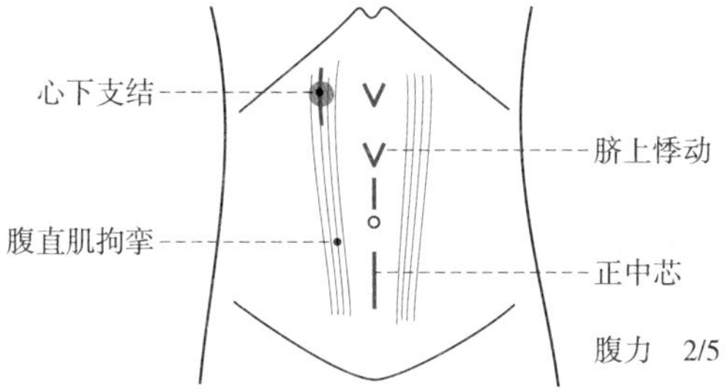

图 15

初诊时血常规、血液生化检查无异常，尿潜血（+++），多量红细胞。X 光片提示肾下垂和胃下垂。上消化道镜检提示十二指肠球部变形，其他未见异常。

服药当天感觉下肢变暖，可以安然入睡。约 1 个月后基本意识不到胃部的感觉，心情变得安定。现服药 6 个月，考虑为游走肾导致的尿潜血仍持续阳性，继续治疗。

讨论　气虚评分是 44 分，为非常显著的气虚病态，并且合并明显上热下寒性烘热，故诉膝部以下冰冷感。气逆评分上热下寒性烘热（14 分），面色潮红（10 分），脐上悸动（14 分），总计 38 分。所以判断为气虚与气逆合并的病态。

因气逆病态，发生阵发性心窝部、季肋下部疼痛。心下支结，即上腹部正中线旁开部位的肌肉硬结和压痛，为良枳汤主治的病态。所以以良枳汤为主，兼用治疗气虚的补中益气汤。因为补中益气汤尤其对内脏下垂的治疗效果很好，乃选用此方。

良枳汤方在治疗气逆的茯苓、桂枝、甘草、大枣（苓桂甘枣汤）的基础上加半夏、枳实、良姜，以提高解郁、降气的作用。

参考证例 2

良枳汤治疗胃切除后冷汗、恶心、食欲不振

患者 64 岁，主妇。20 年前因胃穿孔（后壁与胰腺粘连）行胃切除术。其后若食用肉类、鱼类、鸡蛋、牛奶等便出现恶心，近来仅仅看到这类食物也会引起恶心，为此主食之外只吃蔬菜和豆制品。

另外，餐后 2 小时左右感觉下肢“嗖”的一下开始变冷，额头出现冷汗，夜间也发作 1 ～ 2 次，发作时伴有心悸。

3 年前突发眩晕，视天花板不停地旋转，经治疗后数月内没有发作，但其后每周发作 1 ～ 2 次前额部为主的搏动性头痛，非常苦恼。平时有焦躁感、遇事易惊、睡眠浅、便秘等症状。

身高 154cm，体重 31kg，血压 106/74mmHg。体形消瘦，面色欠佳，两眼无神。脉弦，在虚实之间。舌淡白，带暗紫色调，近似镜面舌。

腹诊：腹力略软弱，如图 16 所示。

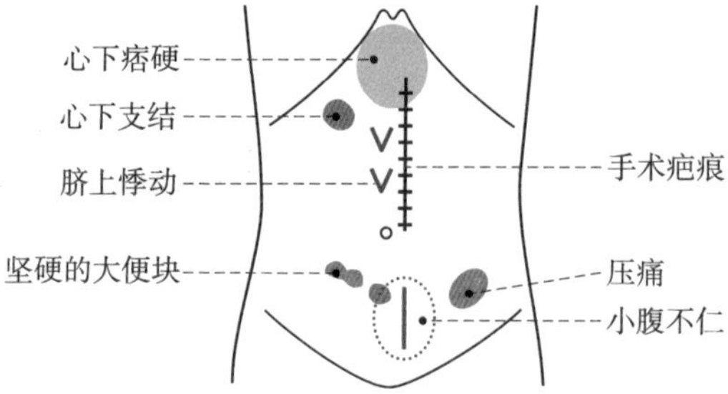

图 16

投予良枳汤加人参白术。

两周后复诊时，像变了一个人，面部表情开朗。餐后心窝部不适感及恶心症状消失，头痛发作次数减半。但冷汗、睡眠障碍、便秘未见好转。故并用桂枝加大黄汤颗粒。两个月后时隔 20 年重新食用秋刀鱼，冷汗和头痛发作也消失。4 个月后完全恢复正常，体重也增至 36kg。2 年后的现在，体重为 41kg，仍在顺利恢复中。

讨论 该证例属于晚期倾倒综合征范围。在汉方诊疗学，乍一看会认为不像气逆病态，但进行评分时，“嗖”的下肢发凉（4 分）、阵发性头痛（8 分）、焦躁感（8 分）、遇事易惊（6 分）、脐上悸动（14 分），共计 40 分，为明显的气逆病态。

因伴有心下支结和胃部症状，故用良枳汤。因气虚病态下出现心下痞硬，所以按照人参汤的方意，加入人参、白术。

参考证例 3

《肘后方》奔豚汤治疗右肩胛部疼痛、头痛

患者 32 岁，主妇。主诉右肩胛部疼痛和头痛就诊。19 岁时因交通事故患脑震荡后遗症。10 年前，跌落在水沟，右肩胛骨受伤，以后每到梅雨季节等时候，受伤的部位就出现钝痛。7 年前第二子出生时出现受伤部位内侧的右肩胛部明显疼痛，其后疼痛逐渐加重，缝制物品等过度使用右手时，疼痛沿后背自上而下放射，从颈部到腰部呈游走疼痛。自去年起，这种放射痛出现时也伴发头痛，整个头部就像裂开一样疼痛，伴有呕吐。因常用镇痛剂，最近胃肠功能出现问题。焦躁感明显，这件事不做不行，那件事不做会出问题，想得很多，但身体的行为跟不上。

身高 156cm，体重 50kg，血压 100/62mmHg。面容缺乏生气，颊部轻微潮红，脉弦弱，舌淡红略胖大，无苔。

腹诊：腹力软弱，脐上、心下部位悸动明显（腹主动脉搏动亢进），心下部位有抵抗和压痛，特别是站立时按压该部位则有剧烈疼痛（痃癖），下肢发冷明显。

投予《肘后方》奔豚汤。

投药 2 周后面色好转，肩凝、下肢冷减轻，头痛亦未发作。治疗 4 周后，肩胛部已基本无疼痛，他觉腹证痃癖亦消失。

3 个月后诸症消失，体重增加至 53kg，可以安然入睡，身体恢复到健康状态。应本人要求又继续服药 6 个月，后停药。

另，治疗期间进行的颈椎 X 光片、颈部 MRI、心电图等检查未见异常，仅上消化道镜检提示胃黏膜轻度糜烂。

讨论　本病主诉为右肩胛部疼痛，原因不明，在处理过程中也进行了如何根据汉方诊疗学进行治疗的思考。从伴有阵发性头痛这点来看，考虑是不是有气逆？于是进行评分，头痛（8 分）、上热下寒性烘热（14 分）、呕吐（4 分）、焦躁感（8 分）、脐上悸动（14 分）合计 48 分，考虑为气逆病态，诊断为奔豚气的一种类型。另外，本病气虚评分为 30 分。

作者认为，《肘后方》奔豚汤是以胃肠虚弱、痃癖为指征的方剂。药物构成为吴茱萸、桂枝、半夏、生姜、人参、甘草。桂枝＋甘草＋半夏具有治疗气逆的作用，吴茱萸＋生姜＋人参以祛除脾寒，改善气虚。

临床眼目

（1）通过口腔内激素软膏和随机比较试验明确服用黄连汤对于急性溃疡性口内炎有效。

冈进：关于黄连汤颗粒对于口内炎的效果，日本东洋医学杂志，46：439，1995.

（2）报告双盲随机试验表明吴茱萸汤对慢性头痛有效。

Odaguchi H，et al.：The efficacy of goshuyuto，a typcal Kampo (Japanese herbal mendicne) formula，in preventing episodes of headache，Current Medical Research and Opinion，22：1587，2006.

（3）对比试验研究发现吴茱萸汤对偏头痛有预防作用。

丸山哲弘：和西药对比的双盲试验研究探讨吴茱萸汤预防偏头痛的有效性，疼痛与汉方，16：30，2006.

（4）三黄泻心汤降压作用机理的深入探讨。

Sanae F et al.：Effects of Sano-shashin-to and the Constituent Herbal Medicine on Theophiline-Induced in Arterial Blood Pressure of Rats. Biological & Pharmaceutical Bulletin，24：1137，2001.

竹村晴夫：七物降下汤，钩藤散，三黄泻心汤以及防已黄芪汤对主动脉平滑肌 A7r5 细胞 Ca^{2+} 动员和三磷酸腺苷（1，4，5）的效果，汉方医学，24：265，200.

（5）奔豚气引起的身体表现性障碍的病例报道。

千千岩武阳等：桂枝加桂汤对奔豚病身体各种障碍症状有效 3 例，日本东洋医学杂志，61：840，2010.

（6）探讨吴茱萸汤治疗偏头痛有效的作用机制。

Fujita K，et al.：汉方药吴茱萸汤治疗伴有皮肤传导度低下的偏头痛 2 例，自主神经，45：148，2008.

Hibino T，et al.：日本治疗偏头痛传统药物吴茱萸汤阻碍豚鼠全血血小板聚集，Journal of Pharmacological Sciences，108：89，2008.

（7）报告女神散治疗闭经前乳癌治疗后的围绝经期症状有效。

Kogure T，et al.：传统汉方药物，女神散 /TJ-67 对于闭经前乳癌患者外科手术以及辅助化疗后围绝经期症状的有效性，International Journal of Clinical Oncology，13：185，2008.

（8）提示女神散对卵巢摘除后骨量减少有用性。

广濑雅哉等：汉方药对于卵巢摘除大鼠骨量减少的影响，妇产科汉方研究进展，17：108，2000.

（9）提示川芎茶调散对帕金森氏病有效。

静间奈美等：川芎茶调散对帕金森氏病运动障碍的效果，日本东洋医学杂志，51：1087，2001.

Kato A，et al.：川芎茶调散和蛇床花对转移酶的抑制效果，Journal of Traditional Medicines，21：34，2004.

（10）一般认为黄连汤对舌痛症有效。

佃守等：黄连汤对无器质性病变舌痛症的临床效果，日本东洋医学杂志，45：401，1994.

山浦香等：黄连汤对口内异常感觉症有效吗？耳鼻咽喉科临床，98（增刊）：56，1998.

四、血虚

病态要点

血是支持生体物质方面的红色液体，血量不足而发生的状态为血虚。导致血虚的因素如下。

①不能生成与成长需要相适应的血量。

②消耗性疾病、外科性侵袭、恶性肿瘤等导致耗血。

③消化道出血、月经、阴道不规则出血、痔疮出血等导致体外失血。

④药物、毒物、放射线等导致的血液生成障碍。

无论以上何种情况，其结果会导致精神身体的异常，出现失眠、心悸、面色欠佳、消瘦、眩晕感、眼睛干涩、爪甲脆弱、肌肤甲错、脱发、肌肉痉挛、手足麻木等。

典型证例

芎归胶艾汤治疗左下腹疼痛和月经不调

37 岁，主妇。主诉左下腹疼痛、月经不调和经期延长而就诊。4 年前孕第 2 子时出现血压升高、浮肿，最后平安顺产，但遗留全身倦怠感、腰痛症状，与孕前相比，身体持续处于很差的状态。产后 7 个月月经来潮，但月经周期紊乱，有时 3 周 1 次，有时两个月 1 次，并且经期持续 8 天左右，其后仍持续 4 ～ 5 天有少量出血。最近增加眩晕感、左下腹疼痛。体重也在半年间减少 3kg。另有失眠倾向，睡眠浅。

身高 161cm，体重 46kg，体温 36.2℃，血压 124/88mmHg。

面色苍白、略带黄色，两眼无神，无黄疸，颜面皮肤无光泽、枯燥，全身皮肤干燥，处于低营养状态。可见全手指近爪甲处皮肤枯燥。便秘倾向，小便正常。

脉弱，舌淡红，舌质菲薄，少量白苔。

腹诊：腹力软弱，如图 17 所示。

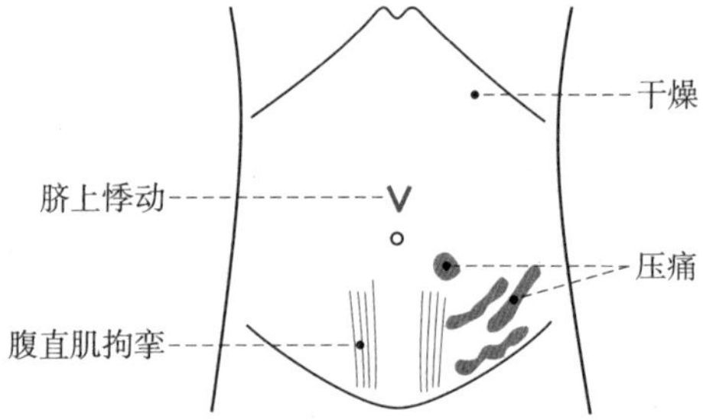

图 17

实验室检查，红细胞（RBC）365 万 /mm^3，血红蛋白（Hb）9.2g/dL，红细胞比容（Ht）32%，血小板 24 万 /mm^3，血清铁 42ug/dL，总铁结合力（TIBC）382ug/dL，为缺铁性贫血表现。便潜血阴性，下消化道造影未见器质性异常。

妇科检查也未见到器质性异常，内诊所见轻度子宫摇举痛，左附件区有轻度压痛，提示盆腔内瘀血状态。另，分娩后月经紊乱，经量多，出血时间长。血中雌、孕激素水平正常，LH−RH 试验的 FSH、LH 反应正常。

讨论 在妇产科，妊娠、分娩会伴有女性特有的精神身体变化，丘脑下垂体激素分泌的功能失调会出现月经失调，贫血状态又会进一步加重病情，在汉方诊疗学中属于血虚状态。

治疗经过 血虚证候基础上又有左下腹广泛压痛，为芎归胶艾汤主治病态，同时给予铁剂。

服药后大便顺畅，约 1 周后下腹疼痛基本消失。

铁剂导致胃部胀满不适，2 周后停药。

服用芎归胶艾汤 3 个月后，已无经期延长，前后对比为红细胞 402 万 /mm^3，血红蛋白 11.0g/dL。

6 个月后体重增至 49kg，月经周期恢复，基本上 30 天 1 次，皮肤症状、倦怠感亦消失。

方剂解说 芎归胶艾汤由川芎、甘草、艾叶、当归、芍药、干地黄和阿胶等七味药物组成。其中川芎、当归、芍药、地黄为四物汤，是治疗血虚的基本方剂（四物汤中为熟地黄）。艾叶和阿胶可加强止血作用。因而本方多用于有出血倾向的血虚病证。在该证例，左下腹压痛具有特征性，可以说提示兼有瘀血病态（见后述）适应证。

◎ 血虚诊断标准

血虚评分			
注意力不集中	6	面色不佳	10
失眠，睡眠障碍	6	头发易脱落①	8
眼（视力）疲劳	12	皮肤干燥、粗糙、皴裂	14
眩晕感	8	爪甲异常②	8
小腿肚抽筋	10	知觉障碍③	6
月经过少，月经不调	6	腹直肌拘挛	6

判断标准 所有的显著症状均予以该量化评分，轻度症状评分减半。总计 30 分以上者为血虚。

注①：头皮屑多者也等同此类。

注②：爪甲脆弱、裂纹，近爪甲处皮肤干枯粗糙等症状。

注③：如触电麻木感，如罩物隔膜感，触知觉麻钝等。

血虚常常在如下的病种中出现。

（1）各种贫血，血小板减少症。

（2）溃疡性大肠炎，克罗恩病。

（3）子宫发育不全，月经稀发。

（4）子宫内膜异位症等引起的阴道出血。

（5）过敏性皮炎，湿疹，老年性皮肤瘙痒症。

（6）糖尿病性神经系统功能障碍。

（7）伴有结缔组织病的中枢神经及末梢神经功能障碍。

（8）类风湿关节炎。

◎ 血虚的治疗方剂

	特异性证候	适应方剂
补血	体力低下，腹力软弱且脐上悸动（改善血虚的基本方剂）	四物汤
	阴道出血，痔出血，尿道出血，腹力软弱且左下腹压痛	芎归胶艾汤
	伴有皮肤枯燥的瘙痒，湿疹	当归饮子
补血理气	皮炎，湿疹，口内炎，月经不调（四物汤和黄连解毒汤合方）	温清饮
	呈血虚病态的高血压，肩凝，头重，眩晕感	七物降下汤
	上半身炎症（副鼻窦炎，扁桃体炎），手掌足底汗出	荆芥连翘汤
	上半身炎症，神经症，抑郁，易怒，湿疹，胸胁苦满	柴胡清肝汤
	腰痛，神经痛，多发性神经炎，多发性关节痛	疏经活血汤
	便干燥如兔粪，便秘，脱水倾向	润肠汤
气血双补	多关节痛，下肢肌力低下	大防风汤
	病后、术后体力低下，贫血，倦怠感，盗汗，口内干燥	十全大补汤
	病后、术后体力低下，微热，干咳，贫血	人参养荣汤
	精神不安，心悸，失眠，皮下出血，盗汗，贫血，血小板减少	归脾汤

◎ 改善血虚的药物

改善血虚的药物中，代表性药物如下表所列。多种方剂中配伍这些药物，可见在治疗上常考虑到血生成、供给的影响。

药物	功能	代表方剂
熟地黄	补血，增阴液	上表所列方剂外，还有当归建中汤、薏苡仁汤、当归四逆加吴茱萸生姜汤、当归汤等
芍药	补血，缓解骨骼肌、平滑肌痉挛，止痛	
当归	补血，促进血的循行，润肠，调经	

续表

药物	功能	代表方剂
何首乌	增阴液，补血，益肾气	当归饮子
阿胶	补血，止血，增阴液，滋润作用	芎归胶艾汤，黄连阿胶汤，温经汤
酸枣仁	补气血，安定精神	酸枣仁汤
小麦	补气血，安定精神	甘麦大枣汤

参考证例 1

当归饮子治疗寻常型银屑病

患者 64 岁，主妇。患寻常型银屑病，希望汉方药治疗而就诊。约 10 年前腹部、前胸部出现币状红斑，伴瘙痒，渐渐扩展至四肢、全身，呈散在性出现，皮肤科诊断为寻常型银屑病，予以 PUVA 疗法治疗，病情时有进退，特别是冬天加重。

身高 155cm，体重 47kg，体温 36.3℃，血压 124/74mmHg。

面色欠佳，略苍白，全身皮肤干燥、无光泽，身体躯干的腹部、腰背部，四肢以手背为中心，散在伴有脱屑的银屑病，夜间瘙痒加重，有时因此影响睡眠。指甲根部皮肤起倒刺，冬天足跟皴裂。近来健忘严重，四肢末梢发冷。

脉弦、细，舌正常，苔微白。

腹诊：腹力软弱，左右腹直肌轻度紧张。

血常规、生化检查、血沉等未见异常。

投予当归饮子。

服药第 2 周起，皮肤瘙痒减半，可以安稳入睡。

1 个月后，皮疹隆起减少，发红的色调也转淡薄。

3 个月后，躯干部位皮疹减半。1 年后仅在手背部可见皮疹出没。至今已 3 年，仍在服药中。

讨论 该病例血虚评分为 41 分，为明显的血虚病态。四肢发冷，身体无热感，瘙痒感明显，故选择了当归饮子。当归饮子为四物汤加具有止痒、补气功效的黄芪、防风等药物，常用于老年性皮肤瘙痒症、体力低下的干燥性湿疹患者。

参考证例 2

疏经活血汤、薏苡仁汤合用治疗多发性关节痛

患者 59 岁，主妇。两肘关节、两手关节疼痛来院就诊。4 年前出现两手关节疼痛，手指肿胀，

晨起僵硬，持续至今。在附近医院就诊，以非类固醇激素治疗，疼痛一时缓解，但因并发胃溃疡，服药 2 个月后停止，其后以外用膏药、针灸治疗缓解疼痛。

可是半年前开始出现右肘关节疼痛，从 2 个月前左肘关节也出现疼痛，经人介绍就诊。

患者身高 162cm，体重 65kg，体温 36.6℃，血压 124/82mmHg。面红赤，皮肤呈浅黑色，疼痛的关节轻微肿胀、有热感。手掌足底角质增厚，冬天出现皴裂。头皮屑多，诉即使洗发，第二天就出现头屑。无口渴，小便正常，无浮肿倾向。脉力中等，舌质薄，苔微白。

腹诊：腹力中等，如图 18 所示。

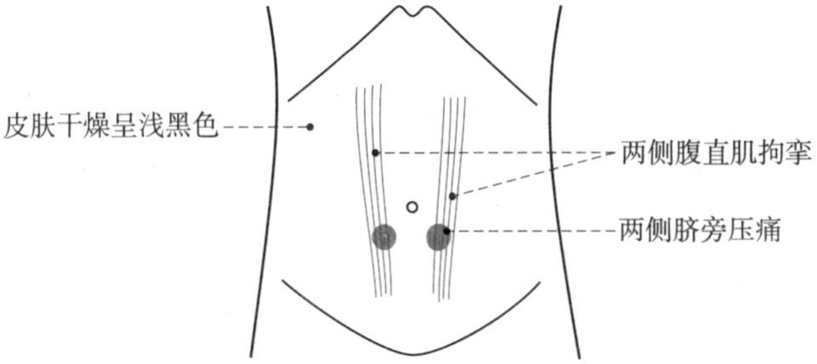

图 18

握力：右 16kg，左 14kg。血沉 42mm/h，CRP 2.2mg/dL，RA 试验（–），抗核抗体（–），抗 DNA 抗体（–），CH_{50} 正常。手关节、手指骨、肘关节 X 光片，未发现骨破坏现象，基本正常。

隔日交替使用疏经活血汤和薏苡仁汤。

治疗约 1 个月后关节疼痛减半，血沉 32mm/h，CRP 1.2mg/dL，约 6 个月后所有症状减轻，握力也得到改善，右 21kg，左 20kg。现继续服药中。

讨论　该证例按照旧的 RA（类风湿关节炎）的诊断标准为准 RA，血清反应阴性病例。其中不能耐受 NSAIDs 长期治疗的病例并不少见，多数予以局部注射类固醇激素等治疗。此类病例很有必要进行汉方医学治疗尝试。

在该证例，因头屑多（8分）、皲裂（14分）共22分，具有血虚倾向。无口渴，无尿量减少等，故不宜使用越婢加术汤、桂枝二越婢一汤。因不伴有发冷，则非桂枝加术附汤、桂枝芍药知母汤等附子剂适应证。因并存瘀血病态，则予以疏经活血汤与薏苡仁汤。

薏苡仁汤由薏苡仁、苍术、麻黄、桂枝、当归、芍药、甘草组成，当归、芍药改善血虚，麻黄、桂枝、苍术、薏苡仁发挥抗炎症作用。

疏经活血汤则是一首改善血虚、纠正微循环障碍、并可期待镇痛作用的方剂。

临床眼目

（1）提示四物汤治疗放射线照射小鼠贫血模型，显示其多种成分促进造血功能。

Liang Qian-D，et al.：Effests of Four Si-Wu-Tang's Constituents and Their Combination on Irradiated Mice，Biological & Pharmaceutical Bulletin，29：1378，2006.

（2）提示十全大补汤对雌激素相关子宫内膜癌的抑制作用，与其成分之一的四物汤有关。

Fagami K，et al.：Preventive Effest of Huzen-taiho-to on Endometrial Carcinogenesis in Mice Is Based on Shimotsu-to Constituent，Biological & Pharmaceutical Bulletin，27：156，2004.

（3）小鼠模型证实四物汤的止痒、抗炎症效果与浓度依存性抑制组织胺游离有关。

Dai Y，et al.：Antipruritic and Antiinflammatory Effects of Aqueous Extract from Si-Wu-Tang，Biological & Pharmaceutical Bulletin，25：1175，2002.

（4）提示温清饮止痒作用与皮肤 NOS_1 发现和抑制 NO 产生有关。

Andoh T，et al.：Repeated Treatment with the Traditional Medicine Unsei-in Inhibits Substance P-Induced Itch-Associated Responses Through Downregulation of the Expression of Nitric Oxide Synthase 1 in Mice，Journal of Pharmacological Sciences，94：207，2004.

（5）报告通过原发性高血压脑卒中大鼠模型实验研究表明，黄连解毒汤、五苓散、七物降下汤通过抗高血压作用抑制脑卒中的发生。

Kiga C，et al.：Effests of traditional Japanese (Kampo)medicines (orengedokuto，goreisan and shichimotsukokato)on the onset of stroke and expression patterns of plasma proteins in spontaneously hypertensive stroke–prone rats，Jouenal of Traditional Medicines，25：125，2008.

（6）小鼠实验证明七物降下汤影响精氨酸代谢，通过增加血清 NOS 基质精氨酸含量以降低血压。

Sakuma Z，et al.：Enhancement of Serum Nitric Oxide by Shichimotsu–koka–to (Kampo Medicine)，Biological & Pharmaceutical Bulletin，21：1079，1998.

（7）原发性高血压脑卒中大鼠实验研究，推测七物降下汤预防脑卒中效果与阻碍 O_2– 产生和消除 O_2– 的作用有关。

樋口行人等：七物降下汤脑卒中易发性的原发性高血压大鼠（SHRSP）脑卒中预防和氧自由基酶活性有关。日本药理学杂志，108：13，1996.

（8）嗅觉障碍小鼠实验研究，证明人参养荣汤阻止脑内单胺类含量降低以及增加脑部神经生长因子 (NGF) 的含量来改善记忆学习功能。

SongQing–Hu：Effects of Ninjin–yoei–to (Renshen–yangrong–tang)，a Kampo medicine，on brain monoamine and nerve growth factor contents in mice with olfactory bulb lesions，和汉医药学杂志，18：64，2001.

（9）实验表明薏苡仁汤和疏经活血汤可以抑制免疫佐剂性大鼠关节炎的关节肿胀、炎症。

织田真智子：对于免疫佐剂性大鼠关节炎的汉方药作用，THE BONE，16：561，2002.

（10）报告归脾汤对阿尔茨海默病患者 Mini–Mental State Examination（简易精神状态检查表）学习评分（特别是学习、注意力）有明显的改善。

Higashi Keiko：Effects of kihito extract granules on cognitive function in patients with Alzheimer's–type dementia，Geriatrics & Gerontology International，7：245，2007（增刊）.

五、瘀血

病态要点

瘀血是指引起从物质方面支持人体的血的循行障碍的病态。血液循行障碍包括流速低下、郁滞、断绝等。漏出于血管外之血（脑出血、腹腔内出血、皮下出血等），已经不具有血的作用，应认为属于瘀血病态。

瘀血的病态多与气、津液的异常有关，治疗瘀血时将该因素考虑在内很重要。

关于瘀血的成因，有外在刺激因素（寒、湿、热）、跌打损伤、手术等，还有精神紧张、运动不足、睡眠不足、高脂高蛋白饮食、便秘等。

瘀血的证候由精神、身体症状构成，可见不眠、嗜睡、精神不安定、颜面阵发性潮红、肌肉痛、腰痛等。他觉证候有面部色素沉着、眼圈发黑、可视黏膜部分暗红紫色化、毛细血管扩张、脐旁及下腹部压痛、月经异常、痔疮等。

典型证例

桂枝茯苓丸治疗痛经

48岁，主妇。主诉痛经而就诊。从3年前开始，每至月经来潮前日即出现头痛、腰痛。经期腹痛明显，2～3天不欲饮食，不能起床。妇科进一步检查，未见明显器质性异常，用激素和镇痛剂治疗，虽症状可一时减轻，但不能根治，不得不经常使用止痛药。平素便秘较重，常用番泻叶。

身高156cm，体重62kg，血压140/84mmHg。颜面发红，下眼睑内侧发黑，面部有很多雀斑。下半身容易发冷，每年冬天小脚趾都会生冻疮。

脉弦而略有力（实）。舌尖红，舌质呈紫暗色调，苔白而湿润。

腹诊：腹力中等，如图19所示。

血常规及生化检查未见异常。

全血黏度（37℃ sec^{-1}）4.12Cp，明显上升。

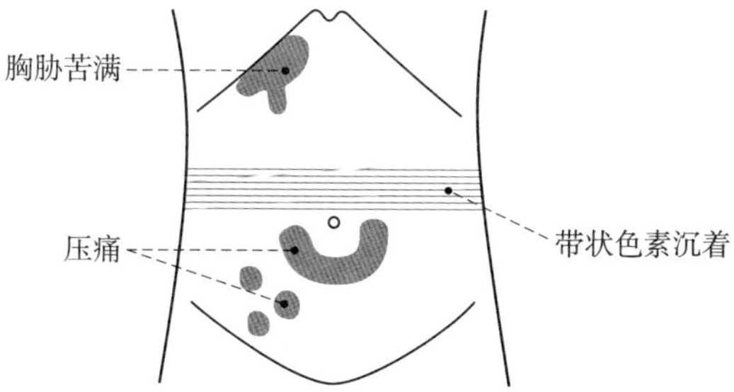

图19

讨论 随着年龄的增长痛经加重，多数考虑为盆腔内子宫内膜异位症、子宫腺肌症、子宫肌瘤、慢性盆腔炎症等疾病。该病例已排除这些器质性病变，考虑为前列腺激素（PG）分泌异常引起的功能性痛经，使用具有抗PG作用的镇痛药有效，但仅为一时之效果。高龄妇女长期使用激素类药物时须注意其不良反应。本病例下眼睑发黑，上热下寒性烘热貌，伴随月经出现的症状，脐旁特征性压痛，是典型的瘀血病态。所出现的头痛、腰痛等，也可理解为与瘀血病态相关联的证候。

有观点认为子宫阴道部色素沉着也与瘀血有关，该证例未予讨论。

治疗经过 给予桂枝茯苓丸（煎剂）加大黄1g，冬瓜子3g治疗。

服药第2天即正常排便，服药20天后，月经来潮时的伴随症状减半，不用止痛药。

经过6个月的治疗，诸症消失。

方剂解说 桂枝茯苓丸由改善瘀血病态的桃仁、牡丹皮、芍药，和治疗气逆的桂枝、茯苓组成。是体力中等的瘀血病态患者最常用的方剂。

该方剂不仅用于妇科疾患，还广泛用于慢性肝炎、结缔组织病、支气管哮喘、跌打损伤等疾病。

从该证例的右下腹压痛和便秘倾向来看，考虑也有大黄牡丹汤适应证候，便加入大黄和冬瓜子。

◎ 瘀血诊断标准

瘀血评分					
	男	女		男	女
眼睑色素沉着	10	10	脐旁压痛、抵抗 左侧	5	5
颜面色素沉着	2	2	脐旁压痛、抵抗 右侧	10	10
皮肤甲错①	2	5	脐旁压痛、抵抗 正中	5	5
口唇暗红	2	2	右下腹压痛、抵抗	5	2
齿龈暗红	10	5	左下腹压痛、抵抗	5	5
舌暗红紫	10	10	胁下压痛、抵抗	5	5
细络②	5	5			

续表

瘀血评分					
	男	女		男	女
皮下出血	2	10	痔疮	10	5
手掌红斑	2	5	月经失调		10

（科学技术厅 研究班）

判断标准　20分以下，非瘀血病态。20分以上，瘀血病态。40分以上，重度瘀血病态。评分表所列各种证候可明确判断者，给予对应的评分。轻度证候者，给予相应1/2分值。腹部压痛点如图20所示。

注①：皮肤粗燥、不光滑润泽、皲裂。

注②：毛细血管扩张、蜘蛛痣样血管肿等。

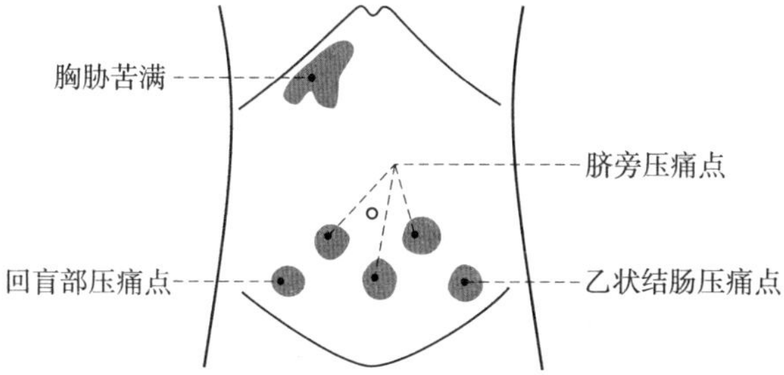

图20　瘀血的腹部证候

寺泽捷年等，瘀血证的证候解析和诊断标准的倡议，日本东洋医学杂志，34：1，1983

◎ 瘀血的治疗方剂

虚实	特异性证候	备注	适应方剂
实证	下腹部、深部压痛，精神症状		抵当汤
	头痛，眩晕，肩凝，下腹部痛		通导散
	脐旁压痛，左下腹按搓压痛	伴有气逆	桃核承气汤
	脐旁和右下腹压痛、肿块		大黄牡丹汤
	右下腹压痛、肿块，腹部膨满，食欲不振		肠痈汤
虚实夹杂证	跌打损伤致肿胀、疼痛		治打扑一方
	脐旁压痛，肿块	伴气逆	桂枝茯苓丸
	精神不安，轻度胸胁苦满	伴气逆、气郁	加味逍遥散
	关节痛，知觉、运动麻痹，神经痛	有血虚倾向	疏经活血汤

续表

虚实	特异性证候	备注	适应方剂
虚证	左下腹压痛，贫血，各种出血	伴血虚	芎归胶艾汤
	肢冷症，痛经，贫血	伴血虚、水滞	当归芍药散
	腹部、下肢冷痛，右下腹压痛		薏苡附子败酱散
	下腹部深部压痛，消瘦		大黄䗪虫丸

◎ 治疗瘀血的中药

中药	功能	代表方剂
牡丹皮	祛除瘀血，改善血行，清热	桂枝茯苓丸
桃仁	祛除瘀血，消解血栓，润肠燥	桃核承气汤
芍药	改善血行，祛除瘀血，清热	桂枝茯苓丸，当归芍药散
当归	补血，改善血行，润肠，调整月经	当归芍药散
川芎	改善血行，促进气机循行，祛风止痛	当归芍药散
牛膝	祛除瘀血，止痛，改善血行，补肝肾	济生肾气丸
大黄	祛除瘀血，促进血行，清热，除宿便	大黄牡丹汤，桃核承气汤
红花	消解血栓，改善血行，通经	通导散，治头疮一方
玄参	补阴液，清热，改善血行	清热补气汤
败酱	祛除瘀血，改善血行，去热，排脓	薏苡附子败酱散
䗪虫	消解血栓，祛除瘀血	大黄䗪虫丸
水蛭	消解血栓，祛除瘀血	抵当汤

参考证例 1

加味逍遥散用于皮肤蚁行和烘热感

患者 52 岁，护士。2 年前开始无特殊诱因出现皮肤蚁行感。最初仅见于两下肢，于入浴后出现，但近一年来全身出现此症。在皮肤科就诊，被诊断为过敏性皮炎，予以抗组织胺剂治疗，有一定效果，但困倦的不良反应影响工作，因而不能按医嘱剂量服药。另外，服药时症状减轻，但是停药后病情反复如前，故来本院就诊。

身高 165cm，体重 52kg，体温 36.7℃，血压 120/70mmHg。面色微赤，

面部及全身皮肤呈茶褐色调。上半身易出汗。

有蚁行感的皮肤处不发红、无皮疹，但有皮肤划痕症，提示血管运动神经的异常。

此外有烘热感，表现为下肢发冷却有发作性全身发热，发热一会儿后又出现冷水浴样恶寒。

脉弦、弱。舌尖红，苔白略干燥。

腹诊：腹力略弱，如图 21 所示。

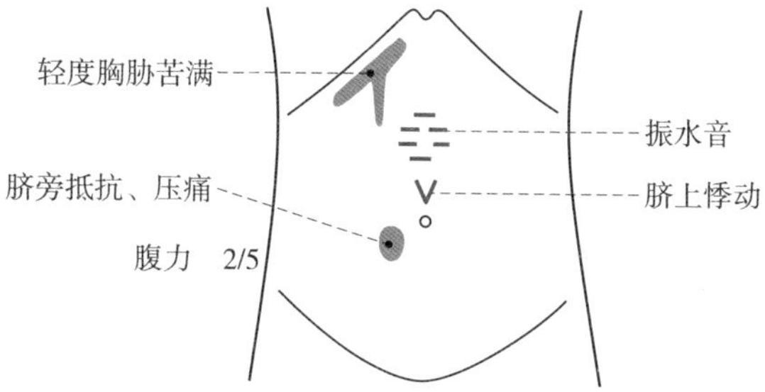

图 21

血液学及生化检查未见异常。

投予加味逍遥散治疗，服药第 2 天起蚁行感症状减半，治疗 7 个月后症状基本消失，遂停药。

参考证例 2

疏经活血汤治疗丘脑梗死后遗症

患者 57 岁，男性。自由职业。因左侧上下肢疼痛和异常感来院就诊。1 年前晨起时自觉包括左颜面在内的左半身触觉、痛觉迟钝，可以行走。2 天后右后头部出现剧烈疼痛，连续数日每天下午 5 点到 8 点左右出现。

约发病 2 周后就近在某综合医院内科就诊，诊断为脑血管疾患，住院治疗 4 个月。住院 4 ～ 5 天时后头部疼痛消失，约 1 个月后左半身的触觉和痛觉恢复正常。但其后出现左肩关节、左肘关节为中心的运动时疼痛，如针刺样，大腿深部钝痛，足部肿胀感、痛觉过敏、灼热感。服用某西药治疗，效果不明显，随后出院。但在家中站立做事情、搬东西时症状加重，经朋友介绍来院就诊。

神经系统检查 Th_{1-4} 支配领域的背部及前胸部有片状（岛屿样）触觉和痛觉消失，该部位以下的下半身感觉迟钝，左足底部痛觉过敏和出现错觉。深反射正常，病理反射未引出，肌力正常。

身高 162cm，体重 62kg，血压 142/80mmHg。脉弦、细，在虚实之间。舌暗紫，苔白而湿润。

腹诊：腹力中等，右脐旁压痛，小腹不仁，轻度心下痞硬。

住院后 MRI 检查下丘脑右外侧部出现缺血性病变，考虑为其病源所在。75gOGTT 检查结果异常，提示处于确诊前期。其他血液生化检查未见异常。

投予疏经活血汤治疗，服药 2 周后，左上肢关节痛和违和感症状减半，6 周后仅残存足底部错觉感，遂出院。

参考证例 3

当归芍药散治疗不孕症

患者 27 岁，主妇，已婚 3 年。婚后第 10 个月因宫外孕行左侧输卵管切除术。又过了 9 个月，检查出右侧输卵管狭窄，又行手术治疗。

随后月经失调，1 ～ 3 个月一至，内分泌学检查提示 PRL 分泌不足。

据朋友推荐汉方治疗不孕症有效而来诊。

身高 159cm，体重 60kg，体温 36.2℃，血压 120/70mmHg。面色欠佳，肢冷，特别是双下肢膝以下触之冰冷，也自觉怕冷。冬天常用电暖炉。泡澡时开始数分钟双下肢感觉尚好，但很快就变凉。

不头痛但肩凝感明显，有时下腹部疼痛，尤其在经期有 1 ～ 2 天甚至疼痛得不能起床。

无便秘，有时小便不利，手指晨起发僵，小腿可见浮肿倾向。

脉沉、细、弱，舌淡红，可见齿痕，苔薄白而湿润。

腹诊：腹力软弱，如图 22 所示。

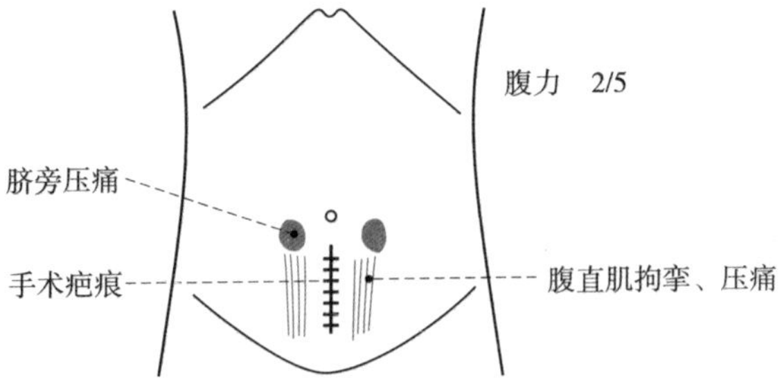

图 22

实验室检查，RBC 386 万 /mm^3，Hb 9.8g/dL，Ht 31%；生化检查 ChE

0.48 △ pH 降低，余无异常。

投予当归芍药散治疗。12 月 24 日开始服药，1 周后下肢发冷减轻，随后月经未潮，3 月 14 日妊娠试验阳性，转至妇产科诊治。

妇产科超声检查提示早孕（相当于 8 周）。

以后继续服用当归芍药散，11 月 24 日顺产一子，体重 3240g。

参考证例 4

薏苡附子败酱散治疗类风湿关节炎和皮疹

患者 66 岁，主妇，因两侧膝关节疼痛和皮疹而就诊。7 年前开始出现双侧手指关节和膝关节疼痛，诊断为类风湿关节炎，予以非类固醇类消炎镇痛剂治疗，同时并用某金制剂肌内注射治疗，第 4 次肌内注射后全身出现粟粒样痒疹，遂停止注射，但皮疹未消退，随后身体躯干部出现伴有色素沉着的融合斑疹，皮肤科诊断为慢性荨麻疹，予抗组织胺剂治疗，瘙痒感消失，皮疹未退。手指关节疼痛减轻，但膝关节疼痛却加重，经介绍来院就诊。

身高 148cm，体重 40kg，血压 160/92mmHg。面色浅黑而带冷色调，四肢末梢发凉，双侧膝关节变形肿胀，局部伴有热感。

脉弦、涩。舌淡白，呈明显紫色调，苔微白。

腹诊：腹力软弱，如图 23 所示。

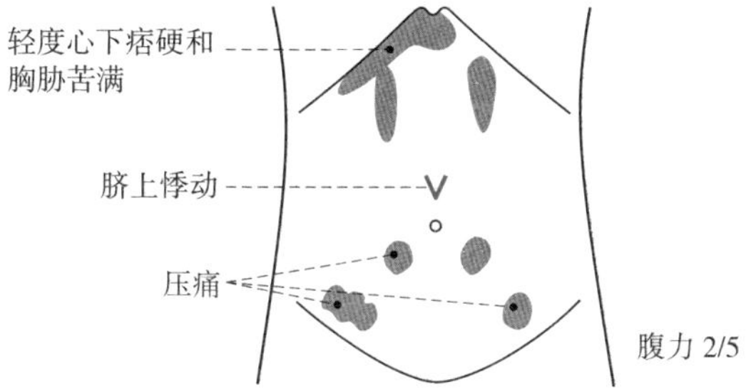

图 23

皮疹暗褐色，平坦隆起，呈不规则片状。

类风湿关节炎Ⅱ级Ⅲ期，血沉 45mm/h，CRP(+)，RA(++)，RAHA160 倍，瓦勒－罗斯反应 32 倍，抗核抗体（－），抗 DNA 抗体（－），补体 C_3 63mg/dL，补体 C_4 27.6mg/dL，SS–A 抗体（－），SS–B 抗体（－），结合珠蛋白 231mg/dL。

投予薏苡附子败酱散治疗，并用前医开具的西药。服用 2 周后，相关活动指数由 34% 降至 26%。

因皮疹无显著变化，故合用温清饮颗粒。如此治疗，住院 4 周后皮疹消失，膝关节痛明显改善，遂出院。

临床眼目

1. 关于瘀血病态的研究进展

（1）残余脂蛋白与瘀血的相关性

Takaya Y，et al.：Association of remnant-like lipoprotein partcles cholesterol with“oketsu”syndrome，Journal of Traditional Medicines，23：147，2006.

（2）瘀血与自主神经活性的相关性

Shibahara N，et al.：Correlation between“oketsu”syndrome and autonomic nervous activity：a diachronic study on the same subjects，和汉医药学杂志，19：81，2002.

（3）瘀血与 NO 代谢产物的相关性

引纲宏彰等：瘀血状态血浆 NO 代谢产物和凝血酶原调解的探讨，和汉医药学杂志，14：444，1998.

（4）瘀血与红细胞变形性的相关性

Hikiami H，et al.：瘀血状态红细胞变形性和红细胞黏弹性的关系，和汉医药学杂志，13：156，1996.

2. 活血化瘀药理研究进展

（1）活血化瘀药与血小板凝集性

高野静子等：桂枝茯苓丸和当归芍药散对健康成人血小板聚集的影响，日本东洋医学会志，56：561，2005.

（2）桂枝茯苓丸与血管内皮细胞功能

Sekiya N，et al.：Keishi-bukuryo-gan preserves the endothelium dependent relaxation of thoracic aorta in cholesterol-fed rabbit by limiting superoxide generation，Ohytotherapy Reserch，16：524，2002.

Kasahara Y，et al.：Effests of Keishi-bukuryo=gan (Gui-Zhi-Fu-Ling-Wan) on endothelial function in spontaneously hypertensive rats，和汉医药学杂志，18：113，2001.

（3）治打扑一方的抗氧化作用

中永士师明：服用治打扑一方后氧化度和抗氧化能力的变化，日本东洋医学会志，61：847，2010.

3. 活血化瘀药物作用机理研究（雌激素样作用）

Hayasaki T，et al.：Investigation of the pharmacological effect of tokishakusan by global transcriptioeal analysis in human，Journal of Traditional Medicines，27：66，2010.

Watanabe K，et al.：Agonistic or antagonistic action of Kampo medicines used for menopausal symptoms on estrogen receptor subtypes，ERalpha and ERbeta，Journal of Traditional Medicines，23：203，2006.

4. 如果考虑为缺血以及循环衰竭、脉管炎、血栓症、动脉硬化性疾病时，应积极尝试使用治疗瘀血的方剂

内田智夫：桂枝茯苓丸治疗下肢深部静脉血栓症所致肿胀的临床效果，静脉学，20：1，2009.

后藤博三等：Effect of Keishibukuryogan on Silent Brain Infarction over 3 Years，日本东洋医学会志，59：471，2008.

横川晃治等：桂枝茯苓丸对下肢闭塞性动脉硬化症的有效性，Progress in Medicine，27：2625，2007.

Fujita K，et al.：Efficacy of keishibukuryogan，a traditional Japanese herbal medicine，in treating cold sensation and numbness after stroke：clinical improvement and skin temperature normalization in 22 stroke patients，Neurologia Medico-Chirurgica，50：1，2010.

岛田丰：当归芍药散对脑血管疾患后遗症的功能低下和自立性低下的效果，厚生劳动科学研究基金长寿科学研究事业汉方药预防高龄者脑血管障碍进展的医疗机制开发，平成 18 年度分项研究报告书，22，2007.

5. 部分慢性疼痛性疾患与瘀血有关

引纲宏彰等：汉方治疗风湿性多发性肌肉疼痛经验，日本东洋医学会志，61：699，2010.

藤永洋等：纤维肌痛症表现为汉方诊疗学的瘀血状态，临床关节炎，21：146，2009.

6. 活血化瘀药物对于糖尿病有效

（1）改善糖尿病肾病的作用

Nakagawa T，et al.：Amelioration of kidney damage in spontaneously diabetic WBN/Kob rats after treatment with Keishi-bukuryo-gan，和汉医药学杂志，20：

156，2003.

（2）对大鼠糖尿病模型血管功能的效果

Goto H，et al.：Effect of two formulations for overcoming oketsu on vascular function and expression patterns of plasma proteins in spontaneously diabetic rats，Journal of Traditional Medicines，22：237，2005.

7. 活血化瘀药物对围绝经期综合征有效

（1）活血化瘀药物对失眠有效

Terauchi M，et al.：Effects of three Kampo formulae：Tokishakuyakusan (TJ–23)，Kamishoyosan(TJ–24)，and Keishibukuryogan (TJ–25) on Japanese peri–and postmenopausal women with sleep disturbances，Archives of Gynecology and Obstetrics. Dec 2010(Epub ahead of print).

（2）桂枝茯苓丸对末梢循环的影响

Ushiroyama T et al.：Comparing the effests of estrogen and an herbal medicine on peripheral blood flow in post–menopausal women with hot flashes：hormone replacement therapy and gui–zhi–fu–ling–wan，a kampo medicine，The American Journal of Chinese Medicine，33：259，2005.

（3）加味逍遥散对抑郁、烦躁不安有效

Yasui T，et al.：Changes in circulating cytokine leves in midlife women with psychological symptoms with serotonin reuptake inhibitor and Japanese traditional medicine. Maturitas，62：146，2009.

8. 当归芍药散对妊娠、分娩相关证候的治疗效果

（1）改善胎儿宫内发育迟缓

Takei H，et al.：The Herbal Medicine Tokishakuyakusan Increases Fetal Blood Glucose Concentrations and Growth Hormone Levels and Improves Intrauterine Growth Retardation Induced by Nw–Nitro_L–arginine Methyl Ester，Journal of Pharmacological Sciences，104：319，2007.

（2）改善妊孕功能

太田博孝等：当归芍药散通过抗氧化作用改善妊孕功能，妇产科汉方研究进展，17：156，2000.

（3）对体外授精 – 胚胎移植的影响

藤井俊策等：体外授精治疗周期中并用当归芍药散观察，妇产科汉方研究进展，14：121，1997.

（4）改善排卵功能

安井敏之等：对排卵障碍患者克罗米芬并用当归芍药散有效性的探讨，日本不孕症学会杂志，40：83，1995.

六、水滞

病态要点

津液是支持着生体物质方面的无色液体。当津液处于异常偏在病态时，被称为水滞或水毒。

如果在气、血量充足并且保持健全的循环状态下，津液是不会出现停滞的。但是，如果因外界致病因子（风、寒、湿等）侵袭，或者气血异常（气虚、瘀血等），或五脏（尤其肾）异常时，可以产生津液的停滞、偏在。

水滞的一般证候列举如下：

（1）分泌异常

水样鼻涕，水样痰，唾液分泌过多，尿量减少，尿量过多，水样便。

（2）水滞

浮肿，胸水，腹水，腹中雷鸣（肠鸣音亢进）。

心窝部振水音，腹主动脉搏动亢进。

（3）自觉症状

悸动，眩晕，直立性眩晕，晕车，耳鸣，头痛，口渴，恶心，呕吐，关节晨僵，身体沉重感，视物显小症。

另外，根据水滞部位不同，可分为以下类型。

（1）全身型：全身浮肿、腹泻、眩晕、夜尿频等。

（2）皮肤关节型：颜面浮肿、关节腔等身体某部位肿胀、关节晨僵。

（3）胸内型：水样痰、胸水、心悸、胸内苦闷感。

（4）心下型：胃部振水音、恶心、呕吐、腹泻、肠鸣音亢进。

以上各种类型之间可相互转化，也可能以重合的复合型出现。

典型证例

苓桂术甘汤治疗直立性低血压和全身倦怠感

11 岁，男童。约 4 个月前，其在校进行毕业典礼练习直立时出现意识丧失，后头部外伤。至脑神经外科就诊，除直立性低血压外，脑电波、头部CT等检查未见异常，予药物治疗，但是发病之前的全身倦怠感和头部像被东西罩住的感觉一直没有改善，也不想去上学，故来院就诊。

其自幼体质虚弱，容易咳嗽，每年因病休学2～3次。另外容易晕车，若不服用晕车药则不能乘车旅行。平素咽干，喜欢牛奶和碳酸饮料，但相对而言尿量不多。

身高152cm，体重35kg，血压仰卧位102/56mmHg，直立后血压80/50mmHg，5分钟后为88/52mmHg。

颜面部两颊轻度发红，下肢发冷，皮肤湿润，有光泽，脉细、弦，舌淡红，苔微白。

腹诊：腹力软，如图24所示。

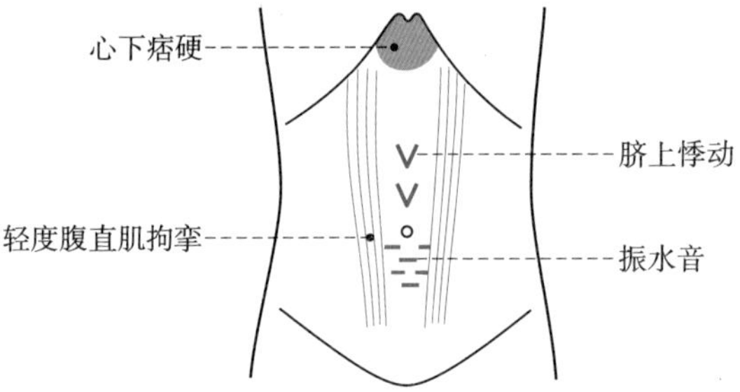

图24

血常规、血液生化检查未见异常，心电图、胸部X光片正常。

讨论：该病考虑为青春期直立性低血压。从汉方诊疗学来看本病，属于水滞兼气虚。容易晕车、直立时头晕、口渴、尿量减少、胃部振水音等提示水停滞。另外，容易感染、腹力软弱为气虚表现。两颊发红、下肢发冷为气逆病态。

治疗经过：投予苓桂术甘汤。服药当日下肢转温，小便次数增多和尿量增加。1周后口渴症状、头重症状也消失。

服药2个月后，血压仰卧位104/50mmHg，直立后血压94/54mmHg，5分钟后为92/56mmHg。

可是，早晨起床困难，头沉重，心下痞硬仍无明显改善，并用半夏白术天麻汤颗粒剂，晚饭后服用1次治疗。

1 年后，身高 155cm，体重 38kg，不再晕车，也不容易感冒了。

方剂解析：苓桂术甘汤为常用于水滞（心下型）兼气虚、气逆病态的方剂（图 25）。

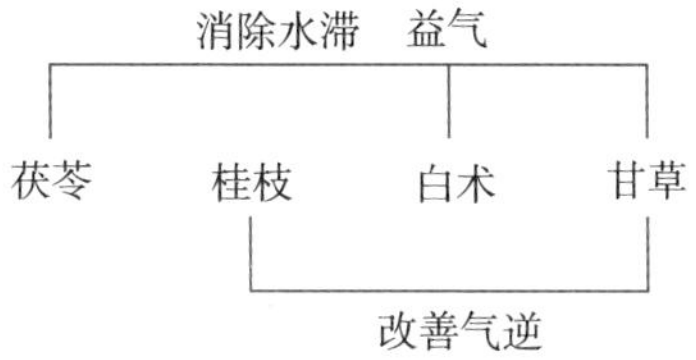

图 25　苓桂术甘汤的组成

另外，并用的半夏白术天麻汤用于脾功能衰弱呈现水滞病态的场合，既增强补脾的作用，又有改善气郁的作用。

◎ 水滞诊断标准

水滞的评分			
身体沉重感	3	恶心、呕吐	3
搏动性头痛	4	肠鸣音亢进	3
头沉重感	3	关节晨僵	7
易晕车	5	浮肿倾向、胃部振水音	15
眩晕发作、眩晕感	5	胸水、心包积液、腹水	15
起立性眩晕	5	脐上悸动[①]	5
水样鼻涕	3	水样便腹泻	5
唾液分泌过多	3	尿量减少	7
泡沫样痰	4	多尿	5

诊断标准　总分 13 分以上诊断为水滞。

注①：脐上悸动，轻按脐部可触及的腹主动脉搏动亢进。

◎ 水滞（全身型）的治疗方剂

虚实	特异性证候	适应方剂
实证	腹部膨隆有力，便秘，关节痛，关节晨僵	防风通圣散
	排尿痛，排尿困难，尿频，带下，阴部热感、充血	龙胆泻肝汤

续表

虚实	特异性证候	适应方剂
虚实夹杂证	尿量减少，口渴，排尿痛，精神不安，无自然汗出	猪苓汤
	胸胁苦满，口渴，尿量减少，食欲不振，浮肿	柴苓汤
	眩晕发作，眩晕感，头昏蒙感，胃部振水音，尿量减少	泽泻汤
	口渴，尿量减少，自然汗出倾向，呕吐，腹泻，头痛，胃部振水音	五苓散
虚证	直立性眩晕，上热下寒烘热感，胃部振水音，脐上悸动，心悸	苓桂术甘汤
	腰与下肢发冷，腰部沉重感，多尿、低张尿，浮肿	苓姜术甘汤
	贫血倾向，月经不调，四肢发冷，浮肿，腹痛，脐旁压痛，胃部振水音	当归芍药散
	小腹不仁，易疲劳，小便异常，夜尿频，腰膝发冷，浮肿倾向	八味肾气丸
	小腹不仁，易疲劳，小便异常，夜尿频，腰膝发冷，膝关节痛，浮肿明显	济生肾气丸
	易疲劳，背部恶寒，肌肉痛，关节痛，关节晨僵，尿量减少，浮肿	附子汤
	易疲劳，眩晕感，尿量减少，浮肿，腹泻，全身发冷	真武汤

◎ 水滞（皮肤关节型）的治疗方剂

虚实	特异性证候	适应方剂
虚实夹杂证	发热，口渴，自然汗出倾向，浮肿，关节痛	越婢汤
	颜面浮肿，尿量减少，口渴，关节痛	越婢加术汤
	颜面潮红，轻度口渴，自然汗出，关节痛，尿量减少	桂枝二越婢一汤
	关节痛，关节肿胀，热感，关节晨僵，无口渴	薏苡仁汤
虚证	虚胖，下肢浮肿，面颊部潮红，身体沉重疲惫感，尿量减少，无口渴	防己黄芪汤
	虚胖，肌肉松软，面颊部潮红，关节痛，关节晨僵，肌肉拘挛	防己茯苓汤
	四肢发冷，肌肉拘挛，自然汗出，关节痛，关节晨僵，尿量减少	桂枝加术附汤
	关节痛，下肢浮肿，贫血倾向，易疲劳，下肢肌力低下	大防风汤
	恶寒，头痛，易疲劳，咳嗽，咽痛，关节痛，面色苍白	麻黄附子细辛汤

◎ 水滞（胸内型）的治疗方剂

虚实	特异性证候	适用方剂
实证	心窝部广泛抵抗，呼吸困难，喘息，咳嗽，浮肿，口渴，尿量减少	木防己汤
	喘息，咳嗽，咳水样痰，头痛，头重，颜面浮肿	射干麻黄汤
	咳嗽（痉挛性咳嗽，剧烈呛咳），口渴，尿量减少	越婢加半夏汤

续表

虚实	特异性证候	适用方剂
虚实夹杂证	咳嗽，喘息，胸闷感，口苦，恶心，胸胁苦满，微热	神秘汤
	呼吸困难，胸闷感，下肢浮肿，尿量减少	九味槟榔汤
	呼吸困难，浮肿，尿量减少，心窝部抵抗	变制心气饮
虚证	呼吸困难，咳嗽，上热下寒烘热感，下肢肌力低下	苏子降气汤
	喘息，咳嗽，水样鼻涕，咳水样痰，胃部振水音，自然汗出	小青龙汤
	胸内苦闷，呼吸困难，心窝部抵抗，颜面浮肿	茯苓杏仁甘草汤
	喘息，咳嗽，咳水样痰，面色苍白，易疲劳，肢冷症	苓甘五味加姜辛半夏杏仁汤

◎ 水滞（心下型）的治疗方剂

虚实	特异性证候	适用方剂
虚实夹杂证	心窝部广泛抵抗，恶心，呕吐，胃痛，胸痛	枳术汤
	五苓散与平胃散合方。食物中毒，暑热导致的腹泻，尿量减少	胃苓汤
	五苓散加茵陈蒿。黄疸，口渴，尿量减少	茵陈五苓散
虚证	心窝部抵抗，呕吐，食欲不振，胃部振水音	茯苓饮
	胃部饱满感，恶心，呕吐，口渴，心悸，烘热感，眩晕感	茯苓泽泻汤
	焦躁感，心悸，胃痛，脐上悸动，胃部振水音，心下支结	良枳汤
	胃部振水音，恶心，呕吐，头痛，心悸	二陈汤
	剧烈恶心，呕吐，胃部振水音，尿量减少	小半夏加茯苓汤
	慢性腹泻，无里急后重，腹泻多泡沫	启脾汤
	心窝部抵抗、压痛，头痛，呕吐，手足发冷	吴茱萸汤
	心窝部抵抗、压痛，胃痛，胸痛，腹泻，易疲劳，手足发冷	人参汤
	胃肠虚弱，肢冷症，头痛，头重，易疲劳，倦怠，抑郁，胃部振水音	半夏白术天麻汤
	心窝部不适感，颈后强凝，头痛	桂枝去桂加茯苓白术汤

◎ 改善水滞的药物

药物	功能
白术	补脾，益气，调节水液

续表

药物	功能
苍术	祛风湿，提高脾功能，除剩余水液
茯苓	提高脾功能，除剩余水液，安定精神
猪苓	除剩余水液，清热
泽泻	除剩余水液，清热，止眩晕、呕吐
半夏	除心下水滞，治气逆，止呕吐
黄芪	治浮肿，止汗，提高五脏功能，益气
吴茱萸	温脾胃，治气逆，止头痛，增加尿量
薏苡仁	除剩余水液，清热，排脓，提高脾功能
防己	祛风湿，清热
防风	祛风，调节水液，解除肌肉痉挛
麻黄	祛风寒，消除浮肿，治疗喘息、关节痛
附子	除寒，除剩余水液，止痛
木通	治气逆，调节水液
车前子	调节水液，治疗排尿障碍，止泻
茵陈蒿	清热，祛湿，治疗黄疸
滑石	调节水液，清热
射干	清肺热，治疗咽喉闭塞感，除剩余水液
槟榔子	促进气血循环，增加尿量
苏子	改善气逆，治喘息，除剩余水液

参考证例 1

防己黄芪汤治疗膝关节痛、心脏肥大

患者 64 岁，女性，自 50 岁左右开始出现上下楼梯时双膝关节疼痛，55 岁时难于跪坐，曾夜间因膝关节疼痛到骨科就诊，诊断为变形性膝关节病，予以安装足部固定器、消炎镇痛药、局部湿敷等治疗。

数年间症状减轻了一半，但近 2 个月体重增加 3kg，以此为契机，又出现气短、双膝关节疼痛，希望接受汉方治疗而就诊。

身高 154cm，体重 54kg，体温 36.5℃，血压 176/102mmHg，脉搏 76 次 / 分，律齐。面颊部略潮红，颈部以上有汗出，下肢发冷。身体沉重，气短，早上头部如绑裹住样疼痛。

小便量与次数正常，大便无异常。舌淡红，胖大，脉弦、弱。

腹诊：腹力略软弱，膨隆，即虚胖（水胖）状态，如图 26 所示。

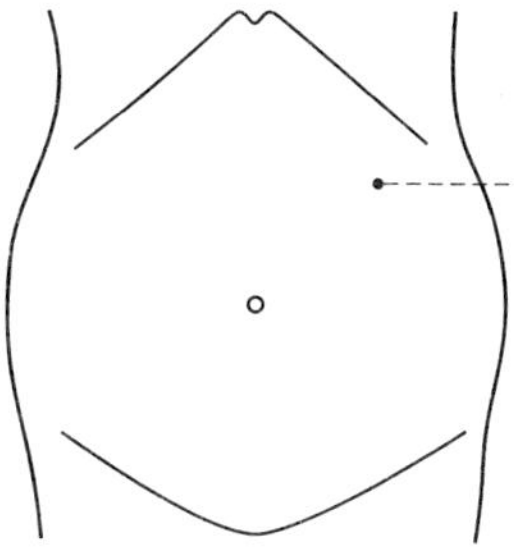

图 26

膝关节变形，关节腔少量积液，局部有微热感。

胸部 X 光片提示，肺部未见异常，CTR（心胸比）扩大为 57%。心电图提示，窦性心律，$SV_1+RV_5 \fallingdotseq 4mV$，Ⅲ、$aV_F$ 导联 T 波低平。血液检查包括 T_3、T_4 在内，均无异常。

膝关节肿胀和心脏肥大考虑为水滞病态，投予防己黄芪汤，同时嘱其禁止加餐，控制盐分的摄取。

2 周后，体重 52.5kg，血压 180/98mmHg，膝关节疼痛和气短减轻了两成。

此后，维持原方治疗 4 个月后，全身倦怠感、头痛、膝关节痛、气短等症状全部消失。

此时血压 150/84mmHg，体重 52kg，CTR=48%。并且，其间未使用降压药和消炎镇痛药。

参考证例 2

木防己汤治疗呼吸困难

患者 62 岁，主妇，6 年前开始有鼻炎症状，在耳鼻喉科治疗 1 个月后好转。

5 年前，一次感冒后出现发作性呼吸困难伴有咳嗽，内科诊断为支气管扩张，予以柴朴汤颗粒治疗，基本痊愈。2 个月前开始呼吸困难频繁发作，出现鼻炎症状、下肢浮肿、心悸、全身倦怠感、头重感等症状，由经治医师介绍就诊。

身高 156cm，体重 55kg，血压 120/52mmHg，颜面浮肿，微微发黑。两下肢胫前部浮肿明显，脉弦实，舌尖红，肿大有齿痕，苔如地图状，色白。

腹诊：腹力中等略偏实，如图 27 所示。

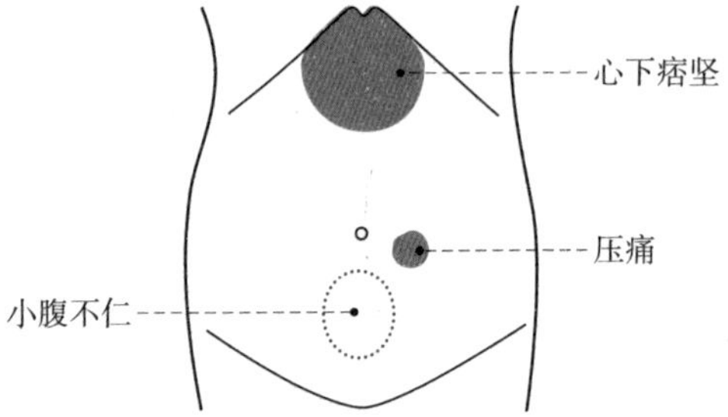

图 27

小便白天 3 ～ 4 次，夜间 3 次。无便秘，食欲低下，睡眠浅。

心电图无异常，胸部 X 光片 CTR 为 46%，肺部无明显异常。

投予木防己汤，同时继续使用前医开具的支气管扩张剂。

服药后第 2 天小便通利，胸中如棍棒支撑样的苦闷感减轻。

服药 1 个月后，每天早上仅服用 1 次支气管扩张剂即可平稳度过 1 天，体重降至 52kg，头重感、全身倦怠感明显改善。

因尚有鼻塞、水样鼻涕，并用柴胡桂枝干姜汤颗粒剂，随后继续投予该方。自就诊至今，已经过 1 年 2 个月，已不使用支气管扩张剂，夜尿消失，在顺利恢复中。

参考证例 3

苓桂甘枣汤合吴茱萸汤治疗发作性半身疼痛

患者 72 岁，农家主妇。10 年前开始明显自觉左侧肩凝，约从 6 年前开始，出现每天早上左侧头部搏动性疼痛，故来院就诊。其头痛发作有特征性表现，即每天早上 4 点左右，左足踝关节周围出现如风吹透样冷感，数分钟内渐次上行至左腰部、左背部、左颈部，直至头部附近，均有发冷感觉，随后出现一跳一跳地像脉管搏动样头痛。在床上忍耐 1 小时左右，疼痛渐渐消失。头痛时伴生尿意和便意，全身出冷汗。

还有易疲劳、起立时眩晕、易惊等症状。另外，头痛发作时自觉腹主动脉搏动异常增强。

颈部 X 光片、头颅 CT、脑电图、心电图、血液生化检查及各种内分泌检查均无异常。

体形较小，偏瘦，面色欠佳且充满不安的表情。脉沉、弱，舌淡白，苔略白。

腹诊：腹力软弱，如图 28 所示。

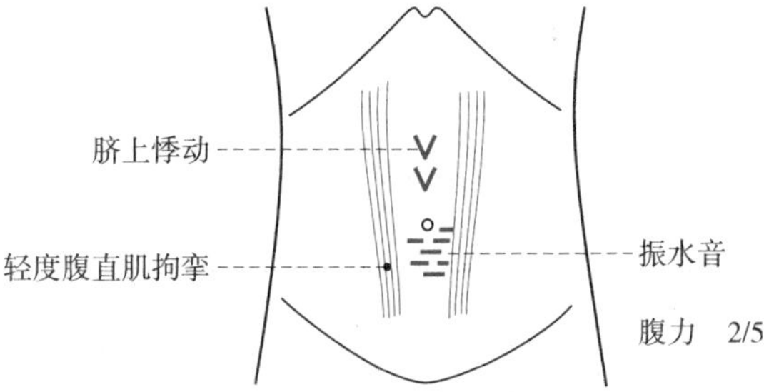

图 28

投予苓桂甘枣汤合吴茱萸汤治疗。

服药 10 日后眩晕感减轻，发作程度及持续时间减半。1 个月后情绪明显稳定，发作基本消失，但胃部略感发沉。6 个月后面色好转，腹部症状也改善。继续服药约 1 年时，因土地租赁问题与邻居发生矛盾，上述症状复发，服药卧床 1 天便治愈。其后继续服药，已可干农活。

参考证例 4

真武汤治疗眩晕

患者 56 岁，主妇。因眩晕、心悸、气短来院就诊。7 年前其父因脑卒中去世，之后母亲住院，持续看护病人，出现眩晕感。静卧时无眩晕，但在持续坐位和站立时多次自觉有摇晃感，无眼前发黑。有时走路时，本打算直着走，可多次出现向左侧歪斜。自该眩晕发病后不久出现闭经。1 年前在脑外科和耳鼻喉科进行全面检查，诊断为前庭功能轻度障碍，给予某西药治疗，但诸症状无明显改善。最近出现即使睡觉时也有朝向地下的牵拉坠落感。

身高 156cm，体重 60kg，血压 146/100mmHg，面色苍白，两眼无神缺乏生气，手足末端发凉，长时间站立时，下肢出现浮肿，大便通畅，小便白天 4 ～ 5 次，夜间 1 ～ 2 次。

脉沉、细、弦，在虚实之间，舌淡红，胖大，有明显齿痕，苔白。

腹诊：腹力中等，如图 29 所示。

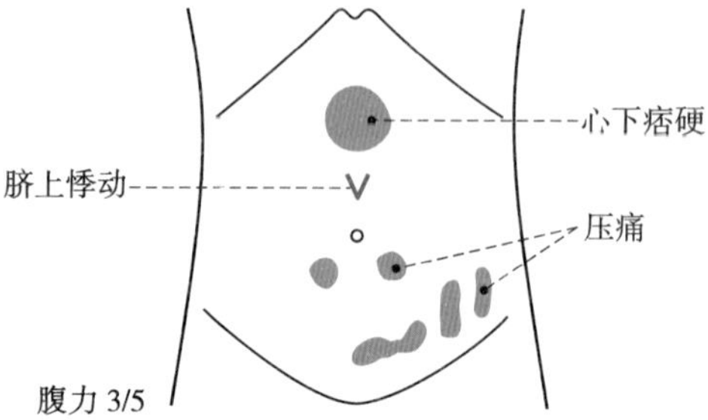

图 29

血常规及血液生化检查无异常。神经学检查未见视动眼震及头位眼震。

投予真武汤为主方，并用女神散颗粒，停用以前服用的药物。服药 2 周后，心悸、气短消失，向地面的牵坠感也消失。1 个月后眩晕感减半，以前总害怕进入人群中，现可自由出入任何场合。6 个月后几乎所有症状全部改善，考虑本人的愿望，现继续服药中。

临床眼目

1. 报告使用五苓散栓剂和灌肠治疗小儿呕吐腹泻症有效。

阵上祥子等：关于五苓散栓剂的处方状况及有效性的调查，日本医院药师会杂志，41：1543，2005.

Fukutomi O，et al.：Study of effect of Goreisan enema on acute gastroenteritis of children，和汉医药学杂志，23：151，2006.

2. 关于五苓散改善糖尿病患者直立性低血压的报告。

中村宏志等：五苓散对糖尿病患者直立性低血压的效果，Diabetes Frontier，11：561，2000

3. 报告柴苓汤对免疫系统疾患及其动物模型治疗效果。

1）柴苓汤通过改变辅助 T 淋巴细胞性质减轻 OXZ 诱发小鼠肠炎的报告；柴苓汤及其有效成分抑制黏膜型肥大细胞脱颗粒和活性的报告。

Watannabe T，et al.：The traditional herbal medicine saireito exerts its inhibitory effect on murine oxazolone-induced colitis via the induction of Th1-polarized immune responses in the mucosal immune system of the colon，International Archives of Allergy and Lmmunology，151：98，2010.

Kageyama-Yahara N，et al.：The Inhibitory Effect of Ergosterol，a Bioactive Constituent of a Traditional Japanese Herbal Medicine Saireito on the Activity of

Mucosal-Type Mast Cells，Biological & Pharmaceutical Bulletin，33：142，2010.

2）预防自身免疫性习惯性流产与降低抗心磷脂抗体阳性抗体量的不育症的作用。

Kano T，et al.：Sairel-to therapy on alloimmune recurrent spontaneous abortions and alloimmune-，autoimmune complicated recurrent spontaneous aboetions，American Journal Chinese Medicine，38：705，2010.

假野隆司等：对抗心磷脂抗体阳性不育症患者使用苍术柴苓汤和白术柴苓汤随症治疗的降低抗体量作用，新药和临床，58：125，2009.

3）柴苓汤诱导制御性 $CD4^{+}T$ 细胞改善非适宜心脏移植小鼠模型预后。

Qi Zhang，et al.：Prolonged survival of fully mismatched cardiac allografts and generation of regulatory cells by Sarei-to，a Japanese herbal medicine，Transplantation，87：1787，2009.

4. 动物实验报告防已黄芪汤具有抗肥胖作用。

Shimada T et al.：Preventive Effect of Boiogito on Metabolic Disordders in the TSOD Mouse，a Model of Spontaneous Obese Type Ⅱ Diabetes Mellitus，Evidence-based Complementary and Alternative Medicine[Epubahead and print].

Yamakawa J，et al.：The Kampo medicines Orengedokuto，Bofutsushosan and Boiogito have different activities to regulate gene expressions in differentiated rat white adipocytes：comprehensive analysis of genetic profiles，Biological & Pharmacological Bulletin，31：2083，2008.

高仓昭治等：防已黄芪汤抗肥胖作用的实验研究，药理和治疗，28：601，2000.

5. 关于防已黄芪汤对变形性膝关节病的治疗效果和降低医疗费的报告。

浓昭政美等：防已黄芪汤对变形性膝关节病保守药物治疗的药剂经济分析，医疗药学，32：729，2006.

6. 报告茯苓饮治疗消化道通过障碍有效。

宫泽智德等：茯苓饮有效治疗器械吻合致 Billroth Ⅰ法再建后吻合部通过受阻 1 例，日本农村医学会杂志，58：483，2009.

藤冈正志等：汉方药剂（茯苓饮）对肠系膜上动脉性十二指肠梗阻的保守治疗，Progress in Medicine，23：1540，2003.

第三章　通过五脏概念把握病态

一、肝的异常

病态要点

肝是具有以下作用的功能单位：①安定精神情绪活动；②参与新陈代谢；③藏血以供给全身营养；④维持骨骼肌的肌紧张。（参照第 7 页）

肝的功能失调有 3 种类型：

（1）阳气（代谢能量）出现病理性亢进，导致肝之功能损害的状态。可由持续性精神紧张（特别是恼怒）、饮酒过度等所引起。

其病态表现为眼球干燥感、易怒、头痛、痉挛发作等。

（2）阳气衰弱状态。

（3）阴液（代谢调节物质、代谢物质）虚衰状态。

（2）和（3）之病态可表现为明显疲劳感、食欲不振、昏迷、精神情绪不稳定等。

典型证例

抑肝散治疗右胸疼痛、右肩抽动样症状

患者 14 岁，男性，中学生。1 年前上体育课时，被朋友肩部撞击到右前胸部，当时未予治疗，约 2 周后疼痛加重，呈持续钝痛，有时伴有数秒钟剧烈锥刺样疼痛。

在骨科、神经内科诊治，未发现明显器质性病变。后又辗转数家医院诊治半年，病情一直未见改善，6 个月前，右肩出现痉挛性上抬的抽动样不自主动作。

身高 165cm，体重 68kg，体温 36.5℃，血压 110/62mmHg。面色白，

体形偏胖，看上去与常人无异。

家中同胞姐弟两个子女。其父陪同就诊诉说疾病症状，但患者本人却没有因病而困苦的样子。

疼痛部位为右锁骨中线与第5肋骨交点的外侧2横指附近，无压痛及叩击痛，无局部感觉异常，也无随呼吸运动、体位变换的疼痛加重。

胸部、肋骨、颈椎、胸椎X光片均无异常，慎重起见而检查的颈椎、胸椎MRI也正常。另外血液及血清学检查均未见异常。

其父说患者平素温顺老实，无特殊逆反情况，与朋友相处尚可。似乎在被某医院诊断为精神科疾患而转诊到精神科前后，便出现了右肩抽动样不自主动作。

脉弦，略实，舌尖红，中等厚度白苔。

腹诊：腹力略软弱，如图30所示。

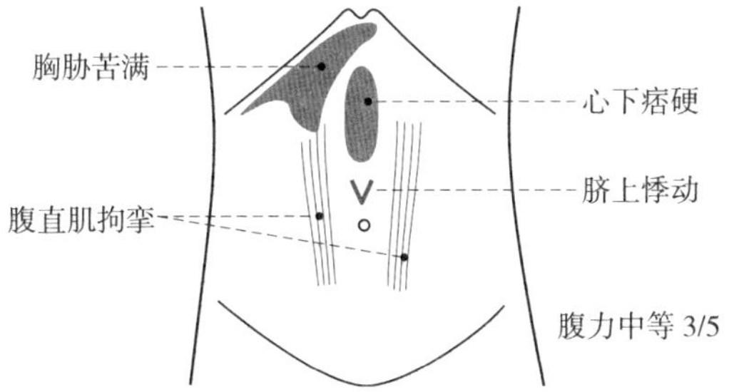

图 30

治疗经过 自诉疼痛，但是无明确佐证疼痛的客观所见，故考虑心理因素所致可能性大，符合病理性过剩反应的Ⅰ型［即本节“病态要点（1）”］。

右肩抽动样不自主动作考虑为肝阳病态性亢进状态，投予抑肝散治疗。另外，使患者充分理解该病绝非精神性疾病，在汉方诊疗学中属于肝脏功能异常，完全不必担心。

治疗1周后，发作性剧烈疼痛减半，幅度较大的抽动样动作消失。治疗1个月时，诸症状基本消失，继续服药半年后停药。

方剂解说

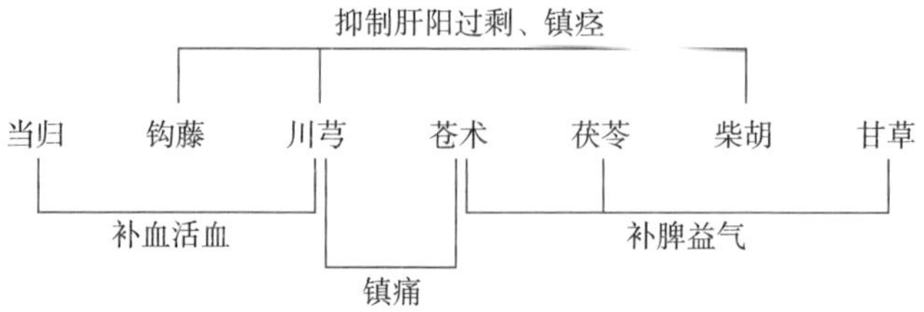

图 31　抑肝散的组成

抑肝散正如其名，可抑制肝阳病态性亢进状态。是一个具有抗痉挛、镇痛和镇静作用，以及全身补气血等多方面作用的方剂。

本剂广泛用于小儿夜啼、愤怒痉挛、热性抽搐、各种不自主运动、多动症、失眠、神经症等，但其基本适应病态，均属于肝脏阳气病态性亢进状态。

◎ 肝异常的治疗方剂

病态	特异性症状	适用方剂
阳气 阴液 肝阳病态性过剩	神经过敏，易怒，不安稳多动，肌肉痉挛	抑肝散
	除上述症状外，还有胃肠虚弱、胃部振水音、易疲劳	抑肝散加陈皮半夏
	头痛，眩晕感，眼痛，神经过敏，健忘，高血压	钩藤散
	精神不安，焦躁感，阵发性发热，月经异常	加味逍遥散
	头痛，上逆感，口腔、咽喉炎症，胸胁苦满	柴胡清肝汤
	头痛，眼结膜充血，耳鸣，尿路感染	龙胆泻肝汤
	头痛，痉挛，肩凝，易怒，神经过敏，胸胁苦满	柴胡桂枝汤等柴胡剂
阳气 阴液	易疲劳，食欲不振，肢冷证，月经不调，贫血	人参汤合当归芍药散
阳气 阴液	骨骼肌、平滑肌痉挛，两侧腹直肌紧张，小儿夜啼	芍药甘草汤

临床眼目

（1）对于阿尔茨海默病（包括混合型认知障碍）等的行为和心理症状（BPSD）抑肝散的有效性。

Mizukami K，et al.：A randomized cross-over study of a traditional Japanese medicine (Kampo)，Yokukansan，in the treatment of the behavioral and pshychological symptoms of dementia，International Journal of Meuropshychopharmacology，12：191，2009.

（2）报告抑肝散有可能改善亨廷顿舞蹈病统一评价标准中的运动评分。

Satoh T，et al.：Traditional Chinese medicine on four patients with Huntington’s disease，Movement Disorders，24：453，2009.

（3）钩藤汤可能抑制健忘型轻度认知障碍（MCI）向认知障碍症发展。

木村武实等：钩藤汤对轻度认知障碍加重的预防效果，汉方医学，34：265，2010.

（4）柴胡加龙骨牡蛎汤改善男性不育症患者的精液检查结果。

小宫显等：柴胡加龙骨牡蛎汤对男性不育症精液检查结果以及 8- 羟基脱氧鸟苷的影响，汉方医学，34：256，2010.

（5）加味逍遥散改善围绝经期综合征患者血中 IL-6 浓度低下引起的全身症状及精神症状。

Yasui T，et al.：Changes in circulating cytokine levels in midlife women with pshychological symptoms with selective serotonin reuptake inhibitor and Japanese traditional medicine，Maturitas，62：146，2009.

（6）提示钩藤散改善认知障碍患者的认知功能和日常生活行为。

Suzuki T，et al.：A Chinese herbal medicine，Choto-san，improves cognitive function and activities of daily living of patients with dementia：A double-blind，randomized，placebo-controlled study，Journal of the American Geriatrics Society，53：2238，2005.

（7）报告大柴胡汤降低摄取高脂肪食物小鼠的血浆脂质浓度、肝重量、肝细胞质脂肪小滴、减缓其个体发育。

Murao R et al.：Effects of Dai-saiko-to and/or colestimide on lipids in plasma and liver in mice fed a high fat diet，Medical Postgraduates，44：317，2006.

（8）对于食物过敏小鼠模型，柴胡清肝汤、补中益气汤抑制血中 AST、ALT 升高，促进肝脏炎症细胞浸润和巢状坏死的消失。

上野幸三等：对小儿过敏性疾患和汉方药食物的过敏小鼠模型治疗方法的比较研究，补中益气汤、柴胡清肝汤、Splatast 等的作用机制，日本小儿东洋医学会杂志，20：89，2004.

（9）报告钩藤散可以使慢性脑低灌注小鼠中枢胆碱能运动系统缺失正常化，改善认知障碍。

Zhao Qi, et al.: Chotosan, a Kampo Formula, Ameriorates Chronic Cerebral Hypoperfusion-Induced Deficits in Object Recognition Behaviors and Central Cholinergic System in Mice, Journal of Pharmacological Sciences, 103: 360, 2007.

(10)报告钩藤散可以提高脑缺血大鼠的巨噬细胞刺激因子 mRNA 表达。

Obi R, et al.: Chotosan Enhances Macrophage Colony-stimulating Factor mRNA Expression in the Ischemic Rat Brain and C6Bu-1 Glioma Cells, Biological & Pharmaceutical Bulletin, 30: 2250, 2007.

二、心的异常

病态要点

心是具有以下作用的功能单位：①保持意识水平；②调整觉醒、睡眠节律；③促使血液循环。

心的功能失调状态有 3 种类型。

（1）阳气（代谢能量）病态性亢进，导致心之功能损害。

其病态可见焦躁感，不安感，失眠，发作性颜面潮红，舌尖红赤，悸动发作等。

（2）阳气衰弱状态。

其病态可见脉搏缓慢、结代，胸内苦闷感，气短，活动后心悸等。

（3）阴液虚衰状态。

其病态可见睡眠障碍（眠浅、多梦、无熟睡感），注意力下降，嗜睡，情绪不安等。

（2）（3）种类型可混合出现，形成多种多样的病态。

典型证例

三黄泻心汤治疗肩凝、高血压、糖尿病

60 岁，男性，公司职员。20 年前开始出现严重肩凝，常用膏药、按摩等方法对症治疗。2 年前体检时诊断为高血压（162/98mmHg），予以钙离子拮抗剂等降压药治疗，服药后反而出现疲劳不易缓解，肩凝也一直未改善。平素怕热，即使冬天也不喜欢穿衬裤。有便秘倾向，反复发作口腔炎。

身高 162cm，体重 72kg，体温 36.7℃，血压 152/94mmHg，目光有神，声音充实有力，身体姿势也显得健康自如。

面红，酒渣鼻。颈粗壮，身体结实肥胖，肩部肌肉明显发达。颈部以上多汗。

脉实，舌尖鲜红，苔白而干，舌体胖大。

腹诊：腹力充实，如图 32 所示。

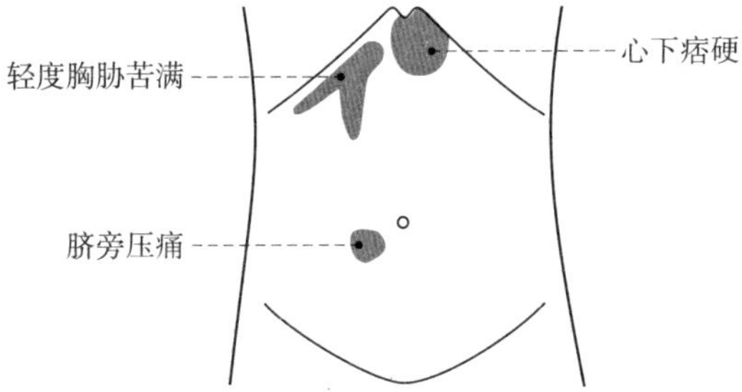

图 32

检查结果，空腹血糖 150mg/dL（译者注：血糖值表示法有两种单位，一种是毫克 / 分升即 mg/dL，为旧制单位；另一种为毫摩尔 / 升即 mmol/L，为新制单位。两种单位的换算公式为 1mmol/L=18mg/dL）。75gOGTT 结果提示糖尿病。

另，RBC $482\times10^4/mm^3$，Hb 16.7g/dL，Ht 47%。血液生化检查未见异常。

治疗经过　本病为心之阳气病态性亢进，并有心下痞硬及便秘倾向，故投予三黄泻心汤治疗。

至今服用的硝苯地平片减半，并嘱其减体重。

2 周后肩凝症状略有改善，血压 150/88mmHg，晨起空腹血糖为 124mg/dL。

2 个月后肩凝症状减半，心情也变得爽快。血压 128/84mmHg，停服硝苯地平片。仅服用三黄泻心汤继续观察。

但由于职业关系，外出饮食多，饮酒机会多，体重一直在 70kg 以上，血糖值在 130 ～ 140mg/dL，所以每日并用格列本脲 2.5mg。

其后 2 年间继续观察，肩凝症状完全消失，血压控制在（134 ～ 150）/

（82 ～ 92）mmHg，血糖稳定在 100 ～ 120mg/dL。

◎ 心异常的治疗方剂

病态	特异性证候	适应方剂
阳气 阴液	颜面潮红，烦躁不安，出血，心窝部抵抗，便秘，热感	三黄泻心汤
	颜面潮红，烦躁不安，热感，抑郁倾向，下腹部广泛压痛	黄连解毒汤
	胸内苦闷感，焦躁感，失眠，热感	栀子豉汤
	精神不安，神经过敏，腹鸣，恶心，呕吐，泛酸，心窝部抵抗	半夏泻心汤
	精神不安，偏执，神经过敏，恶心，呕吐，腹泻，心窝部抵抗	甘草泻心汤
阳气 阴液	神经过敏，下尿道神经症，抑郁，全身倦怠	清心莲子饮
	虚弱，失眠，微热，口干，时有咳嗽，嗜睡	酸枣仁汤
	失眠，眠浅，多梦	朱砂安神丸
阳气 阴液	失眠，口内干燥，皮肤枯燥，心悸，胸内苦闷感	黄连阿胶汤
	心悸，气短，脉结代，皮肤枯燥，口干，易疲劳	炙甘草汤
阳气 阴液	口渴，脉结代，低血压，心功能不全	生脉饮

临床眼目

（1）安慰剂双盲试验显示黄连解毒汤对于高血压外围症状（兴奋、精神不安、睡眠障碍等）有效。

Arakawa K. et al.：Improvement of accessory symptoms of hypertension by TSUMURUA Orengedokuto Extract，a four herbal drugs containing Kampo-Medicine Granules for ethical use：a double-bind，placedbo-controlled study，Phytomedicine，13：1，2006.

（2）黄连解毒汤引起健康成人血浆生化值变化。

Sekiya N et al.：Reduction of plasma triglyceride level and enhancement of plasma albumin concentration by Oren-gedoku-to-administration，Phytomedicine，9：455，2002.

（3）报告从全面改善和不良反应方面综合评价黄连解毒汤治疗血液透析患者皮肤瘙痒症，约 40% 的患者有效。

赤松浩彦等：黄连解毒汤治疗血液透析患者瘙痒症的效果，汉方与最新治疗，13：75，2004.

（4）报告黄连解毒汤可以减少小鼠小肠溃疡模型死亡率、肠道病变及出血。

Miura N，et al.：An Herbal Medicine Orengedokuto Prevents Indomethacin-Induced Enteropathy，Biological & Pharmaceutical Bulletin，30：495，2007.

（5）报告黄连解毒汤抑制实验性小鼠小肠障碍。

Watanabe-Fuketa Y，et al.：Orengedokuto and herberin improve indomethacin-induced small intestinal injury via adenosine，Journal of Gastroenterology，44：380，2009.

（6）黄连解毒汤可以抑制白内障手术引起的眼压升高。

Ikeda N et al.：Effect of traditional Sino-Japanese herbal medicines on aqueous flare elevation after small-incision cataract surgery，Journal of Ocular Pharmacology and Therapeutics，17：59，2001.

（7）探讨汉方治疗失眠的循证依据，报道酸枣仁汤等方剂有效。

儿玉直树等：汉方治疗身心以及精神因素引起的疾患（失眠症）的有效性，日本东洋心身医学研究，23：82，2009.

（8）报告三黄泻心汤治疗重度心动过缓有效病例。

坂本登治，三黄泻心汤治疗心率 30 次的缓脉病例疗效显著，汉方研究，444：8，2008.

（9）报告炙甘草汤治疗掌跖脓疱病有效。

村井政史等：炙甘草汤治疗掌跖脓疱病有效 1 例，汉方临床，57：557，2010.

（10）报告三黄泻心汤等治疗变形性膝关节病有效而停用消炎镇痛剂。

守屋纯二，汉方治疗有效而停用长期使用消炎镇痛剂的变形性膝关节病 3 例，疼痛与汉方，18：82，2008.

三、脾的异常

病态要点

脾是具有以下作用的功能单位：①主食物的消化吸收，生成水谷之气；②稳定血的流通，防止血的溢漏；③参与肌肉生成与维持。

脾的功能失调状态有 3 种类型。

（1）阳气（代谢能量）衰弱状态

食欲降低，消化不良，唾液过多，腹部饱满感，腹痛，腹泻或呈泥糊状。

（2）阴液虚衰状态

空腹感消失，胃部胀满，腹部膨满感，口渴，唾液分泌减少，手足发热。有时异常食欲亢进但进食则感胃部胀满。

（3）阳气与阴液均虚衰状态

（1）（2）的症状加之明显气虚症状。

典型证例

1. 启脾汤治疗持续性软便

38 岁，主妇。2 年前突发腹痛，诊断为胆结石，行胆囊摘除术。其后每进食油腻食物就会有软便倾向。

2 个月前，因感冒予以解热剂和抗生素治疗 1 周，出现软便 3～4 次 / 日，严重时 5～6 次 / 日。予以胃肠功能调节剂和止泻剂，但服药后出现腹部膨满感，因而不能连续服用。

软便不伴有里急后重和肛门灼热感，无发热等伴随症状。

身高 162cm，体重 62kg，体温 36.2℃，血压 102/62mmHg。

面色略苍白，下肢发冷。

脉弱，舌淡红，苔白呈地图状。

腹诊：腹软，如图 33 所示。

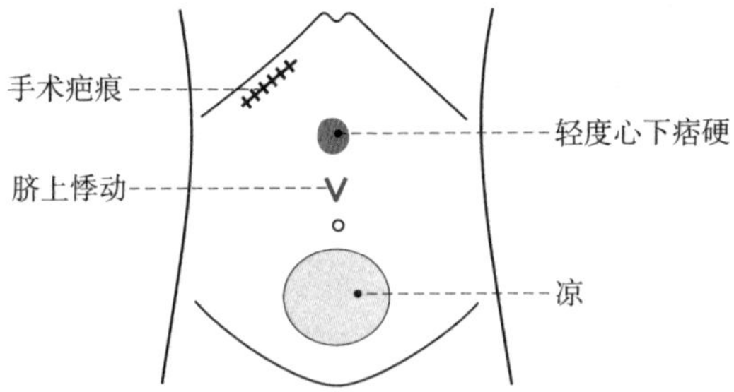

图 33

肠鸣音略亢进。

血液及生化检查未见异常。

治疗经过　对于持续性腹泻、软便等，经常使用半夏泻心汤、人参汤、真武汤治疗。但该证并不能够满足上述诸方证的必要条件，考虑为脾阳虚，投予启脾汤治疗。

服药 1 周后大便正常，1 次 / 日，食欲也恢复正常。继服 4 周，确认地图样舌苔改善，遂停药。

典型证例

2. 清热补气汤治疗反复性溃疡性口内炎

44 岁，男性，僧侣。自幼出现反复溃疡性口内炎，每于发作，一般以口腔用软膏，有时用硝酸银湿布外敷等对症治疗。

有时 1～2 年完全不复发，认为是体质所致，便放弃治疗，但于 1 年前就任重要的职位，压力增大，又开始频繁发作，往往一处溃疡尚未治愈，又在别处有新的溃疡发生。因此而食欲降低，烦躁感增强，也不能熟睡。欲冷饮，每天饮 2L 左右。

喜饮啤酒，不吸烟。

身高 168cm，体重 57kg，体温 36.7℃，血压 116/84mmHg。

口唇干燥，口腔内舌尖和左颊部可见到很大的溃疡。

舌胖大，有齿痕，舌尖红。脉略浮而弦。

腹诊：腹力中等，如图 34 所示。

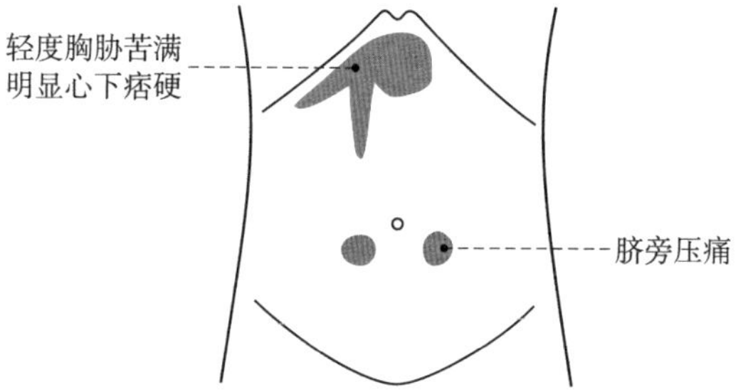

图 34

此外，无视力、视野障碍及阴部溃疡。血沉 20mm/h，CRP（±），白细胞（WBC）6800/mm^3，血液生化检查正常，补体值正常，自身抗体阴性。

治疗经过　有心下痞硬，喜饮啤酒或冷水，考虑为脾胃阴液虚衰、胃虚热所致，投予清热补气汤治疗。

另嘱控制饮用冷水和啤酒。

服药当天溃疡疼痛消失，1周后溃疡治愈。继续服药4个月，至今未再复发。

临证笔记 从五脏而论，脾脏担负着消化水谷，将其转化为气亦即机体能量的重要作用。所以脾脏功能异常可导致气虚和血虚。相反，为治疗气虚和血虚病态，有必要提高脾的功能。因此，在多种方剂中，均考虑到保护、提高脾的功能。例如，在小柴胡汤中，配伍大枣、人参、生姜、甘草（扶助正气），保持与柴胡、黄芩抑制邪气（祛除邪气）之间的平衡，即所谓扶正祛邪。葛根汤中配伍大枣、生姜、甘草，白虎加人参汤中粳米、甘草、人参，或者大柴胡汤中配伍大枣、生姜，等等，可考虑为相同道理。

◎ 脾异常的治疗方剂

病态	特异性证候	适应方剂
阳气 阴液	食欲不振，少量进食即胃部胀满，恶心，呕吐，腹泻，易疲劳	四君子汤
	食欲不振，心窝部膨满感，恶心，呕吐，易疲劳，胃部振水音	六君子汤
	上腹部疼痛，胸痛，腹泻倾向，心下痞硬	人参汤
	腹泻，软便，无里急后重，无热候	启脾汤
	面色欠佳，精神不安，健忘，失眠，抑郁，胃部胀满	归脾汤
	头痛，呕吐，腹痛，腹泻倾向，胃部振水音，心下痞硬，肢冷证	吴茱萸汤
	头重，头痛，眩晕感，肢冷证，食后倦怠感显著	半夏白术天麻汤
阳气 阴液	口渴，喜冷饮，口内炎，胃部胀满，舌痛症	清热补气汤
	盗汗，脐周痛，全身倦怠，食欲不振，两侧腹直肌拘挛	黄芪建中汤
	脐周痛，两侧腹直肌拘挛，皮肤浅黑，时有手足发热	小建中汤
阳气 阴液	盗汗，脐周痛，羸瘦，手足发冷，皮肤枯燥	人参养荣汤
	贫血，羸瘦，手足发冷，皮肤枯燥	十全大补汤

临床眼目

（1）六君子汤具有调节上消化道功能作用，可期待治疗Functional Dyspepsia (FD) 和GERD的效果。

Kusunoki H，et al.：Efficacy of Rikkunshito，a Traditional Japanese Meidcine (Kampo)，in Treating Functional Dyspepsia，Internal Medicine，49:

2195，2010

（2）报告六君子汤提高血中胃饥饿素浓度，可能改善 Functional Dyspepsia (FD) 患者症状。

新井诚人等：六君子汤明显促进 FD 患者胃饥饿素的分泌，Sencine of Kampo Medicine，33：405，2009

Matsumura T et al.：The traditional Japanese medicine Rikkunshito increases the plasma level of ghrelin in humans and mice，Journal of Gastroenterology，45：300，2010.

（3）报告六君子汤对 NERD（内视镜阴性 GERD）的全消化道症状、逆流症状有效。

小出明范等：对 NERD（内视镜阴性 GERD）新治疗方法的确立——六君子汤的可能性，MedicalQ，187，2006.

（4）六君子汤对具有上腹部症状，需要上消化道内视镜检查的患者，检查前服用本方，即使单独投药，其抑酸效果也不逊于其他抑制胃酸药物。

山口武人，小出明范：六君子汤对胃食道返流的有效性，Medical Science Digest，33：748，2007.

（5）六君子汤在（胃切除术）PPG 试行后胃的固体排出延迟有效。

Takahashi T，et al.：Effect of Rikkunshito，a Chinese herbal Medicine，on Stasis in Patients after pylous-preserving gastrectomy，Word Journal of Surgery，33：296，2009.

（6）六君子汤对 fluvoxamine 抗抑郁效果没有影响，可改善其以恶心为主的消化道不良反应。

Oka T，et al.：Rikkunshito attenuates adverse gastrointestinal symptoms induced by fluvoxamine，BioPsychosocial Medicine [Internet]，2007 November 15 [cited 2008 Dec 31]；1：21.

（7）归脾汤可改善 Mini-Mental State Examination（MMSE），为治疗阿尔茨海默病的有效药物。

Higashi K，et al.：Effect of Kihito extract granules on cognitive function in patients with Alzheimer' s-type dementia，Geriatrics & Gerontology International，7：245，2007.

四、肺的异常

病态要点

肺是具有以下作用的功能单位：①通过呼吸摄取宗气；②从水谷之气的一部分生成血和津液；③调控皮肤机能，保持其防御能力。

肺的功能失调状态有 2 种类型。

（1）阳气（代谢能量）衰弱状态

呼吸困难（尤其是吸气困难），气短，胸部窒塞感，咳嗽，咳水样、泡沫痰。

（2）阴液虚衰状态

气道黏膜干燥，气道过敏导致咳嗽，咳黏痰，低热。

典型证例

1. 麻黄附子细辛汤治疗过敏性鼻炎

55 岁，主妇。十几年来一年四季均有过敏性鼻炎，特别是急剧降温的早晨，喷嚏频繁，眼睛发痒，流大量水样鼻涕。服用抗过敏药物可以控制住症状，但会出现嗜睡和全身倦怠，甚至一整天都在床上睡觉。半年前开始服用激素和抗过敏药物合剂治疗，但出现颜面皮疹及浮肿，故来院希望汉方治疗。

身高 156cm，体重 43kg，体温 36.3℃，血压 134/82mmHg。

面色苍白，贫血貌，四肢发冷，衣着总是很厚。

脉沉而细弱。舌略淡白，苔薄白。

腹诊：腹力软弱，余无特殊异常。

治疗经过　考虑为肺之阳气虚衰，寒邪侵入之病态。投予麻黄附子细辛汤。停用激素抗过敏药物合剂。

服药第二天全身即感到温暖，鼻塞感和全身倦怠感减半。后连续服药 4 个月，鼻炎症状基本上未发生，困倦症状亦消失。

典型证例

2. 滋阴降火汤治疗老人持续咳嗽

74岁，主妇。5个月前因感冒出现发热、咳嗽，发热2天即得到控制，体温恢复正常，仍残留咳嗽，予以镇咳祛痰药治疗，病情暂时平稳1个月，但随秋风乍起又出现夜间咳嗽（凌晨两点左右），为干燥性咳嗽，无痰络喉感。再次服用镇咳药，咳嗽次数有所减少，但效果不明显。进行胸部X光片、血沉以及血液检查，未发现异常。最近服用磷酸可待因治疗，服药后咽喉部干燥感加重，仍咳嗽，又出现便秘。

身高152cm，体重40kg，体温36.4℃，血压144/92mmHg。

双颊微红，消瘦，全身皮肤枯燥，查咽喉壁干燥，可见光泽。口内干燥，镜面舌（图35）。脉弱。

腹诊：腹力软弱，小腹不仁，余无异常。

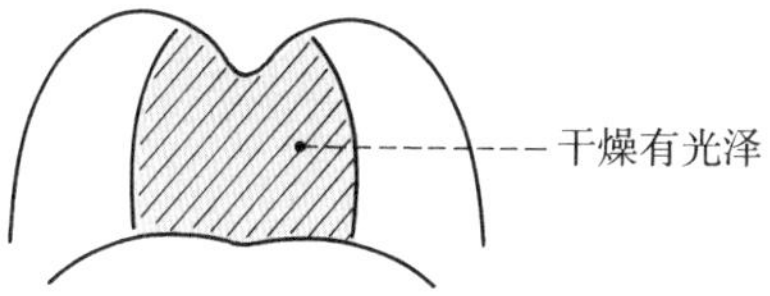

图35　咽喉部体征

治疗经过　考虑为肺阴液不足状态。投予滋阴降火汤治疗。服药当天夜里咳嗽基本停止。

继续服药2个月，检查确认镜面舌和咽喉壁干燥改善后停药。

◎ 肺异常的治疗方剂

病态	特异性证候	适用方剂
阳气 阴液 肺阳气虚	水样鼻涕，泡沫样痰，恶寒，发热，胃部振水音	小青龙汤
	喘鸣，咳嗽，水样痰，气短，浮肿，胃部振水音	苓甘五味加姜辛半夏杏仁汤
	水样鼻涕，咳嗽，咽痛，恶寒，四肢发冷	麻黄附子细辛汤
	胸部塞窒感，咳嗽，发冷，心窝部广泛抵抗	桂枝去芍药加麻黄附子细辛汤
	泡沫样痰，胸内满闷，喘鸣，尿量增加，发冷	甘草干姜汤
阳气 阴液 肺阴液虚	咽喉干燥感，痉挛性咳嗽，咽喉狭窄感，呛逆感	麦门冬汤
	上述症状，加之口渴，口内干燥，微热，心窝部痞塞	竹叶石膏汤
	晨起、傍晚咳嗽频繁，上呼吸道干燥，干性咳嗽	滋阴降火汤
	上述症状，加之羸瘦，皮肤枯燥，易疲劳	滋阴至宝汤

临床眼目

（1）对于 DB–RCT，小青龙汤治疗气管炎的有效性与安全性明显优于安慰剂。

宫本昭正等：TJ–19 津村小青龙汤双盲对照试验治疗气管炎，临床医药，17：1189–1214，2001.

（2）小青龙汤可以阻止 TDI 制作鼻过敏性大鼠模型的组织胺信号传递。

DasAsish K，et al.：Sho–seiryu–to suppreaaes histamine signaling at the transcriptional level in TDI–sensitized nasal allergy model rats，Allergology International，58：81–88，2009.

水口博之等：小青龙汤抑制大鼠过敏性鼻炎的症状和组织胺信号基因表达，汉方与最新治疗，19：151–157，2010.

（3）麻黄附子细辛汤促进流感疫苗引起的 H3N2 抗体效价的上升，提示增强机体的特异性免疫。

岩崎钢，田口真寿美，丁宗铁等：麻黄附子细辛汤对高龄者接种流感疫苗的影响，汉方与免疫，变态反应，17：97–103，2004.

（4）在 1 件的 RCT 中，对于感冒综合征后慢性咳嗽，麦门冬汤与氢溴酸右美沙芬相比具有同样的镇咳效果，且作用发挥更快。

藤森胜也等：对于感冒综合征后咳嗽麦门冬汤与氢溴酸右美沙芬效果的比较，日本东洋医学杂志，51：725–732，2001.

（5）报告麻黄附子细辛汤治疗花粉症与小青龙汤有同样的效果。

吉本达雄，森寿生，仓田文秋等：小青龙汤、麻黄附子细辛汤治疗春季花粉症效果探讨，Therapeutic Research，23：2253–2259，2002.

（6）麦门冬汤对于原发性和继发性干燥综合征干燥症状的改善有效且安全，优于 Bromhexine hydrochloride。

西泽芳男，西泽恭子，吉冈二三等：对于原发性干燥综合征干燥症状改善效果的长期随机对照观察试验，汉方药麦门冬汤与 Bromhexine hydrochloride 效果比较，日本唾液腺学会杂志，43：62–66，2002.

西泽芳男，西泽恭子，吉冈二三等：汉方药麦门冬汤对于继发性干燥综合征唾液分泌增加作用多设施、对照组治疗的比较，日本唾液腺学会杂志，44：65–70，2003.

西泽芳男，西泽恭子，后藤广惠等：汉方药对慢性顽固性疾病的镇痛效果：麦门冬汤对于继发性干燥综合征镇痛作用的随机对照研究，疼痛与汉方，14：10–17，2004.

西泽芳男，西泽恭子，吉冈二三等：对于原发性干燥综合征唾液分泌功能的改善作用的多设施双盲对照试验，日本唾液腺学会杂志，45：66–74，2004.

五、肾的异常

病态要点

肾是具有以下作用的功能单位：①司生长发育、生殖；②主骨、牙齿的生成与维持；③调节水分代谢；④维持呼吸功能；⑤保持思考力、判断力与集中力。

肾的功能失调状态有 3 种类型。

（1）阳气衰弱状态

精神活动低下，性欲低下，少精子症，骨骼退行性变化，视力、听力下降，浮肿、夜间尿频。

（2）阴液虚衰状态

全身倦怠，双眼干燥感，口渴，四肢烦热，皮肤枯燥，性欲假性亢进。

（3）阳气与阴液均虚衰状态

（1）与（2）症状均有，加上消瘦、四肢麻木、气短、心悸、失眠、耳鸣、毛发脱落、牙齿脱落、低血压、低体温等。

典型证例

济生肾气丸治疗腰痛、性欲减退

52 岁，男性，公司职员（分管事务）。主诉腰痛。半年前因工作加班，每天睡眠时间不足 5 小时，持续 3 周。随后出现腰部沉重无力感，近日早上会因腰痛而醒来，还有全身倦怠，起床后也无身体轻松的感觉，阴茎龟头发凉，近 2 个月基本上无性欲要求，两下肢发冷，常穿厚袜子。

身高 172cm，体重 70kg，体温 36.4℃，血压 144/90mmHg。

颜面略浮肿，血色正常，无口渴。二便通畅，夜尿 1 次。下肢轻度浮肿。

脉沉，略弱，舌无明显变化。

腹诊：腹力中等，如图 36 所示。

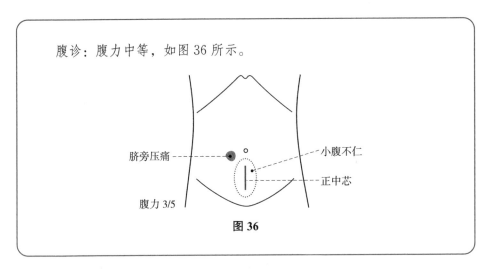

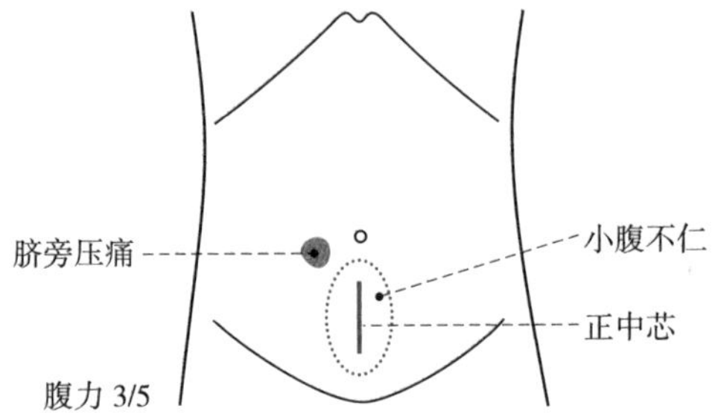

图 36

治疗经过 小腹不仁提示肾气衰弱。全身倦怠、无口渴考虑为肾阳虚，投予济生肾气丸。

服药 1 个月后，诸症状减半。服用本方后，感觉能够顺利地开展工作，即使 1 年后的现在，也间断服用。

◎ 肾异常的治疗方剂

病态	特异性证候	适应方剂
阳气 阴液 肾阳虚	易疲劳，腹痛，腰痛，下肢发冷，阳痿	右归饮
	易疲劳，腰痛，下肢痛，浮肿，阳痿，下肢发冷	济生肾气丸
阳气 阴液 肾阴虚	头晕感，耳鸣，咽痛，口渴，腰腿肌力低下，手足烦热，遗精	六味地黄丸
	腰腿肌力低下，口内干燥，盗汗，口渴，皮肤枯燥	左归饮
	视力低下，双目干燥感，头晕感，腰腿肌力低下	杞菊地黄丸
阳气 阴液 肾阴阳两虚	易疲劳，思考力下降，健忘，腰痛，下肢痛，阳痿，口渴，全身发冷，浮肿，夜尿频	八味肾气丸

临床眼目

（1）报告济生肾气丸具有抑制膀胱过度活动的作用。

石塚修等：济生肾气丸抑制醋酸诱导的大鼠膀胱过度活动作用探讨，日本脊髓障碍医学会杂志，18：168-169，2005.

小串哲生等：济生肾气丸对过度活动膀胱的作用（EFFECT OF CHINESE HERBAL MEDICINE ON OVERACTIVE BLADDER），泌尿科纪要，53：857-862，2007.

（2）报告济生肾气丸对于高龄者骨质疏松症的有效性。

大萱稔：退行性骨质疏松症与济生肾气丸等八味肾气丸剂，汉方与最新治疗，12：317-322，2003.

（3）肾主生殖，八味肾气丸可以改善不孕症患者的卵巢功能。

志马千佳等：八味肾气丸治疗50例难治性不孕症患者的探讨，妇产科汉方研究进展，25：99-105，2008.

（4）报告济生肾气丸对围绝经期综合征有效。

西村公宏等：本科围绝经期门诊使用济生肾气丸的经验，妇产科汉方研究进展，22：98-101，2005.

（5）报告济生肾气丸和八味肾气丸对围绝经期综合征有效。

三好端：济生肾气丸治疗围绝经期、老年期女性患者临床症状的经验，妇产科汉方研究进展，17：128-130，2000.

（6）肾虚症状之一是毛发脱落，报告八味肾气丸治疗脱发有效。

森原洁等：八味肾气丸治疗脱发症有效性探讨，汉方医学，34：176-181，2010.

（7）八味肾气丸可以使 dehydroepiandrocterone sulfate(DHEAS) 值上升。

伊藤隆等：八味肾气丸对副肾上腺皮质激素的影响，和汉医药学杂志，14；15：155-160，1998.

伊藤隆等：八味肾气丸对 DHEAS 的影响，和汉医药学杂志，14；15：412-413，1998.

（8）六味地黄丸对老年性阴道炎有效。

井上滋夫等：六味地黄丸治疗老年性阴道炎的效果，妇产科汉方研究进展，17：140-145，2000.

（9）报告八味肾气丸治疗子宫脱垂术后不适感有效。

织部和宏等：八味肾气丸治疗子宫脱垂术后不适感的有效性，汉方疗法月刊，10：282-288，2006.

（10）报告八味肾气丸可以减轻实验性糖尿病性肾损害。

山边典子等：八味肾气丸有效成分对糖尿病大鼠抗糖尿病效果研究，Biological & Pharmaceutical Bulletin，30：1289-1296，2007.

（11）报告八味肾气丸对实验性糖尿病高血糖有抑制作用。

广谷芳彦等：八味肾气丸对糖尿病大鼠高血糖的作用，Biological & Pharmaceutical Bulletin，30：1015–1020，2007.

广谷芳彦等：八味肾气丸对糖尿病大鼠肠功能的作用，药学杂志，127：1509–1513，2007.

（12）肾主生殖原理与调控性欲和生精功能相关，该认识对精子缺乏症的作用。

大桥正和等：济生肾气丸对男子不育症的有效性，使用精液自动分析装置检查的结果，日本不孕症学会杂志，39：204–209，1994.

第四章　通过阴阳、虚实、寒热、表里认识病态

一、阴阳的认识

认识要点

生体通过气血津液和五脏的功能来维持其恒常性。阴阳二元论认为，在外界不良因素影响到生体的场合，生体会发生两种类型的基本反应。

阴阳二元论，是中国古代自然观照法导入医学的产物。总结这种古代哲学有关阴阳相对的认识，如下表所示。

	宇宙		日照		季节	温度	性别	运动			
阳	天	太阳	昼	日照	春夏	暑热	男	上升	向外	扩大	运动
阴	地	月亮	夜	阴凉	秋冬	寒冷	女	下降	向内	收敛	静止

将这种相对的认识方法作为基础，阴阳病态作为疾病状态时的身体反应样式，是如下定义的。

阴阳状态的定义

通过气血津液和五脏功能所维持的身体恒常性被破坏的场合，对于身体所呈现的修复反应的性质，总括起来，有热性、活动性、发扬性者，称为阳性病态（阳证）；与此相反，寒性、非活动性、沉降性者称为阴性病态（阴证）。

典型证例

1. 阳性病态反应一例（黄连解毒汤治疗肩凝、高血压）

61 岁，公司职员。主诉为颜面部烘热感、肩凝及易疲劳而就诊。2 年前被告知有高血压倾向（150/96mmHg），且有尿糖轻度偏高，但忙碌而

未予治疗。最近，疲劳感加重，又出现颜面部烘热感，经介绍来诊。

身高 165 cm，体重 71 kg，体温 36.8℃，血压 158/100mmHg。颜面红赤，特别是上半身热感明显。颈项肩背肌肉明显拘挛紧张，很像所谓的卒中体质。空腹血糖为 140mg/dL。糖化血红蛋白 10.2%，尿糖（+）。眼底为 H_1S_2，Scott 分类为 0。未见神经方面异常。无肝功能障碍。

自觉不耐暑热，冬天也不喜欢暖气，日常穿衣较薄。喜饮冷水与啤酒。工作聚餐机会较多，是一种高酒精、高热量饮食生活状态。

脉弦而有力，舌红明显，胖大，苔黄白，覆盖整个舌面。

腹诊：腹力中等度略强，有充实感，轻度心下痞硬，下腹部与脐旁压痛（推测为肠管压痛）。

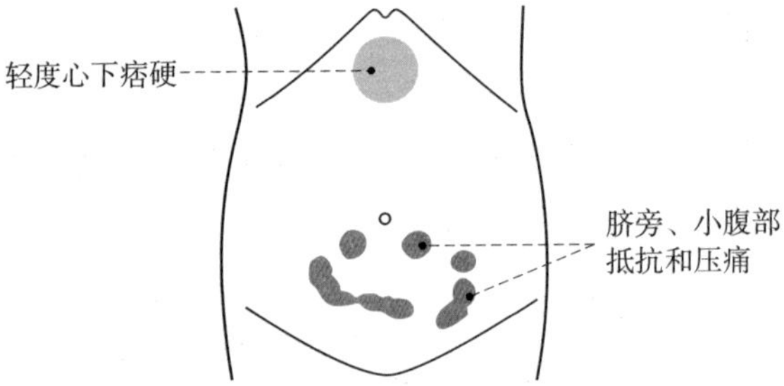

图 37　轻度心下痞硬

讨论　该病例为自觉不耐暑热、喜饮冷水、厌恶温热刺激的热象。而且，有他觉的颜面潮红，四肢不冷，症状呈发扬性，以上半身的主诉为主，为阳性病态。

治疗经过　建议其限制食物能量摄入，低盐，多运动，投予黄连解毒汤。1 个月后体重减轻 2 kg，空腹血糖值为 124mg/dL。面部发热感也减轻一半，可安然熟睡。其后用相同处方继续治疗观察。

典型证例

2. 阴性病态反应一例（四逆汤合茯苓杏仁甘草汤治疗支气管哮喘）

54 岁，药剂师（经营药店）。因支气管哮喘就诊。6 年前，感染流感后，咳嗽慢性化，渐渐出现喘鸣。服用某种支气管扩张剂可一定程度上稳定病情。半年后再次感冒，同时发作强烈的喘促，就近入院治疗。其后，使用支气管扩张剂、祛痰剂以及吸入剂治疗，但每天不服用支气管扩张剂则无法进行日常生活。由于悸动、手抖、咳水样痰、全身疲倦感增加等原因前来就诊。

身高 155 cm，体重 50 kg，体温 36.1℃，血压 122/70mmHg。面部浮肿状态，色苍白，口唇轻度发绀，肺部听诊，全肺呈干啰音。全身冷感，特别是四肢末梢的发冷明显。

脉为沉细而涩（脉速缓慢）。舌淡红，舌体呈青紫色调，苔白，薄而湿润。

腹诊：腹力软弱，整个心窝部硬如板状。

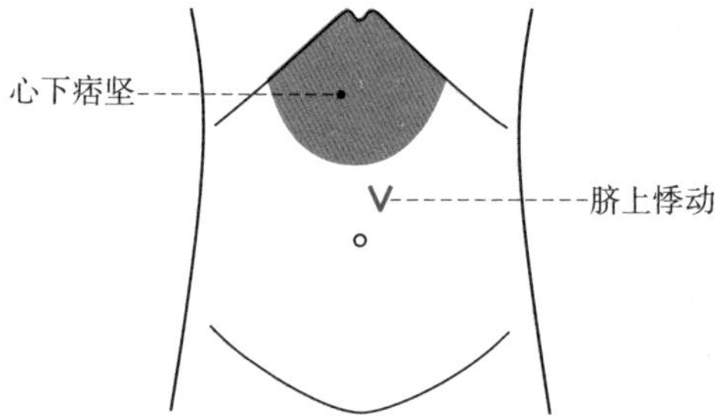

图 38

血气分析，PO_2 82torr，PCO_2 48torr，pH 7.32。

血液电解质、生化检验无异常。血常规：WBC 7800/mm^3，RBC 387 万 /mm^3，Hb 10.2g/dL，Ht 32%，为小细胞性低血色素性贫血。

讨论　面色苍白，低体温倾向，四肢发冷，脉沉细而涩，即症状属沉降性、寒性，为阴性病态。

治疗经过　以温煦生体、补养气血的四逆汤为主方，兼用祛除肺中气血瘀滞的茯苓杏仁甘草汤为副方。嘱其适当使用支气管扩张剂及吸入剂为宜。从服药当天起，呼吸困难程度减半，体温感温暖，可安然入睡。继服 6 个月后，有时即使不服用支气管扩张剂，也可以顺利进行日常生活，并且初诊所见的心下痞坚也变得很轻微。

◎ 阴阳的诊断标准

A	不耐暑热，喜着薄衣物，颈部以上容易出汗	+20
	喜冷饮且多饮	+10
	颜面潮红·眼球充血	+10
	有高体温（36.7℃以上）倾向	+10
	舌尖红·舌苔干燥	+10
	数脉	+5
	浮脉（轻按即可清楚触摸到）	+5
	胸胁苦满	+5
	腹泻，伴肛门灼热感	+10
	排尿时伴尿道灼热感·高张尿	+10
	便臭强烈	+5
B	怕冷，喜着厚衣物	–20
	喜好温热性刺激，如电热毯	–20
	面色苍白	–5
	低体温（36.2℃以下）倾向	–10
	背部·腰部·颈项周围感觉到寒冷	–10
	四肢末梢冷凉（自觉或他觉）	–5
	脉沉（非深按不可触及）	–5
	脉涩迟	–5
	自言自语，言语意思难以理解	–5
	腹泻，完谷不化，不伴肛门灼热感	–5
	兔粪·便臭少	–5
	尿频，多量低张尿	–10

判定标准 A项、B项的所有分数，总计在+35分以上者为阳性病态，–35分以下者为阴性病态。但在每个症状显著的情况下给予相应分数，程度轻的症状给予相应分数的1/2。间隔符（·）连接的症状有一个即可。

二、虚实的认识

认识要点

生体受到外界致病因素影响而出现失调时，其修复反应所动员气血之力的程度表现为低反应型和高反应型，可以考虑将此作为对虚实的认识。

虚实在中国古代也是一种军事用语。实，为充实、坚实之意，指修复反应的场合气血充沛的状况，其意通 hypertonus, hyperreactivity。另一方面，虚，为空虚、虚弱之意，是修复的场合气血力贫乏的状况，其意通 hypotonus, hyporeactivity。

规定虚实两种反应形式的要素有二，一是影响到生体的外界致病因素的力度，二是维持反应的生体全体气血的状态。

因而，作为医学用语的虚实，定义如下。

虚实病态的定义

虚性病态（虚证），是生体受到外界致病因素影响而失调时其动员的气血之力贫弱的病态。一般来说，生体全体气血量水平低是其背景因素。

实性病态（实证），是影响到生体的外界致病因素力度强，与此相对，被动员起来的气血之力旺盛的病态。一般来说，生体全体气血量维持在水平较高的状况是其背景因素。

1. 阳证、实证一例

典型证例

柴胡加龙骨牡蛎汤治疗失眠

51 岁，女性，精密仪器组装工人。主诉失眠而就诊。2 年前，职场人际关系出现问题，开始出现入睡困难，不能熟睡，每晚都多梦。服用附近医院给予的抗抑郁剂及催眠药物，夜间入睡改善，但服用抗抑郁剂时，白天会注意力分散，容易困倦，无法按医嘱剂量服用。

最近，服用 1 片催眠药无法入眠，常服用 2 片。翌日早上，身体倦怠，起床困难。患者对这样增加药量感到非常不安而来诊。

另，在此期间易患感冒，几乎每月感冒一次，出现打喷嚏、头痛。

5 年前，患子宫肌瘤而行子宫全摘术，其后发生心绞痛，被诊断为冠心病进行治疗。

家庭成员有丈夫、24 岁的女儿、21 岁的儿子，家庭内部没有特别问题。

患者诉说自己的症状时很干脆利落，目光也充实。身高 155 cm，体重 60 kg，体温 36.6℃，血压 132/88mmHg，怕热且面红赤，颈粗。

脉略沉，实。舌尖红，舌体暗红，胖大，苔略白，呈地图状。

腹诊：腹力充实，如图 39 所示。

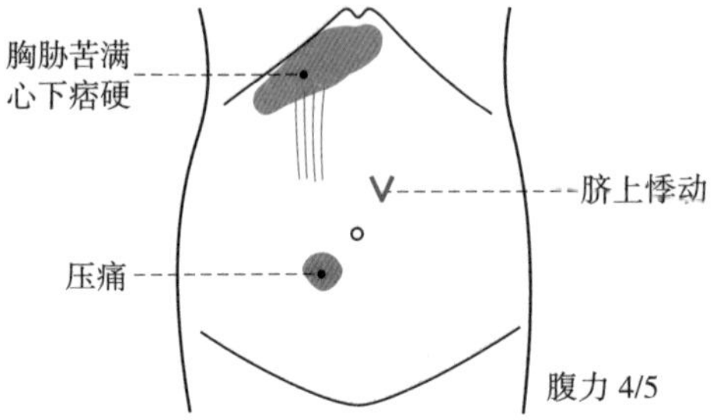

图 39

讨论 参照阴阳的诊断标准（82 页），怕热 +20，面部红赤 +10，舌尖红 +10，胸胁苦满 +5，强烈便臭 +5，脉沉 –5，总计 45 分，明显为阳证。

另外，可以爽快地说出自己的症状，目光也充实，非气虚状态，提示生气保持得较好。主诉失眠，从腹部明显的胸胁苦满来看，其病因可以考虑为五脏中肝的机能异常。即外界致病因素发生作用的主病位为胸胁部。因存在明显的胸胁苦满，腹力和脉力也处于充实的状态，可判断该证为实证。

治疗经过 投予柴胡加龙骨牡蛎汤。初诊时血液生化学检查 AST 46KU、ALT 64KU、γ–GTP 35IU/L，提示轻度肝功能障碍，便停用抗抑郁剂，并嘱其尽量不使用催眠药。服药后，虽然持续数日入睡困难，但渐渐变得可以熟睡。3 个月后，血液生化学检查提示肝功能正常，也不再需要催眠药。

2. 阴证、虚证一例

典型证例

大建中汤治疗腹部膨满感

43 岁，主妇。3 年前行卵巢肿瘤摘除手术，术后接受 3 疗程化疗。其后，于右下腹部形成如气体积聚样感觉，整日右腹有拘挛牵拉感。脐周经常有如蛇蠕动样的感觉。腹部会有“咕噜咕噜、吱……”样的声音，有一种难以名状的不适感。因苦于腹胀，如厕欲排便，但往往连气体也无排出，不能减轻难受的感觉。3 个月前起，感觉胃周围有空气储留，胃受到压迫而产生恶心欲呕感。排便 1 天 1 次，为普通便，但排便后 20 ～ 30 分钟后会出现胃的压迫感。

另，冬天常用电热毯，容易疲劳，尿频，尿有清薄感，手足冷，眼睛易疲劳。

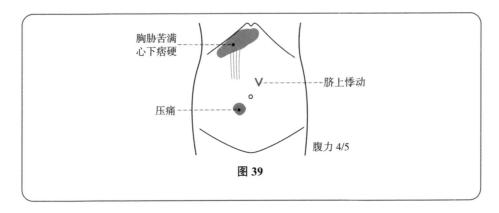

生来体质虚弱，儿时曾患肺结核病，7岁时患过急性肾炎。15年前诊断为慢性甲状腺炎，现观察中。

身高157 cm，体重46.5 kg，体温36.1℃，血压110/70mmHg。颜面苍白，目光无力。脉沉、细、弱。舌淡红，苔黄白，厚而湿润。

腹诊：腹力软弱，如图40所示。

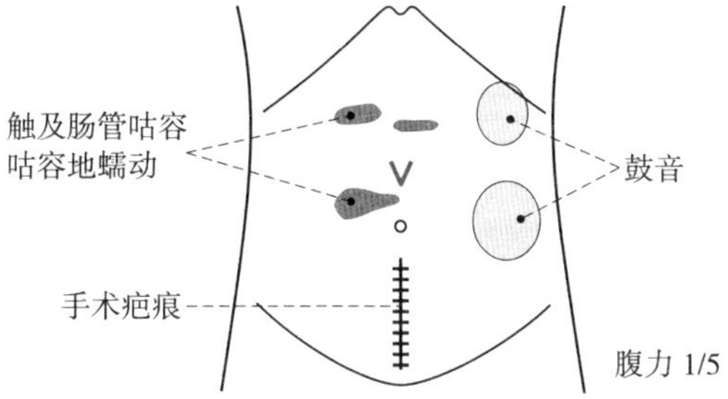

图 40

肠X线造影可见乙状结肠部粘连的图像，结肠脾曲部延长，呈蛇行状。所有内脏均有下垂倾向。

讨论　根据阴阳的诊断标准，经常使用电热毯 -20，手脚冰冷 -5，低体温倾向 -10，脉沉 -5，尿频清薄感 -10，总计 -50分，明显为阴证。

患者生来体质虚弱，有结核、肾炎既往史，易疲劳，脉弱等，为生气衰弱的基础。

主病位虽在腹部，但肠像蛇一样蠕动、腹力软弱为该部位气血之力衰弱的证候。可考虑为阴证的同时又是虚证的病态。

治疗经过　投予大建中汤。服药后腹部马上感觉温暖，3天后胃部不适感和肠蠕动亢进消失。1个月后右腹部的拘挛牵拉感减轻，全身疲倦感也消失。

◎ 虚实的诊断标准

全身气血水平评价	分数		分数
目光、声音有力	+5	目光、声音无力	–5
		无气力、疲倦感	–10
脉充实	+20	脉无力	–10
腹力充实	+10	腹力软弱	–10
肤色明亮有光泽	+5	肤色暗淡无光泽	–5

续表

局部气血动员量的评价			
皮疹色红、肿胀、疼痛	+10	自然汗出倾向	–5
剧烈疼痛（胸痛、腹痛等）	+20	盗汗（寝汗）	–10
疼痛部位的肌肉硬结（肌肉疙瘩）	+10	胃部有振水音	–20
强烈便臭的便秘	+10	便臭少的便秘	–10
压痕快速恢复的浮肿	+10	压痕难以恢复的浮肿	–10
牛角胃	+10	胃下垂、内脏下垂	–20

该标准的每个症状，其显著者给予相应分数，程度轻者给予相应分数的1/2。合计所有项目的评分，+30分以上者为实证，–30分以下者为虚证。不能明确归类为实证或虚证者，为虚实兼夹证（虚实间证）。

1）虚实的形成过程

虚实的形成过程，如图41所示。

在外界致病因素（fs）影响到生体的时点，生体方面存在着不同的条件状态，有气血量已经处于低水平者（气虚或者血虚的状态）（①）和基本属于正常者（②）。

与fs相对，生体反应（fp）会发动起来。fp较弱时，为低反应性病态A的场合即虚的病态。另一方面，如C，fs和fp均强力的病态，即为实的病态。

如图中B所示，居于实与虚病态中间的类型也存在，将此定义为虚实间的病态。

从对生体产生影响的外界致病因素角度来看，实的病态，以强力的外界致病因素的存在为前提而成立。因为如果外界致病因素没有达到一定的强度，而生体方面气血的水平充分提高，便在短时间内修复失调状态，使疾病在没有长期化时得到治愈，恢复到正常状态。

如果尽管外界致病因素并非强力的程度，但疾病的状态持续存在，则可能为在外界致病因素产生影响之前，生体的气血水平已经处于低下状态（①），从而发生虚性病态。在这种气血水平低下状态下，如果外加致病因素强力的作用，生体会出现极度疲惫甚至死亡，呈现重度的虚性病态。

出于与疾病斗争反应继续的需要，生体虽然处于疲惫状态，但仍然呈现出这种虚性的状态。与之相反，生体反应活性随着时间推移而增强，最初为虚者可能转变为实的情况。也就是说，虚实不是固定的，生体和外界致病因素之间的力之强弱关系，随时间的推移而变化。

在实际临床中，捕捉外界致病因素的力之强弱（fs）是困难的，所以将生体的反应能力（fp）看作可以获得的生体信息。因此，虚实的病态，应该具有此种性质，即为某一时点生体失衡时由被动员的气血之力（fp）来表现的状态。

近年来，在出版的中医学（中国传统医学）书籍中，沿用古典的概念，将虚实记述为“正气衰弱者为虚，邪气（外界致病因素）旺盛者为实”。但是，这是在定义一个对立的事项，而将正气（气血量的水平）的尺度，与另外一个不同的尺度，即外界不良因素强度进行混同使用，在这一点上便构成矛盾。其所表达的意图可以说没有错误，但作为一个学术性定义却是不贴切的。

在汉方医学中有如下认识倾向，即将包括受到外界不良因素影响之前的生体条件的①和A的状态均作为虚证，另一方面，将平素气血水平略高者与C的病态均作为实证，但虚实的认识应当限制于疾病状态之内，如果将该概念纳入到一种正常生活状态，对学术来说是不适当的。

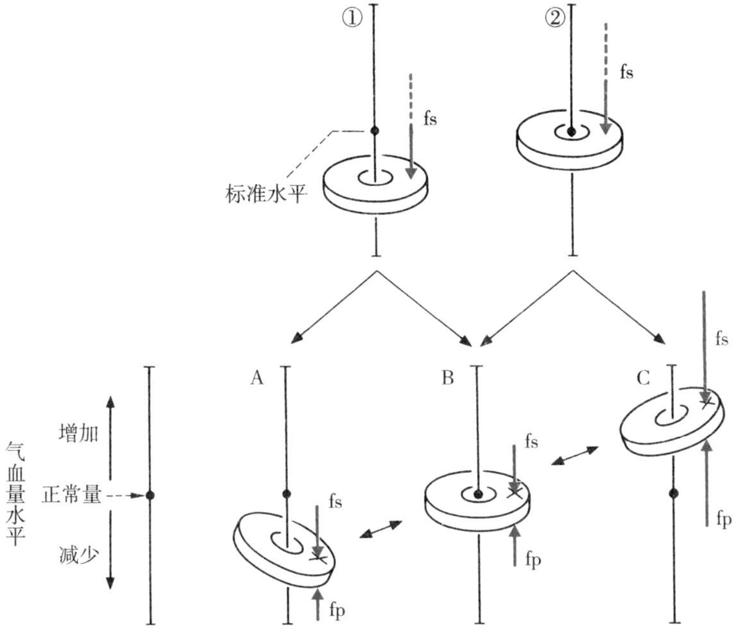

图 41　虚实病态的形成过程

反应时点气血之力	虚证	虚实兼夹证（虚实间证）	实证
生体反应的性质	阴证		阳证

注：fs= 外界致病因素之力，fp= 气血对抗外界致病因素之力。

2）虚实的治疗原则

①虚证的场合

增加生体气血的量是基本手段，谓之补。

一般来说，增强脾的功能可以促进气血的产生，但同时有利于五脏的任何一脏机能损伤的修复。

如果生体全体机能低下，呈现寒冷状态的场合，可以温煦生体，赋活代谢，谓之温补。

②实证的场合

去除外界不良因素，同时修正气血在局部的病态性过剩状态是基本手段，谓之泻。

但是，气血的病态性过剩状态，作为生体的防御机制是当然发生的，根据不同的场合，有时也有必要进行进一步气血的动员。

因此为了维持生体与和疾病的斗争反应，经常同时采用促进气血产生的方法，以作为后援。即祛除外界致病因素（邪），补助正气（扶正祛邪）。

例如对小柴胡汤进行分析，可以明白其扶正祛邪的结构（图 42）。

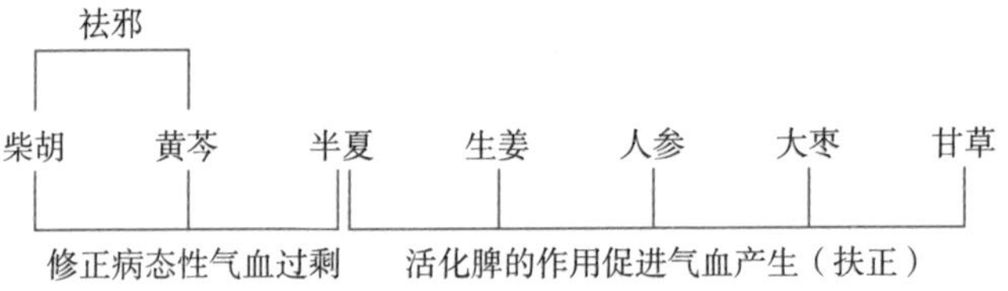

图 42 小柴胡汤的处方构成

3）阴阳和虚实的关系

关于阴阳和虚实概念的不同，有时会产生混乱，试整理如下。

虚实是生体失衡时的修复反应，基本上是局部的问题。另一方面，阴阳，从其结果来看，具有生体全体呈现的综合反应性质。

生体始终是有整体性的一个有机体，两者自然具有密切的联系。即局部反应为实证的场合，生体全体呈现阳证的可能性最大；局部反应呈明显虚证的场合，形成阴证为多。从阴阳的角度来看，生体反应的整体性质为阴证，而局部反应为实证者较少。这种情况可见于附子粳米汤、乌头汤、大黄附子汤、解急蜀椒汤、桂枝加大黄汤等适应证，但使用频率不高。

两者的关系如图 43 所示。

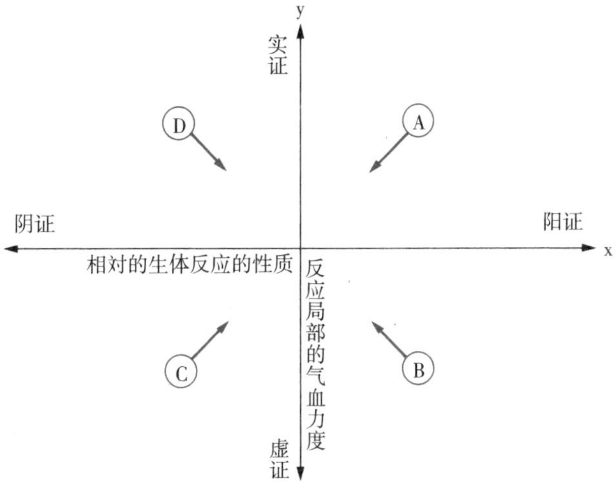

图 43　阴阳与虚实的关系

生体反应出现的频度顺序如：A > B ≒ C >> D。其理由已如前述。
另，各方剂有各自作用的方向，均为朝向原点的生体失衡的修复

◎ 按照阴阳、虚实进行方剂分类

以正常状态为原点，将阴阳和虚实二维展开，如图 44 所示。

例如，大承气汤主治在里的病变，另一方面，小柴胡汤主治在其半表半里。因此，这些方剂的位置在平面上不易论述得清楚，而进行二维投影时可以得到如图 44 的位置关系。根据诊断患者的病态是阴证还是阳证，实证还是虚证，可以大概地判断应该使用的方剂。据此开始了解各方剂二维位置于临床的有用性。

在附录的方剂解说中，“病期病态”一项对方剂位置予以标明。

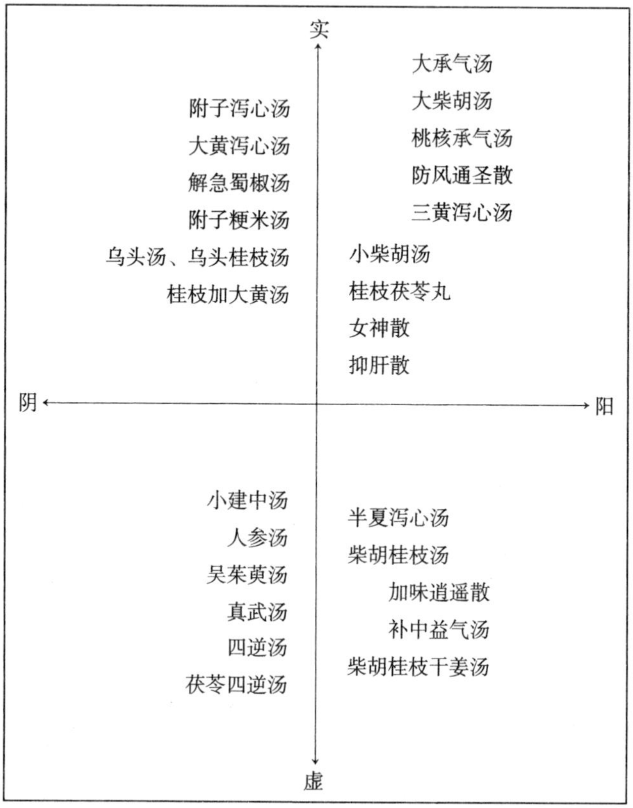

图 44　阴阳、虚实坐标与方剂的位置

三、寒热的认识

认识要点

在生体的恒常性被外界致病因素扰乱的场合，所呈现的病状可分为热性（热感、充血、局部温度上升），或寒性（冷感、发冷、血流低下、局部温度低下），这种思考方法即为寒热的认识。

寒热的认识虽是构成阴阳认识的一部分要素，但一般来说，仍属于一种用于说明局部病状认识的语言。

例如，身体上部有热感、下身感到冷的场合，词语表现为上热下寒，这一个词语即可表示机体呈现的病状。

而且，在下一节论述的关于表里部位病状，词语表现可为表寒、表热、里寒、里热、表热里寒等。

与脏腑有关者，可表现为胃热、肺热、肺寒等病症。

根据寒热认识，便在生体与疾病斗争反应的总认识即阴阳认识上，加上了局部病症的要素，从而可以形成给予治疗方药的具体指示。

1. 上热下寒一例

典型证例

柴胡桂枝干姜汤治疗慢性肝炎

41 岁，男性，美术商。患慢性肝炎希望进行汉方治疗而就诊。

5 年前，出现全身疲倦感和食欲不振，到附近医院就诊，检查结果为 AST 102KU，ALT 98KU，γ－GTP 60 IU/L，T－Bil 1.6 mg/dL，被诊断为慢性肝炎（非甲非乙型），接受了四个月的住院治疗。

以后，虽服用护肝药物等治疗，AST、ALT 仍持续在 100KU 左右。

最近全身疲惫感增强，出现肩凝、食欲不振、口苦等症状。

身高 167 cm，体重 63 kg，血压 124/82mmHg，脉搏 72 次 / 分，无黄疸。肝在右锁骨中线三横指处，触之硬感。

颜面潮红，口唇干燥，下肢发冷明显，如下的情况比以前更经常出现，即冬天进入有暖气的房间时，颜面部热感会变得明显，而夏天在有冷气的室内，脚会变得像冰一样凉，因此经常穿厚袜子和保暖裤。用电热毯则头面烘热而不能使用。舌尖红赤，苔少，色白干燥。脉浮弦弱。

腹诊：腹力中等略弱，如图 45 所示。

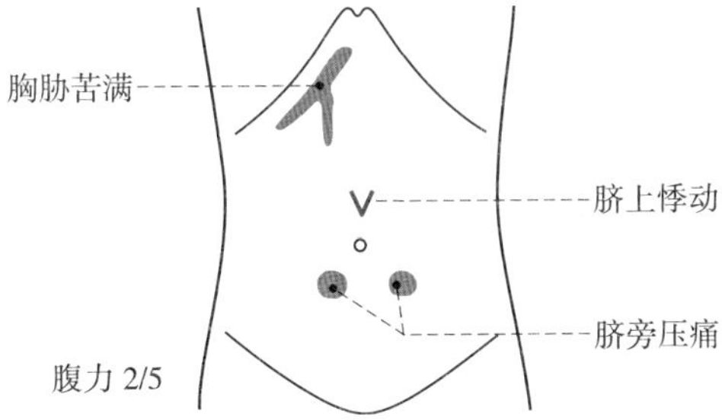

图 45

GOT 98KU，GPT 96KU，γ－GTP 48IU/L，T－Bil 1.4mg/dL。无贫血，尿检等其他检查无异常。

讨论 此为非甲非乙型慢性肝炎。呈现典型的上热下寒症状，虽然难以判断阴阳，但阳证的要点多，所以总的来说是阳证。本证为即使有发冷，也不可简单地判断为阴证的病例。

治疗经过 投予柴胡桂枝干姜汤治疗。服药1个月，全身倦怠感、下肢冷感减半，4个月后GOT、GPT降至60KU左右。恢复到了以前的工作状态。经过2年的治疗，GOT、GPT降至40KU左右，目前仍在服药中。

方剂解说 上热下寒是气逆的一种类型，多使用桂枝、甘草配伍的方剂（柴胡桂枝汤、柴胡桂枝干姜汤、苓桂术甘汤、桃核承气汤、当归四逆加吴茱萸汤），或者如黄连汤等黄连为主的方剂，或者如加味逍遥散等栀子配伍的方剂进行处理。另，在使用防己黄芪汤、五积散等病证，上热下寒也是指征之一。该病例出现腹力稍弱、轻度胸胁苦满、腹部悸动、肝阳上亢（易怒）等，为上热下寒，故使用柴胡桂枝干姜汤。

2. 肺热一例

典型证例

麻杏石甘汤治疗感冒后咳嗽

24岁，男，医院职工。主诉咳嗽来诊。约10天前出现感冒样症状（发热、恶寒、咽痛），服用药店出售的感冒药3天后，症状减轻。但仍残留轻微咳嗽，前天赶上加班，其后咳嗽加重，咳黄痰，半夜出现喘鸣和呼吸困难而影响睡眠。

身高172cm，体重72kg，体温36.7℃，血压118/70mmHg。颜面轻微红赤，自觉身体内部有热感。汗出而黏，口渴，喜冷饮。呼吸音正常，胸部X光片未见异常。WBC 6800mm^3，血沉17mm/h。舌正常淡红，少量白苔。脉略浮，充实有力。

腹诊：腹力中等，腹壁可见黏汗，余无明显异常。

讨论 该病考虑为感冒伴发的急性支气管炎。有口渴，喜冷饮，自觉身体内部有热感，均为里热症状。伴有的咳黄痰、咳嗽可考虑为肺热证候。

治疗经过 投予麻杏石甘汤治疗。也考虑到是抗生素适应症，但炎症反应不明显，再加上是本院职工，决定若病情加重时再投予，故未使用抗生素。

服药后马上觉得痰容易咳出，咳嗽也减轻，服药4天基本痊愈。

方剂解说 麻杏石甘汤由麻黄、杏仁、甘草、石膏组成。麻黄与甘草的组合可以看作一个方剂，即甘草麻黄汤，具有镇咳和扩张支气管的作用。石膏以清肺热为主，同时具有清降身体内部之热的作用。杏仁具有祛痰、镇咳的功效。所以麻杏石甘汤可用于有肺热的支气管炎。

麻杏石甘汤加上具有镇咳作用的桑白皮便为五虎汤。

类方有越婢汤，也是麻黄与石膏配伍的方剂。用于感冒初起即伴有咳嗽的场合，再加上关节痛等症状。

小青龙汤用于轻度肺热，心窝部有水滞者。但也有支气管哮喘病症适宜小青龙汤合麻杏石甘汤者。

3. 里寒一例

典型证例

四逆汤治疗慢性腹泻

62 岁，女，主诉腹泻就诊。大约 20 年前因诊断为“胃溃疡”行胃部分切除术，其后大便呈软便倾向，2 年前开始呈水样便，日 2 ～ 3 次，2 年间体重也由 48kg 降至 42kg。怀疑胃部疾患复发，6 个月前行胃部钡餐造影检查，未见异常。造影检查后腹泻加重，最近腹泻便量小，但次数增加，每日 3 ～ 4 次。

身高 156cm，体重 41kg，体温 36.2℃，血压 98/62mmHg。面色略苍白，四肢无冷感，乍一看不像有病的状态。大便臭味小，消化状态可，无完谷不化。

血常规检查 Hb 11.0g/dL，RBC 387 万 /mm^3，呈轻度贫血倾向，血液生化检查正常，甲状腺功能无异常。便中脂肪颗粒未增加，便潜血试验阴性。

舌略淡白，轻微胖大，无苔。脉略沉，在虚实之间。

腹诊：腹力略软弱，未见其他异常。

讨论　胃部分切除后出现腹泻，五脏学说多认为是脾胃功能减弱。本证也应属此类。特别是从汉方医学角度来看，胃钡餐造影等检查是使胃肠寒冷化的操作，使得消化道循环动态和消化道管壁代谢水平低下，这种病态为里寒，所以本证宜考虑为里寒所致的腹泻。

治疗经过　以祛里寒为目的投予四逆汤。四逆汤是由称为温药或热药的附子、干姜，再加上甘草三味药组成的方剂。

服用本方后马上感觉腹部温暖，翌日腹泻次数变为 2 次，服药 2 周后大便转为正常硬度，次数也变为 1 次。其后天气将入冬，感觉手足发凉，仍有贫血，体重增加 2kg 后未再改善，因而加人参和伏苓，成为茯苓四逆汤。约服药 6 个月，体重为 45kg，Hb 12.8g/dL，RBC 420 万 /mm^3，病情改善，遂停药。

方剂解说 以祛寒为目的使用的药物有干姜、吴茱萸、蜀椒、附子、乌头、当归等。常用以治疗气虚的方剂如人参汤、吴茱萸汤也有改善里寒的功效。还有大建中汤、当归建中汤、当归四逆加吴茱萸生姜汤、真武汤等方剂也可用于该治疗目的。

本证未见到心下痞硬（人参汤、吴茱萸汤）、肠蠕动亢进（大建中汤）、腹痛（当归建中汤、附子粳米汤）、四肢发冷（当归四逆加吴茱萸生姜汤）等相应伴随症状，故投予四逆汤。

◎ 寒热的诊断

热证	颜面充血、潮红 局部充血、有热感（关节、眼球、皮疹、胃黏膜等） 有灼热感的搏动性疼痛 口渴（喜冷饮） 分泌物、排泄物色浓，臭味重 数脉倾向 泛酸、口臭、口苦等症状 排尿时有灼热性疼痛 里急后重
寒证	面色苍白 局部有凉感（关节、腹部、背部等） 肌肉痉挛 无口渴，喜喝热水热茶 分泌物、排泄物色淡薄，臭味轻 迟脉倾向 腰背部有凉感 四肢有凉感 水样腹泻（不消化大便） 雷诺现象，罹患冻疮倾向

注：寒热多为局部症状的表现，故不能采用评分法。

◎ 寒证、热证的治疗原则

基本原则是热者清之，寒者温之。但生体内寒热混杂的情况并不罕见，应根据具体情况对应处理。代表性病态和治疗方法如下表所示。

病态	证候	药物	代表方剂
表假寒证（发热前的假寒证）	脉浮，头痛，颈项拘强，恶寒	桂皮、麻黄、紫苏	桂枝汤、麻黄汤等（太阳病期方剂）
表寒证	脉沉，咽痛，肌肉拘强，水样鼻涕，恶寒	细辛、附子	麻黄附子细辛汤、桂枝附子汤、甘草附子汤、附子汤
表热证	脉浮数，面赤，头痛	桂皮、麻黄、五味子	桂麻各半汤、苓桂味甘汤、越婢汤
里寒证	脉沉，腹痛，腹泻，尿频	吴茱萸、干姜、蜀椒、当归、附子	四逆汤、大建中汤 附子粳米汤、当归建中汤
表假热里寒证（真寒假热）	头痛，烘热感，颜面潮红，腹泻，腹痛	干姜、附子	桂枝人参汤、真武汤、通脉四逆汤
里热证	脉大实，口渴，黏汗，身体内部热感	石膏、知母、大黄、芒硝	白虎加人参汤、大承气汤、桃核承气汤
半表半里热证	脉弦，口苦，口黏，黄疸	柴胡、黄芩、黄连、栀子、麦门冬	三黄泻心汤、大柴胡汤、麦门冬汤
半表半里寒证	脉沉弱，水样鼻涕，咳痰，喘息	干姜、细辛	苓甘五味加姜辛半夏杏仁汤、甘草干姜汤
上热下寒	脉细紧，上半身烘热，下半身发凉	桂皮、黄连、栀子	苓桂味甘汤、黄连汤、加味逍遥散

四、表里的认识

认识的要点

表里为相对立概念，基本上指的是生体的部位，即体表附近叫作表，身体深部，特别是消化道附近叫作里。

与虚实、寒热的概念进行组合，可以表现为表虚、里实、表寒、里热等病态。

此表里概念，于观察急性热性疾病发展过程而导出，因而，初期常出现头痛、恶寒、发热、项背肌僵硬疼痛、四肢关节痛与肌肉疼痛等，称为表证（正邪相争产生的反应在体表的表现）。与此相对的身体深部的里证，则由腹满、腹泻、便秘等消化系统症状和身体内部热感、稽留热和谵妄等证候组成。

表与里，为一组相对立的概念，但在实际临床现场，也可见到既不属表也不属里的证候，称其部位为半表半里，出现于此处的证候称为半表半里证。

作为半表半里证候，主要由咳嗽、胸满感、胸痛、胸内苦闷感等胸廓内症状以及恶心、呕吐、口苦、心窝部疼痛、季肋部疼痛等上部消化系统症状组成。其他一些既难以判断为表证也不宜归属为里证的证候，可视为半表半里部位的异常。

如此，表里的概念具有两个方面：其一，作为表示身体部位的解剖学的方面而加以运用；其二，于表证与里证的对立之中提取出来，而成为生体与疾病抗争的一种型式。

1. 表虚证一例

典型证例

防己黄芪汤治疗夜间出汗异常

54岁，女性，美容师。主诉夜间出汗异常。51岁绝经，此后出现阵发性面色潮红、面部颈部汗出。以肌内注射激素、自主神经调节剂治疗，症状缓解。约1年前开始夜间汗出加重，常因汗出后发冷而醒来。因睡觉出汗夜间须更换2～3次睡衣。汗液呈偏清稀黏稠度低的性状。

此外，自觉症状还有轻度全身倦怠感，易感冒，有时两膝关节疼痛。有小便量少倾向，但大便无异常。

身高154cm，体重60kg，体温36.6℃，血压132/90mmHg。

面色良好，有轻微潮红。以躯干为中心全身皮肤湿润，有自汗倾向。舌正常淡红，苔白轻度湿润，脉微浮弱。

腹诊：腹力略软弱，如图46所示膨隆状。

血液生化检查、甲状腺功能、血沉、RA实验等均无异常。

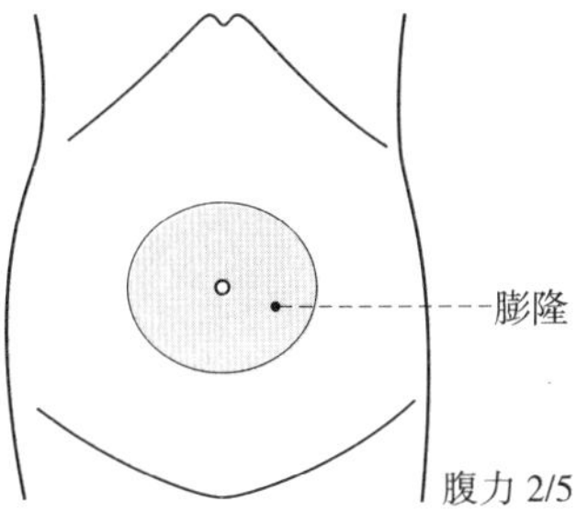

图 46

讨论

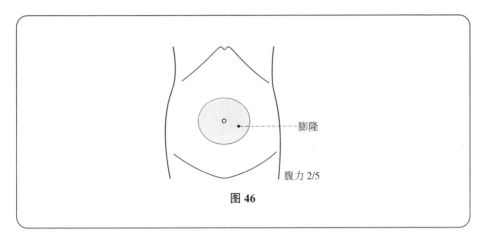

过度汗出既有表之气血不调导致的表虚病态，也有里热引起的，需要鉴别。表虚证引起的汗出偏清稀黏稠性低，多数还伴有易患感冒等气虚的表现。里热证引起的汗出黏稠度高，汗液发黏，一般伴有小便色深、好冷饮等症状。

本病例是由表虚证引起的出汗异常，可使用防己黄芪汤、桂枝加黄芪汤、玉屏风散等配有黄芪的方剂进行处理，因为黄芪具有治疗表之气血不调、止汗的功能，还有改善气虚的作用。

治疗经过　该病例投予防己黄芪汤。尿量减少和膝关节疼痛提示并存有水滞。

本方服用 1 个月后，夜间换 1 次睡衣即可，约服药 2 年缓解。

2. 里实证一例

典型证例

大黄牡丹汤治疗头痛、肩凝

51 岁，主妇。主诉头痛、肩凝而就诊。约 7 年前开始出现颈部强凝，自后头部至前额部发作性疼痛，常用药店里出售的镇痛剂治疗。2 年前绝经，从绝经前后开始症状加重，需每日服用镇痛剂。

最近，烦躁不安和烘热感加重前来就诊。心情不爽利，总觉得有事似的，肩凝明显，小便通畅，大便 4 ～ 5 天 1 次，腹满感，大便臭。

身高 161cm，体重 60kg，体温 36.7℃，血压 152/88mmHg，脉搏 72 次 / 分。颜面红赤，脖子粗，呈结实的体形。面部有老人斑，眼睑部发黑。

舌尖红，舌呈暗紫色调，苔厚色黄白略干燥。

脉充实，腹力中等而略充实，如图 47 所示。

检查所见，多血症倾向（RBC 510 万 /mm^3，Hb 16.0g/dL，Ht 49.1%），其他无显著变化。

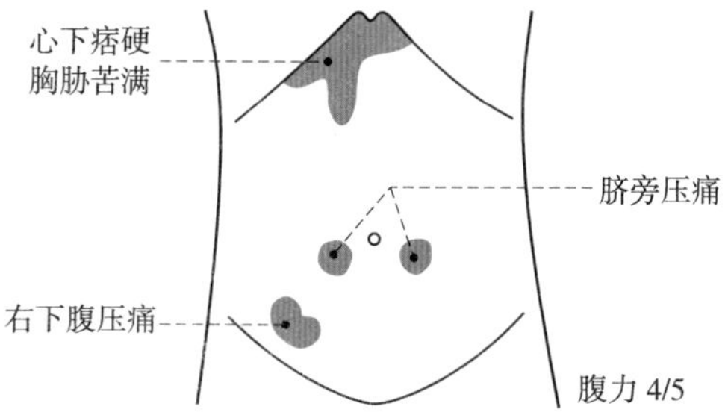

图 47

探讨 头痛为典型的肌紧张性头痛。该病例的主诉是头痛，此为在表的症状，而便秘、便臭、腹满感、下腹部压痛等症状，均提示主病位在里。再结合腹力、脉力，提示里之气血被动员起来，可考虑为里实证，并且还有瘀血病态。

原则上里实证使用大黄、芒硝等泻下剂来对应处理。在兼有瘀血证的场合，使用桃核承气汤、通导散、大黄牡丹汤等含有大黄同时配伍桃仁、丹皮等祛瘀药的方剂。

治疗经过 因该病例右下腹压痛明显，于是投予大黄牡丹汤。服药 2 周后大便变成 2 ～ 3 日 1 次，头痛也每日服用 1 次镇痛剂，大体上回归正常的日常生活。

他觉证候方面，右下腹压痛减半，仅残留右侧明显胸胁苦满，予以大黄牡丹汤合大柴胡汤治疗。3 个月后大便规律，烦躁感、头痛等消失，不再需要服用镇痛剂。此期间嘱饮食以蔬菜为主，早晚坚持跳绳等运动。

服药 6 个月后，血常规检查 RBC 480 万 /mm^3，Hb 15.1g/dL，Ht 46.1%，趋于正常化。

第五章　通过六病位认识病态

认识的要点

疾病的状态是随着生体气血津液的量（含产生的量）和外界致病因素的变化而时时刻刻流动的，基于这个理念而根据六病位进行疾病阶段的分类。这种关于病态流动性的认识，与感染论的论述是一脉相通的，但在汉方诊疗学中并不限于感染症，汉方诊疗学之特征在于普遍地启动这个理念进行对于所有疾病状态的认识。

可以把截至上一章所阐述的气血津液认识、阴阳与虚实病态把握等，定位于对流动状态生体一个截面的捕捉。

六病位的内容是把疾病的阶段首先大分为阳与阴，阳的群体内再分为太阳病期、少阳病期、阳明病期，阴的群体内再分为太阴病期、少阴病期、厥阴病期。

六病位总论分类如下表所示。

◎ 六病位的概括

	病位	主要证候	部位和性质
阳证	太阳病期	恶寒、发热，头痛，项背拘强疼痛，关节痛，脉浮	表热证（真热表假寒）①
	少阳病期	恶心，呕吐，食欲不振，胸内苦闷，胸胁苦满，弛张热，脉弦	半表半里热证
	阳明病期	腹满，便秘，口渴，身体深部热感，稽留热，脉实	里热证
阴证	太阴病期	腹满，心下痞硬，腹痛，食欲不振，腹泻，腹部凉，脉弱	半表半里寒证及里寒证
	少阴病期	全身倦怠，手足冷，背部恶寒，胸内苦闷，腹泻，脉沉细弱	里寒证加之表、半表半里寒证
	厥阴病期	口内干燥，胸内苦闷，腹泻（消化不良），全身发冷，时有颜面等处发热感	里寒重证（时有真寒表假热）②

注①：真热表假寒，本质为热证，仅在表层呈假寒证。

注②：真寒表假热，本质为寒证，仅在表层呈假热证。

以下按顺序记述六病位各个阶段的病态与治疗，六病位相互转化概要如图 48 所示。

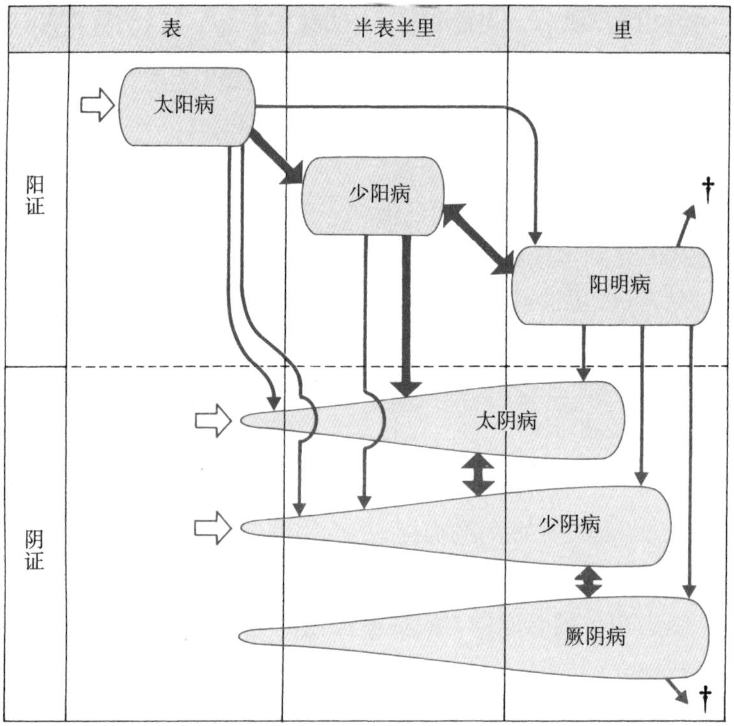

图 48　六病位相互转化概要

注①：→疾病状态的初发部位。

注②：†因病致死。

注③：治愈，指在所有阶段没有向其他阶段的移行。

注④：太阴病、少阴病、厥阴病的主病位均在里。

一、太阳病期的病态与治疗

病态要点

太阳病期在急性热性疾患的场合，可见恶风（见风发冷、不舒服）、恶寒伴发热、项背部拘强疼痛、头痛为主，脉浮、数（频）。有时伴有四肢关节痛、肌肉痛以及鼻塞、咽痛等上呼吸道炎症症状。

慢性疾患而处于太阳病期场合，可见无发热、头痛、项背部拘强、脉浮等证候。

近年中医学教科书中，以本病期初发时所见的恶风、恶寒为依据，将其定义为表寒证，但是这些证候是后续出现的发热的准备状态，所以其非阴证的真正表寒证，是一种假性表寒证，这是对该病态的正确认识。

太阳病期的病态是生体的气血状态和外界致病因素交织作用的结果，其病型分类如下。

◎ 太阳病期的病型和治疗方剂

虚实	共通证候	特异性证候	伴随证候	适应方剂
表实证	无汗 脉实	口渴，精神不安定	里热	大青龙汤
		喘鸣，关节痛，鼻出血，咽痛		麻黄汤
		项背部拘强明显		葛根汤
表虚实夹杂证	稍微 汗出	颜面潮红，口渴	里热	越婢汤
		咽痛，波浪样热感		桂麻各半汤
		烘热感，口渴倾向		桂枝二越婢一汤
		项背部拘强明显		桂枝加葛根汤
表虚证	自汗 脉弱	喘鸣，水样鼻涕	水滞	小青龙汤
		鼻炎症状，干呕		桂枝汤
		胸满感，腹满感	气滞	香苏散
		全身倦怠，咳嗽	脾胃虚	参苏饮

治疗原则为解表，动员在表的气血，改善表的假寒证。为了让治疗方法有效，服用各方剂后，须安静卧床，盖好被子，静等微微出汗，以身体舒服状态为佳。

典型证例

1. 桂枝汤证

58岁，主妇。自半年前开始服用汉方药物治疗变形性膝关节病和腰痛症，前天开始出现恶寒、头痛，服用家中备用药，但仍有鼻塞、轻微头部沉重感等症状。

体温37.2℃，脉浮数而弱，上半身为主有自汗倾向，全身不觉得发冷。

让其躺在治疗室床上，予桂枝汤颗粒。服药10分钟后，身体感到温暖，出汗后感觉舒适，随后安静休息1小时，诸症消失。

又给予桂枝汤2天药量，嘱其感冒完全治愈后，继续服用治疗膝关节的药物。

讨论 感冒初起，脉浮数，则属于太阳病期。有脉弱和自然汗出倾向，为表虚证，为典型的桂枝汤证。

一般认为汉方药须长期服用才有效，但实际上像该病例这样的急症，服用1剂治愈者并不罕见。

对于犹豫应该选择哪一个处方的病例，就诊时可以试着现场让其服用而观察效果。

方剂解说 桂枝汤是多种方剂的基本方，被称为“众方之祖”。其理由在于，桂枝汤是一个同时促进气与血的循行、补脾胃之虚、加强气的生成的方剂。如图49所示。

桂枝汤除了用于如该病例的急性热性疾患外，也用于风湿关节炎而具有自汗倾向、脉浮弱者。

另外，也适宜于平常动辄感冒的表虚证者。还有对于流感、支气管炎等种种感染症患者，在大多数症状治愈后还残留睡觉时出汗、头内里疼痛等证候者多有效。

据最近的药理学研究，桂枝汤具有免疫功能调节作用。

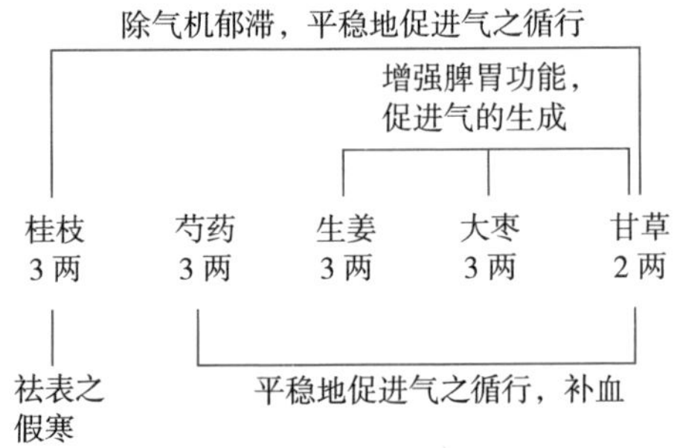

图49 桂枝汤处方构成

典型证例

2. 葛根汤证

20岁男性学生。今早感觉轻微头沉重，有些勉强去上课，到下午4点左右头痛加重，并出现发热。

下午5点就诊。体温38.5℃，脉浮数实，舌无明显变化，无自然汗出倾向，从后头部跨及肩胛部、背部明显拘强。自觉后头部紧迫感。嘱其回家服用葛根汤颗粒并立即卧床休息。

第二天，身体状态完全恢复，继续上课。据说服用葛根汤颗粒一剂后立即卧床，身体变暖，继而出现感觉舒适的汗出，随即入睡。今早身体感觉爽快，有了上课学习的意愿。

讨论　感冒初期，发热、头痛、后头部拘强、脉浮数者为居于太阳病期的阶段。此时若脉充实，无自汗倾向，一般称之为表实证。

无口渴及四肢关节痛，脉充实不明显时，不适宜麻黄汤或者大青龙汤，可认为是葛根汤的主治病态。

方剂解说　葛根汤由桂枝汤加葛根、麻黄组成，如图50所示，改善在表之假寒证的作用强于桂枝汤。

葛根有缓解肌肉拘挛的效果。

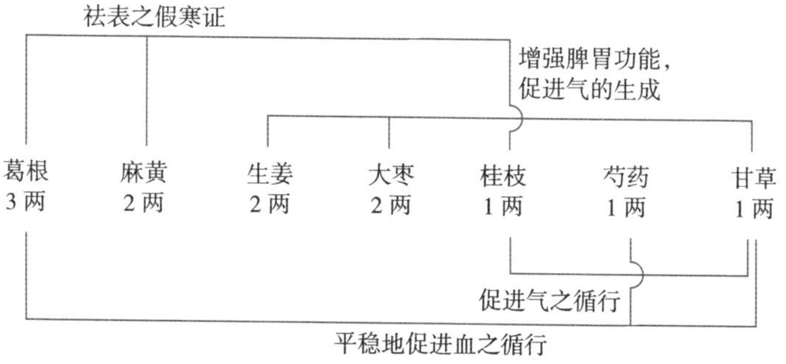

图50　葛根汤处方构成

典型证例

3. 麻黄汤证

10岁女孩。起床后诉头痛，穿衣服时鼻出血，测体温38.1℃，面部略潮红，可见咽喉部发红，无喘鸣和咳嗽。

脉浮紧数，明显充实。无自然汗出，皮肤干燥，无口渴。

给予麻黄汤颗粒1包后，嘱卧床休息。约1小时过后，仅头痛略减轻。于是再给予麻黄汤颗粒1包，嘱多饮热水送服。服药30分钟后全身发汗，换好衣服继续卧床入睡，至中午起床诉有空腹感，体温降至正常，就此而愈。

讨论 本病例是感冒初期，脉浮数为太阳病期，脉紧实提示表实证。无口渴，除外大青龙汤证，考虑为麻黄汤证。

麻黄汤证常常伴有鼻出血，亦有服用本方后出现鼻出血而感冒治愈者。伴有咽痛、四肢关节痛、咳嗽者也不少见。一般情况下，出现的病状较葛根汤证重，流感患者多有呈现麻黄汤方证的倾向。

方剂解说 本方由麻黄、杏仁、桂枝和甘草组成。分析其作用可知，如图51所示，本方具有解表、镇咳、祛痰，治疗气逆的功效。

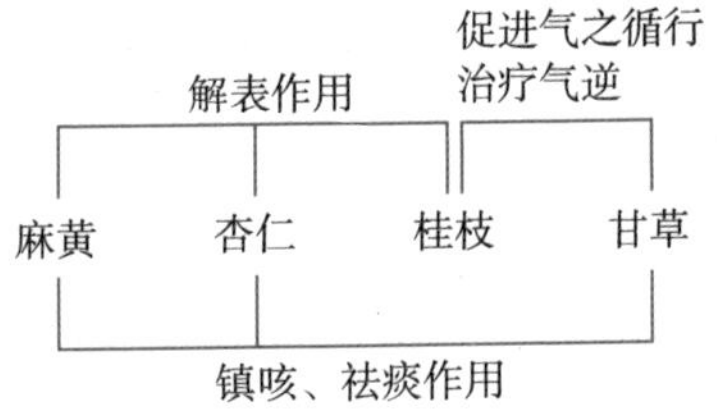

图51 麻黄汤处方构成

典型证例

4. 桂麻各半汤证

24岁，学生。四五天前出现咽痛和全身不适感，因忙碌而未加理会，今早开始咽痛加重，时时有上半身突然一下子发热的感觉，热型呈波浪型，约30分钟至1小时发作1次。无口渴，也无咳嗽。

颜面略潮红。脉浮略数，力度在虚实之间。咽喉部发红，舌质正常，轻微白苔。有自然汗出倾向。

投予桂麻各半汤，翌日痊愈。

讨论 本病属于阳证的感冒，脉浮数提示为太阳病期。有轻微自然汗出倾向，但脉力较桂枝汤证相对充实，咽痛和波浪型阵发热感（波状热）是其特点，这些是典型的桂枝麻黄各半汤证。

方剂解说 桂枝麻黄各半汤由桂枝汤和麻黄汤各占一半剂量合在一起组成（重复的药物则采用两个方剂中剂量大者，非单纯的合计）。

桂麻各半汤颗粒剂市场有售。另一方法，是将桂枝汤颗粒和麻黄汤颗粒按照 2：3 的比例调配亦可。

典型证例

5. 小青龙汤证

9 岁，男孩。约半年前开始出现时时腹痛发作，因其呈虚弱的体质，予以小建中汤治疗，顺利地恢复健康。

3 天前外出野营，昨天到家，流鼻涕，诉头痛，服用市售感冒药却引起呕吐，随后食欲不振。今早开始出现咳嗽，体温也升至 37.5℃。

颜面略浮肿，面颊部微红但整体苍白。脉浮数而弱。舌淡白胖大，苔白。腹诊如图 52 所示。

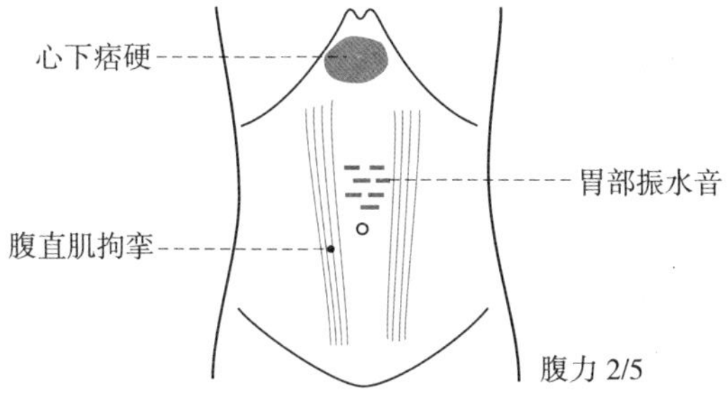

图 52 腹诊所见

投予小青龙汤治疗，两天痊愈。

讨论 小青龙汤作为太阳病期的方剂处于一个特殊位置。即在具备头痛、发热、脉浮等太阳病期特征的同时，又兼有胃部振水音、心下痞硬、水样鼻涕等脾胃虚弱和水滞的证候。

这些可以解释平时具有脾胃虚弱和水滞倾向体质者，加上外界致病因素侵袭时，所表现出的特殊病态。

小青龙汤证置于六病位中的太阳病期，但其病态的一部分也可以解释为跨及太阴病期。

方剂解说　小青龙汤主要是具有解表、温脾胃除水滞作用的方剂。

小青龙汤也可以广泛用于支气管哮喘。根据我们的经验，过敏性哮喘患者多表现出小青龙汤方证（图 53）。

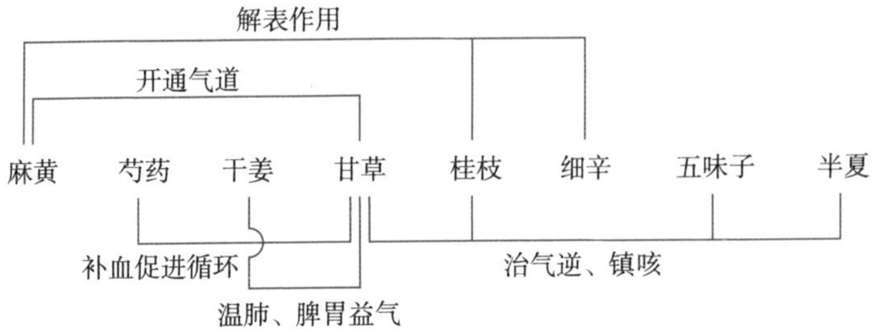

图 53　小青龙汤处方构成

◎ 太阳病期的诊断

A	急性热性疾患的场合 发病后 1 周以内（也有例外，少见） 恶寒、发热 头痛、项背部拘强 脉浮、数
B	慢性疾患的场合 阳证 头痛、项背部拘强 脉浮 关节痛、肌肉痛、末梢神经障碍等表之症状出现

参考证例

葛根汤治疗带状疱疹

患者 72 岁，男性。前天起触摸右前头部的头发时，出现触电样不适感。今天早上，于右前额部出现数个有痛性孤立的皮疹，右眼畏光。脉实，后头部轻度拘强发硬，无自汗倾向。考虑为太阳病期的带状疱疹，投予葛根汤治疗。服药 30 分钟后皮疹疼痛减半，3 天后眼睛畏光、皮疹均消失。慎重起见，追加服药 4 天，后停止治疗。就诊当天和 2 周后抗疱疹病毒抗体效价进行比较后确诊。

讨论　末梢神经障碍，特别是神经炎考虑为在表部位的异常，使用解表剂（太阳病期方剂）多数可以取得良好疗效。顺便说一下，因脊髓和神经根压迫和缺血引起者，则宜考虑瘀血病态而进行处理。

临床眼目

（1）报告双盲标准化试验明确小青龙汤对支气管炎有效。

宫本昭正等：双盲对照组群试验 TJ–19 小青龙汤对支气管炎的研究，临床医药，17：1189–1214，2001.

（2）对于小儿流感退烧药与麻黄汤并用的退热时间比较，麻黄汤并用组退热时间缩短。

Kubo T，et al.：Antipyretic effect of Mao–to，a Japanese herbal edicine，for treatment of type A influenza infection in children，Phytomedicine，14：96–101，2007.

（3）标准化比较试验发现与消炎镇痛剂 fenoprofen 比较，用汉方药治疗发热感冒更有效。

本间行彦：汉方药治疗发热型感冒综合征患者有效，日本东洋医学杂志，46：285–91，1995.

（4）研究表明葛根汤、麻黄汤中的麻黄可抑制流感病毒增殖。

Mantani N，et al.：Inhibitory effect of Ephedrae herba，an oriental traditional medicine，on the growth of infuenza A/PR?8 virus in MDCK cells，Antiviral Research，44：193–200，1999.

（5）桂皮是多数太阳病期方剂组成的生药之一，其含有的 cinnamaldehyde 具有阻断流感病毒增殖中期病毒蛋白合成的作用。

Hayashi K. et al.：Inhibitory effect of cinnamaldehyde，derived from Cinnamomi cortex，on the growth of infuenza A/PR/8 virus in vitro and invivo. Antiviral Research，74：1–8，2007.

二、少阳病期的病态与治疗

病态要点

太阳病期病变出现的中心部位在表。如果表证治疗成功则疾病痊愈，但如果在外界致病因素强大、生体治愈力没有充分发挥作用的情况下，其主病位则向身体深部移行。主要病变部位在半表半里的阳证之阶段则为少阳病期。少阳病期病型如图 54 所示，大体分为 6 型。少阳病期的典型病象，为心下痞硬型和胸胁苦满型。

治疗原则为“和解”，即通过调节机体的解毒功能、免疫功能来达到治愈疾病的目的。

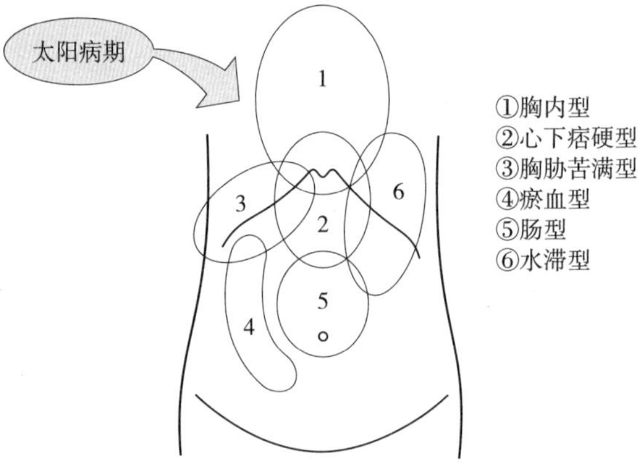

图 54　少阳病期的分型

1. 少阳病期胸内型

典型证例

麦门冬汤治疗发作性咳嗽

56 岁，主妇，从事农业。约 1 个月前患夏季感冒，2 天后减轻。其后全身心投入农田作业，其间出现轻微咳嗽。约 2 周后，咳嗽渐渐加重，一度频发呛咳甚至到气道痉挛程度，颜面潮红，咽喉部发紧如被束，无口渴，大小便无异常。

身高 156cm，体重 62kg，体温 36.6℃，血压 124/82mmHg，脉搏 70 次 / 分，律齐。常年日晒黝黑，看上去很健康。后咽喉壁发红，无咽痛，几乎无咳痰。

呼吸音清晰，心脏听诊正常。

舌尖红，苔白，略干燥。脉略浮、略虚。

腹诊：腹力略软，其他未见异常。

检查所见 WBC 6400/mm^3，血沉 16mm/h，CRP(−)。

讨论　为干燥性痉挛性咳嗽发作，考虑由上呼吸道轻度炎症诱发咳嗽。如本病例，磷酸可待因类中枢镇咳药可加重气管黏膜的干燥感，长期使用效果不佳，不如通过雾化吸入方法湿润气管和祛痰更适合本病。

治疗经过　该病病态从汉方诊疗学出发，可考虑疾病处于从太阳病期向少阳病期移行的阶段。还可解释为气道津液枯燥，兼有热象。投予麦门冬汤治疗。服药后第二天，咳嗽基本消失，服药3周后痊愈。

少阳病期胸内型小结

此类型为主病位在表的太阳病期没有完全治愈，进展至出现气管、胸廓内的症状。支气管炎、肺炎等疾病的症状，还有胸内苦闷感、胸痛等心功能不全、冠状动脉供血不足等循环系统疾病的症状，其中呈现出阳证者，多数可理解为少阳病期的病态。

该病型适宜方剂与相应病态的要点，详见下表。

临床笔记

表现为少阳病期胸内型者，多见于支气管炎、肺炎、支气管哮喘等呼吸系统疾患，以及心功能不全、缺血性心脏疾病、病态窦房结综合征等心血管疾患。除此之外，有时可见伴发于食管炎、心脏神经官能症等。不适合使用磷酸可待因的老年人迁延性咳嗽、体力低下者出现原因不明低热等表现为本病型者也不少见。

◎ 少阳病期胸内型的治疗方剂

虚实	特异性证候	伴随证候	适应方剂
实证	喘鸣，咳嗽，口渴，胸内苦闷感，心下痞坚	水滞	木防己汤
	咳嗽，呼吸困难，口渴	表证	越婢加半夏汤
	咳嗽，自然汗出，口渴，黏痰		五虎汤
	咳嗽，自然汗出，口渴，身体内部热感		麻杏石甘汤
	咳嗽，胸痛，发热，季肋下抵抗和压痛		柴陷汤
	咳嗽，喘鸣，发热，轻度胸胁苦满		神秘汤
虚实夹杂证	咳嗽，喘鸣，精神不安，咽喉闭塞感，胸胁苦满	气滞	柴朴汤
	咳嗽，精神不安，失眠，心悸，胸胁苦满		竹茹温胆汤
	咳嗽，咳痰黏稠，气短，衰弱，微热	津液枯燥	清肺汤
	咽喉闭塞感，不安感		半夏厚朴汤

续表

虚实	特异性证候	伴随证候	适应方剂
虚证	胸内苦满感，精神不安，失眠，身体内部热感		栀子豉汤
	咳嗽，咽喉部绞扼感，咽喉部干燥感	津液枯燥	麦门冬汤
	咳嗽，气短，口渴，口内干燥，微热	津液枯燥	竹叶石膏汤
	咳嗽，胸内苦闷感，胸痛，心悸，心下痞坚		茯苓杏仁甘草汤
	心悸，气短，脉结代，易疲劳，微热	津液枯燥	炙甘草汤

临床眼目

（1）越婢加半夏汤抑制豚鼠枸橼酸诱发咳嗽，其中麻黄所含 d-pseudoephedrine 起重要作用。

Minamizawa K，et al.：Effest of d-pseudoephedrine on cough reflex and its mode of action in guinea pigs，Journal of Pharmacological Science，102：136-42，2006.

Minamizawa K，et al.：Effect of eppikahangeto，a Kampo formula，and Ephedrae against citric acid-induced laryngeal cough in guinea pigs. Journal of Pharmacological Science，101：118-25，2006.

（2）柴朴汤治疗激素依赖性支气管哮喘研究发现柴朴汤可以缓解喘息症状，减少类固醇激素的使用量。

江头洋祐等：对于激素依赖性支气管哮喘，柴朴汤组和非柴朴汤组进行临床观察，汉方和免疫、变态反应，4：128-44，1990.

（3）柴朴汤对自主神经失调影响的支气管哮喘可以改善喘息症状和精神症状。

西则芳男等：多设施无干预双盲试验观察柴朴汤对预期焦虑因素致支气管哮喘症状恶化的影响，日本东洋心身医学研究，19：37-41，2004.

（4）报告清肺汤对复发性吸入性肺炎有效。

Mantani N，et al.：Effect of Seihai-to，a Kampo medicine，in relapsing aspiration pneumonia – an open-label pilot study，Phytomedicine，9：195-201，2002.

（5）半夏厚朴汤改善认知障碍高龄者的咳嗽反射，预防误咽性肺炎有效。

Iwasaki K，et ai.：A tradirional Vhinese herbal medicine，banxia houpotang，improves cough reflex of patients with aspiration pneumonia，Journal of the

American Geriatric Society，50：1751–2，2002.

Iwasaki K，et al.：A pilot study of banxia houpu tang，a traditional Chinese medicine，for reducing pneumonia risk in older adults with dementia，Journal of the American Geriatric Society，55：2035–40，2007.

（6）报告麦门冬汤对非吸烟者感冒综合征后咳嗽有效。

藤森胜也等：对于咳嗽综合征麦门冬汤和氢溴酸类的效果比较，日本东洋医学杂志，51：725–32，2001.

（7）报告麦门冬汤可以减轻肺癌术后迁延性咳嗽。

常塚宣男：麦门冬汤对于肺癌术后迁延性咳嗽有效性的探讨，汉方和免疫、变态反应，22：43–55，2008.

2. 少阳病期心下痞硬型

典型证例

半夏泻心汤治疗糖尿病性腹泻

38岁，男性。主诉糖尿病、腹泻、全身倦怠来院就诊。

5年前，公司体检时诊断为糖尿病，但未予治疗。3年前出现口渴、多饮多尿。体重减少6kg，到某综合医院内科住院4个月，主要以胰岛素40单位治疗。随后基本上继续用同量胰岛素治疗。

2年前起出现水样便，4～5次/日，予以抗胆碱制剂、胃肠功能调节剂治疗，无明显效果。今年3月在本院内科就诊，在抗胆碱制剂基础上加止泻剂等，为止泻使用多种方法，但只是腹部膨满感加重，腹泻几乎无变化，由内科经治医师介绍来汉方诊疗部就诊，入院治疗。

身高165cm，体重43.8kg，血压122/76mmHg。面色正常，有神经质症状。腹部肠鸣音亢进，但无腹痛和压痛。神经系统检查，四肢深部反射低下，足部关节振动感觉明显低下。血糖315mg/dL，1日尿糖73g。尿中酮体、蛋白阴性。大便的性状为黄泥状或水样消化便，潜血反应阴性，脂肪滴2个/视野。血液生化检查为低蛋白血症（T.P. 6.2g/dL，Alb 3.5g/dL），但淀粉酶、胰蛋白酶在正常范围内。PFD 65.9%，怀疑轻度胰腺外分泌功能低下。糖化血红蛋白 A_1 为19.7%，数值增高。C－肽8.5μg/d，明显低下。诊断为控制不良的胰岛素依赖性糖尿病。

脉弦、细、弱。舌质正常，胖大，苔微白干湿适中。

腹诊：腹力略软，如图 55 所示。

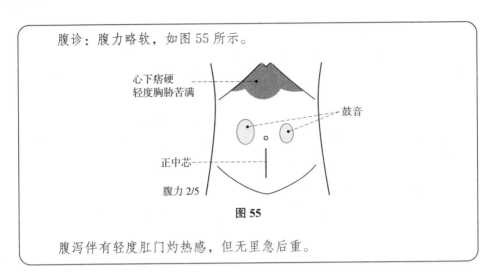

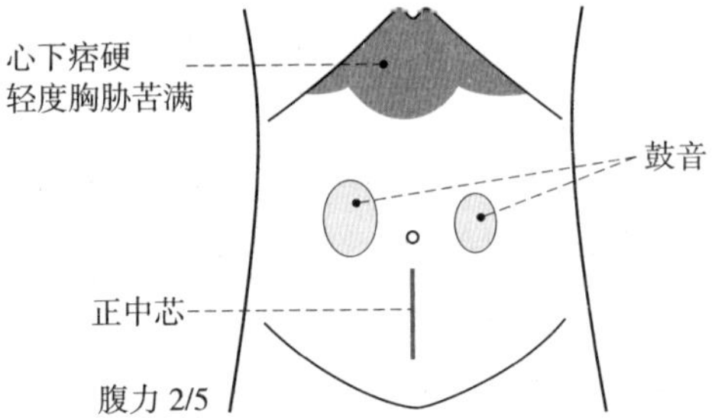

图 55

腹泻伴有轻度肛门灼热感，但无里急后重。

治疗经过 投予黄芪建中汤治疗。继续使用胰岛素，停用所有止泻剂。投药 2 周后，全身倦怠感消失，但腹泻无变化。

改方为半夏泻心汤治疗，服药第二天起，腹部膨满感和肠鸣减轻，第 5 天开始大便变为普通便，日 1 次。半夏泻心汤投药前后腹部 X 光片（图 56），可见到治疗后小肠胀气消失。

有关指标变为，血糖 200mg/dL，尿糖 10g/d 前后。随后定期门诊治疗，患者时隔 3 年重新回归工作。

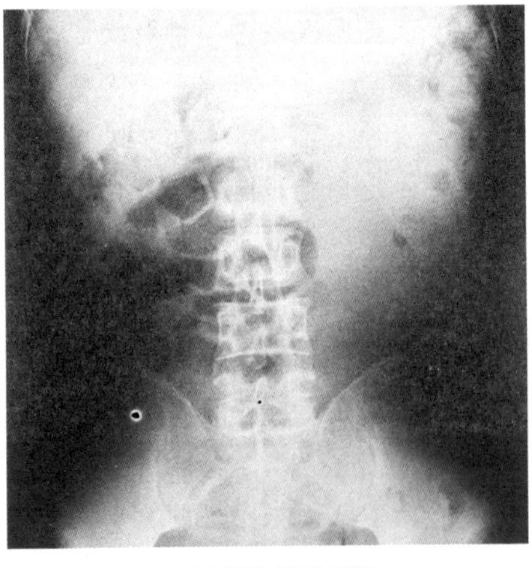

a. 半夏泻心汤治疗前

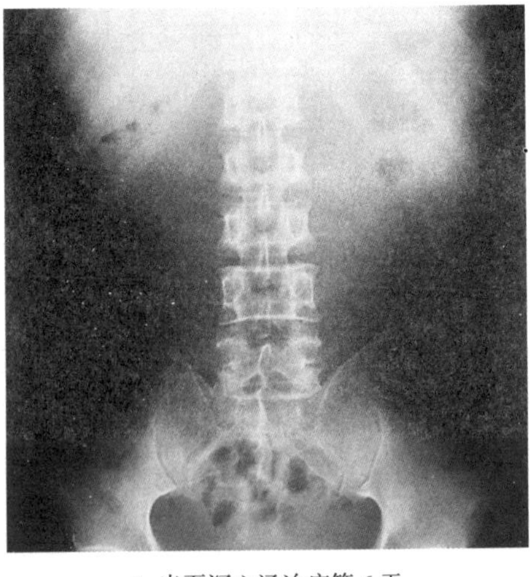

b. 半夏泻心汤治疗第 6 天

图 56 半夏泻心汤投药前后腹部 X 光片

◎ 少阳病期心下痞硬型小结

主病位在从表向半表半里的移行中，心窝部呈现的肌性防御反应的类型称为心下痞硬型。共通症状有恶心、呕吐、烧心、心窝部不适感等。

◎ 少阳病期心下痞硬型的治疗方剂

虚实	特异性证候	伴随证候	适应方剂
实证	面部充血，精神不安稳，鼻出血，痔疮出血，便秘		三黄泻心汤
虚实夹杂证	腹痛，上热下寒，胸内苦闷感，心悸	气逆	黄连汤
	上腹部痛，烧心感，肠鸣音亢进，软便		半夏泻心汤
	上腹部痛，肩凝，肩胛间部痛，痃癖（直立位时按压心窝部明显疼痛）		延年半夏汤
虚证	上腹部痛，腹泻，肠鸣音亢进，精神不安，强迫状态，口腔炎		甘草泻心汤
	食物反流，胃部振水音，神经性胃炎	水滞	茯苓饮
	摄入食物后吐出，口渴，烘热感，心悸	水滞	茯苓泽泻汤
	胃痛，胸痛，咳嗽，呕吐，胃部振水音	水滞	二陈汤
	明显恶心，呕吐，眩晕感，心悸，胃部振水音	水滞	小半夏加茯苓汤

参考证例

延年半夏汤治疗胃癌术后肩胛间部痛

患者 48 岁，主妇。3 年前因胃癌行胃部全切术。随后予以抗癌剂、H_2 阻断剂、安定、乳酸菌制剂等治疗。1 年前起出现明显的烧心、胸中痞闷、下腹和右侧腹部膨满感。若一次进食较多食物，便会出现心窝部持续憋闷不适 1 小时左右。最近，右背部肩胛骨边缘处常有痉挛性疼痛，有时沿着右侧第 4 肋骨至胸骨出现放射性剧烈疼痛。

血液生化检查、血常规未见异常，上消化道内窥镜检查，仅见残留胃部、十二指肠出血性糜烂，未见胸椎等处转移。

面色正常，眼神满布忧郁，身材高，消瘦型。脉弦、细、弱。舌红赤明显，苔黄白湿润。

腹诊：腹力略软弱，如图 57 所示。

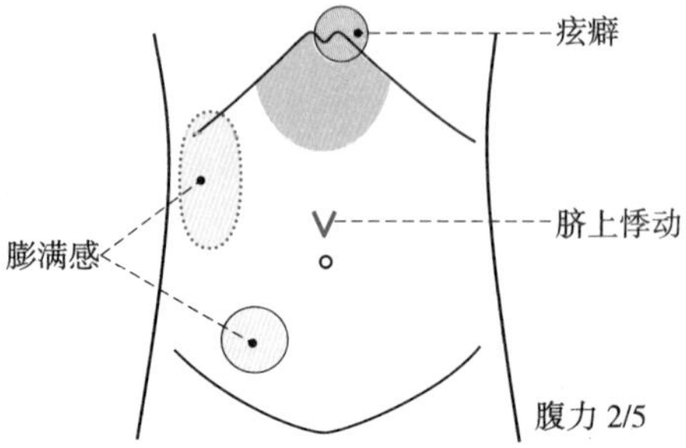

图 57

治疗经过 投予延年半夏汤治疗，同时仅并用抗癌剂。

自服药后第 3 天起，胸中痞闷不适、烧心感减半。2 周后，后背和前胸疼痛也减轻。随后继续服药，食欲增加，体重由 6 个月前的 46kg 增至 50kg。

临床眼目

（1）报告半夏泻心汤对于进行性非小细胞肺癌并用 irinoteccan 产生的腹泻有预防和减轻作用。

Mori K，et al.：Preventive effect of Kampo medicine (Hangeshashin–to) against irinoteccan–induced diarrhea in advanced non–small–cell lung cancer，Cancer Chemotherapy and Pharmacology，51：403，2003.

（2）半夏泻心汤对于胃切除后恶心、呕吐、胃弛缓症、心窝部痛等消化系统症状有明显治疗作用。

合地明等：半夏泻心汤（TJ–14）、六君子汤（TJ–43）对胃切除后的消化系统症状（外科的 NUD）有效，Progress in Medicine，20：1102，2000.

（3）实验证明半夏泻心汤及其主要成分人参皂甙、小蘖碱、甘草次酸可以抑制大鼠由酒精诱发的胃部病变。

Kawashima K，et al.：Pharmacological Properties of Traditional Medicine (XXXⅢ)：Protective Effects of Hangesyashinto and Combination of Its Major Constituents on Gastric Lesion in Rats，Biological & Pharmaceutical Bu;etin，29：1973，2006.

（4）报告半夏泻心汤对于治疗慢性骨髓性白血病药物引起的腹泻有效。

地野充时等：半夏泻心汤对治疗慢性骨髓性白血病药物引起的腹泻有效 1 例，日本东洋医学杂志，59：727，2008.

（5）报告人体牙周纤维芽细胞实验数据表明黄连汤对牙周病的牙龈炎

有效。

Ara T, et al.: Preventive Effects of a Kampo Medicine, Oreoto on inflammatory Responses in Lipopolysaccharide Treated Human Gingival Fibroblasts, Biological & Pharmaceutical Bulletin, 33: 611, 2010.

（6）报告二陈汤可提高健康人血浆消化道调节肽。

Katagiri F, et al.: Effect of Nichen-to on the Plasma gut-Regulatory Peptide Level in Healthy Human Subjects, Journal of Health Science, 51: 172, 2005.

（7）报告小半夏加茯苓汤可提高健康人血浆消化道调节肽浓度。

Katagiri F, et al.: Effect of Sho-hange-ka-bukuryo-to on Gastrointestinal Pepride Cocentrations in the Plasma of Healthy Human Subjects, Biological & Pharmaceutical Bulletin, 27: 1674, 2004.

（8）小半夏加茯苓汤、二陈汤对于精神压力下健康人血浆 ACTH- 免疫反应性物质增加有抑制作用。

Katagiri F, et al.: Comparison of the Effects of Sho-hange-ka-bukuryo-to and Nichin-to on Huamn Plasma Adrenocorticotropic Hormone and Cortisol Levels with Continual Stress Exposure, Biological & Pharmaceutical Bulletin, 27: 1679, 2004.

（9）报告甘草泻心汤对于放疗导致的口腔黏膜溃疡预防和治疗有效。

酒井伸也等：使用汉方甘草泻心汤缓和护理放疗引起的口腔黏膜溃疡的实例，汉方和最新治疗，13：343，2004.

（10）三黄泻心汤治疗室上性期前收缩有效。

坂本登治等：三黄泻心汤治疗室上性早搏 2 例有速效，汉方研究，413：14，2006.

3. 少阳病期胸胁苦满型

典型证例

柴胡桂枝汤治疗视网膜色素变性

38 岁，主妇。高中时期开始意识到两眼视野狭窄，在眼科诊断为视网膜色素变性，1985 年 4 月，右眼视力为指数，左眼视角 10°，视力 0.3。眼科医师建议试用汉方药治疗，同年 5 月来院就诊。另外，两眼还并发轻度白内障。

身高 162cm，体重 56kg，体温 36.8℃，血压 124/78mmHg。

面色略潮红，呈抑郁貌。易疲劳，眼睛紧涩感，肩凝，头痛。头痛从眼睛的深处到两太阳穴，后头部像紧束牵拉样疼痛。无口渴，大小便正常。有汗出，尤其是上半身容易出汗。有时口黏、口苦。

舌尖红，发暗紫色，胖大有齿痕，苔白湿润。脉略浮、弦、弱。

腹诊：腹力略软弱，如图 58 所示。

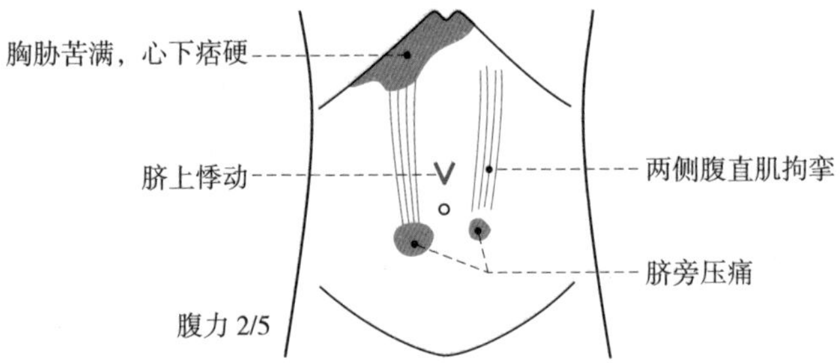

图 58

血液生化检查未见异常，糖耐量正常，甲状腺功能也在正常范围。

讨论 视网膜色素变性是遗传性疾患，目前无治疗方法，但作者阅读恩师藤平健先生记录的阻止视力下降及改善视野的病例，均使用柴胡剂和祛瘀剂而治验。[藤平健：视网膜色素变性 2 例，汉方临床笔记（治验篇），创元社，1988]

治疗经过 该病例为少阳病期胸胁苦满型，虚证。自汗倾向和腹直肌上半部拘挛考虑为柴胡桂枝汤证。另有瘀血状态的并存，宜在治疗过程中对应处理。

服药 1 个月后，头痛和眼睛紧涩感消失，可以安然入睡。服药 6 个月后视野无明显变化，但是视力改善至 0.5。

脐旁压痛无明显变化，于是兼用桂枝茯苓丸。

服药治疗经过 4 年，右眼视力无变化，左眼视野不规则，视角最大为 15°，有扩大倾向，视力至 0.6。

◎ 少阳病期胸胁苦满型小结

主病位在从表向半表半里的移行中，呈现一种以季肋下部位为主的变化形态，即为该类型。包括肋弓周边自觉不适感，皮肤浮肿样变化，肋弓下肌性防御反应以及按压引起的不适感等一组综合征，被称为胸胁苦满。

胸胁苦满在患有肝脏疾患时出现频率很高，但也会出现于胸膜炎、胆道、胰腺疾患。还可见于各种检查未见异常的场合。

胸胁苦满为少阳病期特异证候，当存在明显胸胁苦满证候时，强烈提示其病态在少阳病期。

从五脏论来看，胸胁苦满与肝脏阳气的病态性过剩状态深切相关，所以，表现出易怒、精神不安、痉挛的发作者也不少见。

◎ 少阳病期胸胁苦满型的治疗方剂（亦参考 181 页）

虚实	特异性证候	伴随证候	适应方剂
实证	身体内部热感，便秘，腹部膨满感		柴胡加芒硝汤
	胸胁部压迫感，精神不安，便秘，失眠		大柴胡汤
	精神不安，抑郁，失眠，脐上悸动		柴胡加龙骨牡蛎汤
	头痛，上逆感，口腔、咽喉部炎症	血虚倾向	柴胡清肝汤
虚实夹杂证	精神不安，强迫状态，四肢冷，两侧整条腹直肌拘挛		四逆散
	口苦，恶心，眼睛疲劳，肩凝，头痛，手足发热		小柴胡汤
	胸胁部重压感，气体滞留症状，精神不安，抑郁		柴胡疏肝汤
	呼吸困难	气滞	柴朴汤
	浮肿，口渴，血尿，蛋白尿，头痛		柴苓汤
虚证	上逆感，自汗，痉挛，头痛，两侧腹直肌上半部拘挛	气逆	柴胡桂枝汤
	神经过敏，易怒，不安稳，多动，肌肉痉挛		抑肝散
	上述症状加之胃肠虚弱，胃部振水音，易疲劳	脾虚	抑肝散加陈皮半夏
	神经过敏，上热下寒，脐上悸	气逆	柴胡桂枝干姜汤

参考证例

柴胡桂枝干姜汤治疗过敏性鼻炎

患者 58 岁，主妇。从 18 岁时开始，每年初春发作性出现打喷嚏、流鼻涕、鼻塞、眼睛发痒等症状，约持续 1 个月。服用抗组织胺剂症状可减轻，但是发作时有明显全身倦怠感，数日卧床不起。因寻求根治方法而来院就诊。

身高 152cm，体重 48kg，体温 36.4℃，血压 118/74mmHg。面颊微红，口唇干燥，喷嚏发作时连续 20 次以上，擤鼻涕次数也在 20 次以上，鼻塞感重，常常用嘴呼吸。

颈部以上易出汗，膝以下发冷，脉弦弱，舌色正常，苔微白。

腹诊：腹力略软弱，右侧轻度胸胁苦满，心下与脐上触及腹主动脉搏动亢进。

IgE（RAST）提示杉树花粉强阳性，末梢血嗜酸性粒细胞数 741/mm^3，其他检查未见异常。不伴有副鼻窦炎。

投予柴胡桂枝干姜汤颗粒治疗。

投药第 3 天起诸症状减半，2 周后发作消失。随后 2 年间，继续投予本方，发作完全缓解。

临床眼目

（1）报告柴胡加龙骨牡蛎汤对精神压力过大交感神经兴奋导致的高血压有效。

小田口浩等：柴胡加龙骨牡蛎汤具有调节自主神经功能和降压作用，日本东洋医学杂志，59：53-61，2008.

（2）小柴胡汤对丙型慢性肝炎治疗有效，期待抑制肝硬化的进展。

中岛修等：小柴胡汤抑制丙型慢性肝炎演变为肝硬化进展的效果，临床和研究，76：176-184，1999.

（3）报告柴苓汤对显示系膜增值的小儿 IgA 肾病有效。

吉川德茂等：对于小儿 IgA 肾病显示出巢状微小系膜增值者柴苓汤治疗有效，日本肾脏病学会志，39：503-506，1997.

（4）报告柴苓汤对人工髋关节置换术后下肢浮肿和炎症有效。

Kishida Y，et al.：Therapeutic effects of Saireito (TJ-114)，a traditional Japanese herbal medicine，on postoperative edema and inflammation after total hip arthroplasty. Phytomedicine，14：581-586，2007.

（5）对于过敏性皮炎治疗重要的是纠正气机异常，四逆散、柴胡桂枝干姜汤、抑肝散加陈皮半夏等方剂有效。

二宫文乃等：合用理气剂治疗身心疾病引起的过敏性皮炎有效 6 例。日本东洋医学杂志，59：799-807，2008.

（6）柴胡桂枝汤对上腹部和下腹部疼痛有效。

鹈濑匡祐等：柴胡桂枝汤治疗慢性胰腺炎急性发作出现的上腹部疼痛 1 例有显效。日本疼痛学会杂志，16：165-168，2009.

地野充时等：对于疼痛管理困难的发作性反复性下腹痛柴胡桂枝汤奏效 2 例，汉方临床，56：1479-1486，2009.

（7）抑肝散有可能改善舞蹈病患者的运动功能。

Satoh T，et al.：Traditional Chinese medicine on four patients with Huntington’s disease. Movement Disorders，24：453-455，2009.

（8）报告抑肝散加陈皮半夏对慢性头痛有效。

关矢信康等：作为慢性头痛预防方法抑肝散加陈皮半夏的应用，日本东洋医学杂志，58：277-283，2007.

（9）报告抑肝散加陈皮半夏对伴有严重精神症状的丘脑性疼痛有效。

后藤博三等：尝试用汉方治疗丘脑性疼痛，日本东洋医学杂志，61：189-197，2010.

（10）抑肝散对阿尔茨海默症认知障碍的相关症状有效，其药理作用在渐渐阐明。

Mizukami K，et al.：A randomized cross-over study of a tradition Japanese medicine (kampo)，yokukansan，in the treatment of the behavioural and psychological symptoms of dementia. International Journal of Neuropsychopharmacology，12：191-199，2009.

Kawakami Z，et al.：Yokukansan，a kampo medicine，protects against glutamate cytotoxicity due to oxidative stress in PC 12 cells. Journal of Ethnopharmacology，2010，in press.

Terawaki K，et al.：Partial agonistic effect of yokukansan on human recombinant serotonim 1 A receptors expressed in the membranes of Chinese hamster ovary cells，Journal of Ethnopharmacology，127：306-312，2010.

临床笔记 小柴胡汤引起的间质性肺炎

慢性肝炎治疗时，干扰素和小柴胡汤的并用有可能使间质性肺炎发生率增高，故 1994 年 1 月开始被禁用。

还有报道提示，即使单独使用小柴胡汤治疗慢性肝炎时，也有可能引起间质性肺炎。因此使用小柴胡汤时，要时常考虑这些不良反应发生的可能性，事先进行胸部 X 光片的检查。

有必要告知患者，若出现发热、干咳、呼吸困难时，要立即到医院就诊。

文献来源：本间行彦，关于小柴胡汤引起的间质性肺炎，日本东洋医学杂志，47：1，1996。

4. 少阳病期瘀血型

典型病例

桂枝茯苓丸治疗前脊髓动脉综合征

41 岁，男性，瓦匠。主诉两下肢麻木、抽筋感来院就诊。10 多年来，为两下肢麻木而苦恼，在某骨科医院诊断为黄色韧带骨化症，进行 Th_{9-11} 椎弓切除术。但症状改善不明显，为此到本院骨科就诊，进行了 CT、MRI、脊髓血管造影检查，未发现手术适应症，故介绍到本科就诊。

身高 165cm，体重 60kg，体温 36.5℃，血压 134/76mmHg。脉搏 64 次 / 分，律齐。面色略潮红，肤色浅黑，眼圈发黑。舌暗红，胖大，苔厚色黄白且湿润，脉中等力度。

腹诊：腹力中等，如图 59 所示。

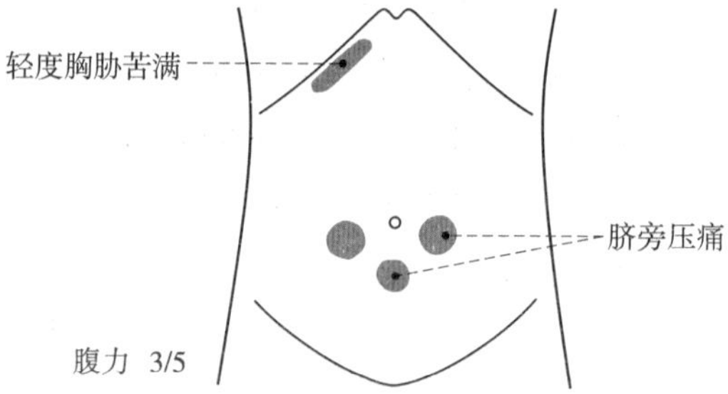

图 59

神经系统检查两下肢痉挛性麻木，深部反射亢进，因此而坐轮椅。Th_8 水平以下分离性知觉障碍，局部感觉麻木。

治疗经过 未见寒性证候，故诊断为阳证，推测为脊髓血液循环障碍，因瘀血证候明显，故投予桂枝茯苓丸治疗。

服药 1 个月后可以拄拐行走，麻木感和知觉障碍的水平下移至 L_1，膀胱直肠障碍也有改善倾向。

现在继续服药中。

◎ 少阳病期瘀血型小结

病变主要部位在半表半里，表现为阳证而呈现瘀血状态的类型，为少阳病期瘀血型。

◎ 少阳病期瘀血型的治疗方剂

虚实	特异性证候	伴随证候	适应方剂
实证	颜面潮红，焦躁感，热感，抑郁倾向，下腹部广泛压痛		黄连解毒汤
	上逆感，头痛，肩凝，月经不调，两侧脐旁压痛	气逆	桂枝茯苓丸
虚实夹杂证	颜面潮红，焦躁感，口角炎，口腔炎，湿疹，皮肤枯燥	血虚	温清饮
	手足发热，口内干燥，失眠，抑郁，皮疹	气郁	三物黄芩汤
	上逆感，头痛，腰痛，心悸，下腹部广泛压痛	气逆	女神散
虚证	易疲劳，上逆感，头痛，肩凝，眩晕感，阵发性汗出	胸胁苦满，血虚	加味逍遥散
	高血压，头痛，肩凝，健忘，眼睛疲劳，脑动脉硬化	血虚	七物降下汤
	上下肢痛，发麻，知觉迟钝，关节痛	血虚	疏经活血汤
	月经不调（经量过多/过少），下腹痛，手心发热，上热下寒，皴裂	血虚	温经汤
	头痛，头重，健忘，易怒，高血压，脑动脉硬化	肝阳上亢	钩藤散

临床眼目

关于瘀血病态的临床意义在第二章瘀血（38页）已进行论述。

5. 少阳病期肠型

典型病例

葛根黄连黄芩汤治疗食物中毒腹泻

患者44岁，男性，公务员。昨晚宴会上食用生牡蛎，今早因腹痛疼醒，出现水样腹泻，伴肛门灼热感。其间出现头痛，发热（37.4℃），后颈部拘强。胃部不适，恶心，无呕吐，有轻微自汗倾向。

第一次腹泻后，约每30分钟腹泻1次，伴轻微腹痛，另有全身倦怠感渐渐加重。

身高 172cm，体重 72kg，体温 37.5℃，血压 118/72mmHg。脉搏 80 次 / 分，律齐。

颜面潮红，目光无力，脉浮数，略实。舌尖红，苔黄白干燥。

腹诊：腹力中等，全腹部紧张，按压任何部位均疼痛。

治疗经过 投予葛根黄连黄芩汤治疗。

服药 30 分钟左右，后颈部拘强减轻，1 小时后排便，但已成软便而非水样便。

随后每 4 小时服药 1 次，共服用 3 次，翌日早大便正常，精神也爽快，又嘱其服药 3 天停药。

◎ 少阳病期肠型小结

半表半里中以消化道症状为主的少阳病期的证候概括为肠型。共通症状为伴有里急后重的腹泻。腹泻是消化便、臭味大。也常见发热、肛门灼热感。

◎ 少阳病期肠型的治疗方剂

虚实	特异性证候	伴随证候	适应方剂
实证	发热，项背部拘强，胸内苦满感，心窝部痞闷	表证	葛根黄连黄芩汤
虚实夹杂证	发热，头痛，心窝部痞闷，里急后重	表证	黄芩汤
	剧烈腹泻，里急后重，肛门灼热感，口渴		白头翁汤
	呕吐，口渴，尿量减少，胃部振水音	水滞	胃苓汤
虚证	中暑，消瘦，全身倦怠感	气虚	清暑益气汤
	呕吐，腹痛，上热下寒，心窝部痞闷		干姜黄连黄芩人参汤

6. 少阳病期水滞型

典型证例

五苓散治疗后头神经痛

51 岁，女性，5 年前因子宫肌瘤行子宫全切术。其后出现肩凝、后头痛伴有颈部拘强。在神经内科、妇科就诊予镇痛剂治疗，但症状渐渐加重，最近伴有呕吐，日常生活也受到影响，故来院就诊。

身高 155cm，体重 56kg，体温 36.8℃，血压 98/68mmHg。

面颊部微微潮红，口唇干燥，口渴明显，每天饮热茶 2L，小便次数少，每天 4 ～ 5 次。舌正常，苔白湿润（滑苔），脉浮、弦。

腹诊：腹力中等，余无异常。

与后头部的后头神经支配领域一致，有轻度的痛觉过敏，后头神经出口处两侧有压痛。

治疗经过　属阳证为虚实夹杂，除口渴、呕吐外，心窝部异常等所见不明显，故投予五苓散治疗。

五苓散治疗 2 周后口渴消失，伴有的后头部疼痛也几乎消失，后服用本方 6 个月停药。

◎ 少阳病期水滞型小结

主病位在半表半里，并且属阳证、以水滞证候为主的类型为水滞型。共通症状有微热、尿量减少、浮肿倾向。

◎ 少阳病期水滞型的治疗方剂

虚实	特异性证候	伴随证候	适应方剂
实证	胃部痞闷，胸痛，侧胸部痛，咳嗽，呼吸困难	向胸内型过渡	十枣汤
虚实夹杂证	黄疸，口渴，尿量减少，食欲不振，汗出倾向		茵陈五苓散
	口渴，尿量减少，呕吐，腹泻，头痛，汗出倾向		五苓散
虚证	直立性眩晕，上热下寒，胃部振水音，脐上悸动	气虚	苓桂术甘汤
	肩关节痛，上腕痛，胃肠虚弱，胃部振水音		二术汤
	眩晕，眩晕感，尿量减少		泽泻汤
	肠胀气，腹水，浮肿，微热，易疲劳	气虚气滞	补中益气汤
	微热，头痛，项背部拘强，心窝部疼痛，尿量减少		桂枝去桂加茯苓白术汤

临床眼目

（1）报告茵陈五苓散治疗黄疸有效。

田村博文：汉方治疗黄疸有效 1 例，汉方临床，55：278-280，2008.

（2）报告五苓散外用治疗幼儿呕吐的有效性。

西惠子等：五苓散外用栓剂对小儿呕吐的效果与一般栓剂的比较，日本医院药师会杂志，34：1173，1998.

吉田政己：五苓散栓剂对于幼儿呕吐的效果，日本东洋医学会志，28：36，2000.

吉田政己：五苓散栓剂的效果，日本小儿东洋医学会志，19：13，2003.

（3）从五苓散转方到补中益气汤明显改善全身性浮肿。

矢数圭堂等：温知堂经验录 补中益气汤治疗 SLE、利尿药控制不良的全身浮肿 1 例有明显效果，汉方临床，51：1635，2005.

（4）报告泽泻汤治疗顽固性眩晕有效。

Yoneta Y，et al.：Clinical efficacy of takushato a Kampo (Japanese herbal) medicine，in the treatment of refractory dizziness and vertigo：Comparison between standard and triple dose，Journal of Traditional Medicines，26：68，2009.

（5）提示苓桂术甘汤治疗晨起直立困难为主的直立性调节障碍有效。

伊藤隆等：苓桂术甘汤治疗早起直立困难有效 3 例，日本东洋心身医学研究，20：34，2006.

三、阳明病期的病态与治疗

病态要点

阳明病期是阳证兆候被显著认证的阳证的第三阶段，主病位在里。

其证候是全身遍布充斥着热象，热型多为稽留热、弛张热。有时例外，尽管身体中心部高体温，但四肢末梢发冷（热厥）。一般伴有口渴和便秘，舌红，苔黄干燥。

阳明病期的类型分以下 4 型。

①里热型：里热为主证。

②肠型：便秘、腹满感、里热三大主证。

③瘀血型：瘀血为主证。

④水滞型：水滞伴里热。

阳明病期的治疗通则是，里热型者清热法（消炎、解热），肠型者泻下法，瘀血型者祛瘀和泻下法，水滞型者祛水和清热法。

阳明病期外界致病因素力强，并且生体方面也充分调动气血，导致本病期发生。所以并非所有病例伴随病程发展均可呈现阳明病期经过（图 60）。

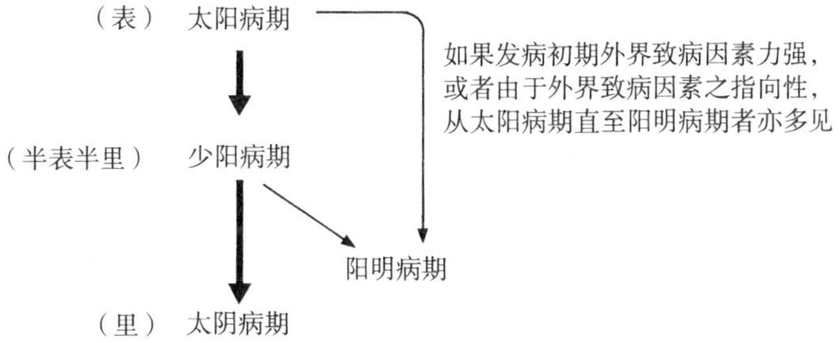

图 60　阳明病期形成过程

1. 阳明病期里热型

典型证例

白虎加桂枝汤治疗头痛

58 岁，女性，银行职员。主诉头痛。约 10 年前出现头痛，伴有肩凝。头痛类型为混合性头痛。即多为从上午到下午，一般于前额部至侧头部为中心，有沉重、束勒住的感觉。此外，头顶部像脉搏动样发作性头痛，一周一次，发作时伴有恶心、呕吐。对搏动性头痛服用某西药制剂有效，但一旦发作，则成 24 小时必须卧床的状态。另，经常使用多种镇痛剂。

身高 155cm，体重 65kg，体温 36.7℃，血压 122/86mmHg。

中心性肥胖体形，颈粗，面赤，全身皮肤微微呈褐色。特别是颈部以上易汗出，浴后出汗近一小时，好冷饮，即使冬天，相对于热茶还是喜饮冷水。便秘倾向。

脉充实，舌尖红，苔黄白干燥，中等度厚。

腹诊：腹部膨隆，腹力中等度略实，如图 61 所示，下腹部有压痛。

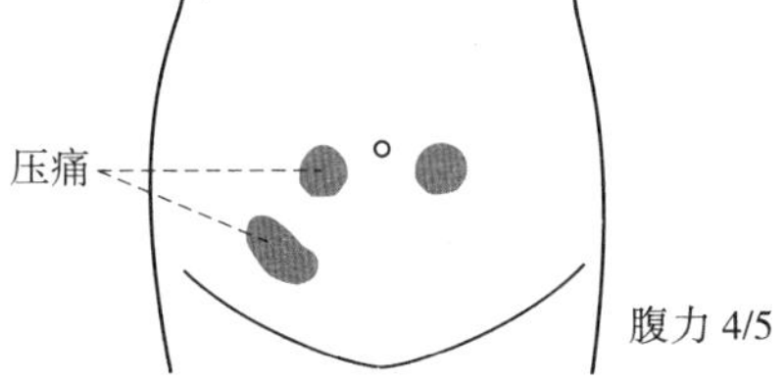

图 61

眼压、视力正常，头部 CT、MRI 未见异常，血液生化检查无异常。RBC 497 万 /mm^3，Hb 16.2g/dL，Ht 49.2%，多血症倾向。

治疗经过 投予白虎加桂枝汤治疗。服药 1 个月后，发作性头痛明显减轻。鉴于肩凝无明显变化，从腹候判断，兼用大黄牡丹汤治疗。

两方剂兼用，治疗顺利，服药约 6 个月，头痛、肩凝基本治愈。

◎ 阳明病期里热型小结

阳明病期里热型为身体深部有热，因而表现为口渴的病态。口渴明显，有饮冷水 2 ～ 4L/d 者。有汗出倾向，还有如类似下述肠型伴发腹满感、便秘者。

该病期的治疗应用白虎汤类方剂。

◎ 阳明病期里热型的治疗方剂

虚实	特异性证候	适应方剂
实证	脉大而有力，口渴，有时尿量减少，有时腹满感	白虎汤
	因气逆病态而颜面潮红，伴有头痛、关节痛	白虎加桂枝汤
	津液枯燥，故口渴明显	白虎加人参汤

参考证例 1

白虎加人参汤治疗中枢性高热

患者 51 岁，男性，木匠。1984 年 1 月 11 日早上发生右侧脑桥出血。因处于半昏迷状态入住脑外科，保守治疗 2 周后，后遗轻度核上球麻痹和左半身不遂。但自发病以来，出现不规律阵发性高热。高热发作时可达 40℃，同时伴有恶寒、想穿厚袜、多盖被。体温上升时面色潮红，前额部有大量汗出，但身体其他部位完全无汗。其特征为躯干部体温上升，但四肢末梢温度低、发凉。当初因怀疑感染症，予以抗生素和消炎解热剂治疗，但无明显效果。冰敷冷却是唯一有效的方法。

5 月 22 日到鸟取县红十字会医院汉方诊疗室就诊。

患者微胖，看上去身体结实，面色潮红，伴有便秘，尿量 1400 ～

2400mL/d，口渴，夜间尤甚，饮冷水约 1800mL/d，有腹满感。

脉搏 72 ～ 100 次 / 分，高热发作时与脉搏数无相关性，但是高热时脉大、滑而有力。舌明显红赤，无苔。腹诊：腹膨隆，腹力充实，右侧轻度胸胁苦满。

曾试用多种汉方药效果不明显，投予白虎加人参汤治疗，于是手足发冷、口渴消失的同时高热发作也减轻。

随后针对残存的便秘和腹满感，投予大承气汤等治疗，1985 年 4 月底出院。

文献来源：樱井重树等，日本东洋医学杂志，39：263-272，1989。

参考证例 2

白虎加人参汤治疗阳明病期感冒

患者 36 岁，男性。12 天前去夜钓，在海边打盹 30 分钟左右患感冒，觉咽痛、腰痛，未休息继续上班。一直感觉不舒服，近 2 天症状加重，同时出现下肢发冷、口渴，每天喝水近 4L。

体格较好，面色红润，脉浮、实、滑，舌苔白干燥，腹力充实，手摸后背可触及黏乎乎汗出。显然感冒出现了变化。

虽有自然汗出，但脉紧张度尚可，且滑，其病态已不是太阳病期，已经转为阳明病期。投予白虎加人参汤治疗，服药 1 次后，重度口渴和腰痛减轻，服药 3 天治愈。

文献来源：小仓重成，汉方的临床，19：48，1972。

2. 阳明病期肠型

典型证例

大承气汤治疗多发性关节痛与手指麻木

61 岁，主妇。9 年前因子宫癌行子宫全切术和化疗。其后出现便秘倾向，甚至必须用泻下剂才能大便。

约 2 年前，两膝关节与两踝关节周围出现疼痛，到骨科就诊，诊断为非风湿性多发性关节炎，予以消炎镇痛药、外用止痛膏等，治疗数个月得以缓解。

约2个月前，因患感冒出现左侧颈部至肩部疼痛，手指也疼痛。便秘更加严重，服用泻下剂药量是通常的两倍。

诉关节周围疼痛，但关节无肿胀、无热感，未见变形。X光片也未见异常。

自觉症状还有腹部饱满感、颈部以上有热感，无口渴。

身高155cm，体重62kg，血压148/92mmHg。颜面红赤。脉沉、实。舌明显红赤，苔黄白略干燥。口气重。

腹诊：腹力充实，如图62所示。

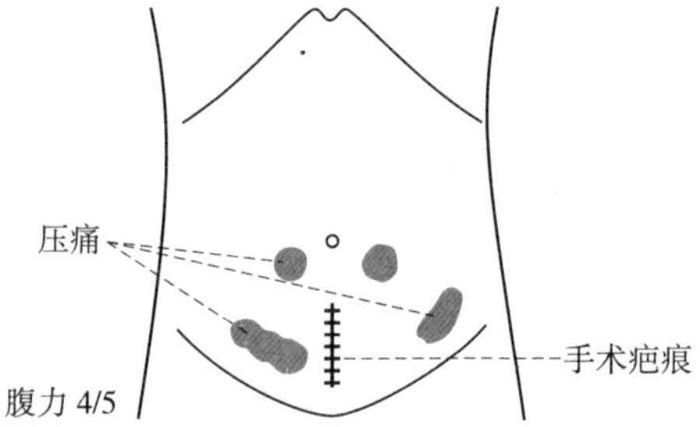

图 62

血沉18mm/h，CRP(－)，RA(－)，抗核抗体（－），补体（C_3、C_4）正常，其他血液、生化检查未见异常。

治疗经过 投予大承气汤。服药第2天起，手指变温，疼痛减轻。大便通畅，变成2天1次。增加大黄、芒硝剂量，服用4周后，诸症状减半，随后兼用桂枝茯苓丸，约4个月后取得显著疗效。

◎ 阳明病期肠型小结

阳明病期肠型多数由少阳病期心下痞硬型、胸胁苦满型、胸内型等移行而来。当然也有从少阳病期肠型移行而来者。虽然少见，但有时亦可见自太阳病期实证病态直接转入者。

其证候有便秘（有时腹泻）、腹满与里热。有时并发精神症状，出现谵语、意识水平低下、精神不稳定等状态。此型治疗使用承气汤，承气即改善气之异常的意思。

◎ 阳明病期肠型的治疗方剂

虚实	特异性证候	适应方剂
实证	精神症状（意识不清、谵妄等），高热，腹满，汗出，便秘	大承气汤
	同上。有时腹泻	小承气汤
	同上。有时明显的腹满感	厚朴三物汤
	便秘，心下部不适感，精神不稳定	调胃承气汤

3. 阳明病期瘀血型

典型证例

桃核承气汤治疗四肢肌力低下、乏力

54岁，主妇。5个月前无明显原因自觉四肢近端肌力低下，即上厕所时蹲起、提重物、抬手晒衣服等动作时吃力困难。在附近骨科就诊，检查血清CPK（磷酸肌酸激酶）、肌电图等各项无异常，遂介绍到神经内科治疗，但神经内科也不能说明乏力的病因，故介绍到本部住院治疗。

身高159cm，体重49kg，体温36.6℃，血压132/84mmHg。

颜面红赤，形体略瘦，肌力检查与主诉一致，两侧肱三头肌、棘肌、腰髂肌、臀大肌的肌力为4/5，呈低下状态。

深部反射、知觉正常，病理反射未引出。血清CPK、肌电图、肌肉活检、脑和脊髓的MRI等检查未见异常。另怀疑糖尿病、甲状腺功能异常、结缔组织病，进行筛查均被否认。

其他的自觉症状，有失眠、肩部和颈部拘强疼痛，并述头痛。大便每天1次，但便后有未排尽感而不爽快，小便无异常。

脉弦，力度在虚实之间。舌尖红，苔黄白略干燥。

腹诊：腹力中等，如图63所示。

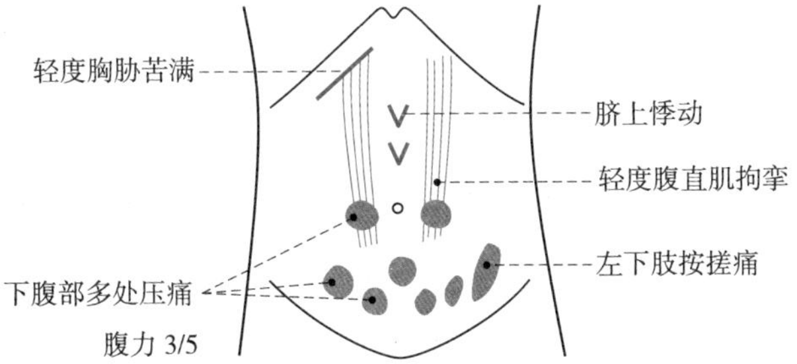

图 63

考虑可能存在心理因素问题，询问其家庭背景状态，得知其长男数年前因脑血管畸形出血致半身不遂，随后与儿妇关系不好，一直照顾着3岁的孙子。

治疗经过 考虑为瘀血综合征，虽然脉力、腹力比典型病例略弱，但腹部所见明显，故投予桃核承气汤。服药20天后，肌力基本恢复到正常。腹部压痛点也明显改善。随后服用桃核承气汤时出现恶心，故改方为加味逍遥散，入院治疗3周后出院。门诊继续用本方治疗，肌力无低下，失眠、肩凝减半，恢复过程良好。

◎ 阳明病期瘀血型小结

本病型与少阳病期瘀血型相关联，其病势呈进一步的阳证，伴有便秘、腹痛、腹满等阳明病特征性里实证候。有时多出现月经不调、阴道出血等。

◎ 阳明病期瘀血型的治疗方剂

虚实	特异性证候	适应方剂
实证	下腹部深部压痛，月经不调，便秘	下瘀血汤
	下腹部深部压痛，神经状态不稳定，月经不调	抵当汤
	头痛，眩晕感，肩凝，下腹部痛	通导散
	脐旁压痛，左下腹按搓痛	桃核承气汤
	脐旁、右下腹压痛、肿块，便秘	大黄牡丹汤
	下腹部压痛、肿块，脓血便	肠痈汤

4. 阳明病期水滞型

典型证例

茵陈蒿汤治疗丙型肝炎

38岁，男性，教师。2年前行胆结石手术，当时输血400mL，其后也未出现肝功能异常，但最近全身倦怠感明显，就近诊疗，血液检查AST 250KU，ALT 180KU，T-Bil 2.0mg/dL。听友人介绍汉方药治疗肝炎效果好，故来院就诊。

身高 167cm，体重 70kg，体温 36.8℃，血压 128/84mmHg。

颜面微潮红，球结膜轻度黄染，全身倦怠感明显，口苦，食欲不振，体内有热感。还有怕热，手足发热，常饮冷饮，大便 2 天 1 次，便色正常但臭味大。饮水较多但小便量相对少，小便次数 1 日 4 次左右。

脉沉、紧有力。舌尖红，胖大，苔厚色黄白干燥。

腹诊：腹部略膨隆，腹力中等，如图 64 所示。

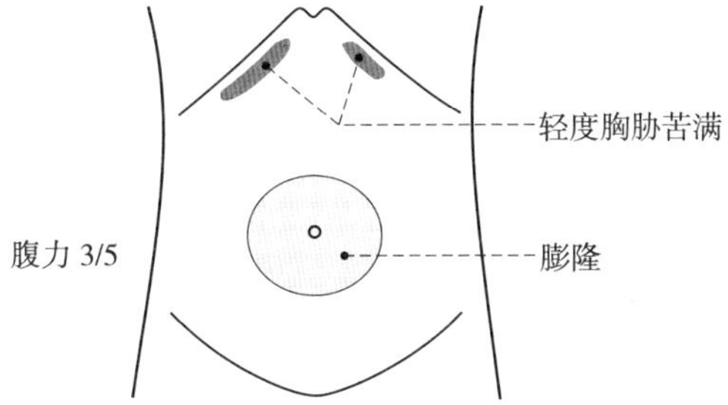

图 64

化验室检查异常部分，AST 220KU，ALT 185KU，γ－GTP 37IU/L，T－Bil 2.2mg/dL，D－Bil 0.7mg/dL，γ－glob 22%。

肝胆胰超声检查提示，未见结石等异常。

治疗经过　高胆红素血症，据口渴、尿少、脉有力，投予茵陈蒿汤。

服药 1 个月后，检查结果为，AST 45KU，ALT 28KU，T-Bil 1.5mg/dL。

胸胁苦满未去除，出现烦躁不安，并用小柴胡汤，治疗两个月后各项检查正常。

◎ 阳明病期水滞型小结

水滞一般多与寒性证候相关联，但也有例外，如呈现尿少、腹水等水滞证候，同时伴有阳明病期特征性里热病态。

◎ 阳明病期水滞型的治疗方剂

虚实	特异性证候	适应方剂
实证	黄疸，头部汗出，尿量减少，口渴，便秘	茵陈蒿汤

续表

虚实	特异性证候	适应方剂
虚实夹杂证	泌尿、生殖系统炎症，头痛，眼睛充血，耳鸣	龙胆泻肝汤
	尿量减少，口渴，排尿痛，精神不安，无自汗	猪苓汤

临床眼目

（1）报告大承气汤对 Fisher 症候群有效。

杉本精一郎等：关于《伤寒论》阳明病篇条文的考察　关于 Fisher 症候群大承气汤的使用经验，日本东洋医学杂志，52：217，2001.

（2）报告白虎汤加味方的各种效果（溃疡性口内炎、纤维肌痛、结节性红斑等）。

山口孝二郎等：汉方药治疗溃疡性口内炎奏效 4 例，疼痛与汉方，18：114，2008.

桥本 simire 等：白虎汤加味方治疗肌纤维痛奏效病例，日本东洋医学杂志，60：171，2009.

大野贤二等：清热补气汤和白虎加桂枝汤并用治疗结节性红斑奏效病例，日本东洋医学杂志，60：539，2009.

（3）大鼠动物实验表明白虎加人参汤增强唾液分泌功能。

Yang Y，et al.：Mechanism of Salivary Secretion Enhancement by Byakkokaninjinto，Biological & Pharmaceutical Bulletin，31：431，2008.

（4）小鼠动物实验表明桃核承气汤和白虎加人参汤抑制 IgE 在三相皮肤反应中的作用。

Tatsumi T，et al.：A Kampo Formulation：Byakko-ka-ninjin-to（Bai-Hu-Jia-Renshen-Tang）inhibits IgE-Mediated Triphasic Skin Reaction in Mice：The Role of Its Constituents in Expression of the Efficacy，Biological & Pharmaceutical Bulletin，24：284，2001.

（5）尝试使用 3D 图像客观评价桃核承气汤特异型少腹急结腹证。

西田欣广等：从 3D 图像客观评价少腹急结，日本东洋医学杂志，61：856，2010.

（6）报告桃核承气汤各种效果（过敏性皮炎、老年腰部跌打、月经前后诸症易怒等）。

伊藤隆等：桃核承气汤治疗 1 岁小儿过敏性皮炎奏效 1 例，汉方临床，46：1473，2002.

木元博史：高龄患者腰部跌打急性期 6 例，使用桃核承气汤临床经验。汉方临床，49：1473，2002.

高木恒太朗：桃核承气汤对于月经前后诸症易怒的效果，汉方临床，56：1507，2009.

（7）报告大黄牡丹汤有各种效果（急性阑尾炎、抑郁症状）。

永井良树：大黄牡丹汤颗粒治疗新干线乘客急性阑尾炎，汉方临床，53：1571，2006.

秋叶哲生：大黄牡丹汤治疗阑尾炎 1 例，汉方临床，57：1351，2010.

中井恭子等：右下腹疼痛为指征予以大黄牡丹汤意外改善抑郁症状的 35 岁女性患者与使用大黄牡丹汤治疗数个病例，日本东洋心身医学研究，22：94，2008.

（8）通过随机对比实验表明茵陈蒿汤对胆管癌胆道闭锁患者的肝脏有利胆作用。

Watanabe S，et al.：Choleretic effect of inchinkoto，a herbal medicine. On lives of patients with biliary obstruction due to bile duct carcinoma，Hepatology Research，39：247，2009.

（9）实验证明茵陈蒿汤对于大鼠肝脏术后缺血再灌注有益作用。

Kawai K，et al.：Inchinkoto，an herbal medicine，exerts beneficial effects in the rat liver under stress with hepatic ischemia–reperfusion and subsequent hepateceomy，Annals of Surgery，251：692，2010.

（10）报告龙胆泻肝汤有各种效果（男性排尿障碍、经尿道前列腺切除术后疼痛和不快感、排卵痛等）。

森山学等：龙胆泻肝汤治疗男性排尿障碍的经验，和汉医药学杂志，20：230，2003.

古屋圣儿等：关于龙胆泻肝汤治疗经尿道前列腺切除术后疼痛和不快感有用性的临床探讨，日本东洋医学杂志，5：183，2003.

熊谷由纪绘等：龙胆泻肝汤奏效排卵痛 1 例，汉方临床，50：120，2003.

（11）报告猪苓汤有各种效果（体外碎石后自主排石、脑卒中后尿闭、寻常型银屑病、慢性荨麻疹、舌痛、慢性前列腺炎等）。

Wada S，et al.：Effect of herbal drug，Choreito，after extracorporeal shock wave lithotripsy on spontaneous stone delivery，Japanese Journal of Endourology and ESWL，14：155–158，2001.

若林礼浩等：猪苓汤对于脑卒中后尿闭的效果，汉方医学，2：270，2005.

樱井 michiyo：汉方治疗奏效寻常型银屑病 10 例，汉方临床，52：1015，2005.

望月良子等：猪苓汤治疗慢性荨麻疹显效 1 例，汉方临床，55：756，2008.

古贺实芳：猪苓汤治疗舌痛奏效 1 例，传统医学，11：26，2008.

大塚薰：关于猪苓汤和桂枝茯苓丸治疗慢性前列腺炎有用性探讨，医学和药学，62：1051，2009.

（12）报告肠痈汤有各种效果（慢性湿疹、手湿疹、反复性憩室炎等）。

引纲宏彰等：肠痈汤治疗慢性湿疹的经验，汉方临床，49：329，2002.

田原英一等：肠痈汤治疗手湿疹有效性探讨，日本东洋医学杂志，57：639，2006.

和野吉成等：肠痈汤治疗反复性憩室炎奏效 2 例，汉方临床，57：529，2010.

（13）报告厚朴三物汤对巨结肠症有效。

野上达也等：中建中汤引起的假性醛固酮增多症再投厚朴三物汤治疗缓解的巨结肠症 1 例，日本东洋医学杂志，57：57，2006.

（14）报告抵当汤治疗子宫内膜异位症患者精神刺激后紧张综合征有效。

佐野敬夫等：子宫内膜异位症患者精神刺激后紧张综合征的变化，妇产科汉方研究前沿，18：67，2001.

（15）报告麻黄连翘赤小豆汤加减方治疗皮肤疾患有效。

柴原直利等：麻黄连翘赤小豆汤加减方有效治疗皮肤疾患 3 例，日本东洋医学杂志，53：663，2002.

四、太阴病期的病态与治疗

病态要点

如在第四章关于阴阳认识的记述，外界致病因素作用于生体的场合，身体反应的性质有阴证和阳证两种类型（图 65）。

如果将阴证反应的样式做出表示，则可按照病期分为 3 个阶段，太阴病为其中的第 1 个阶段。

有时疾病的发生即从太阴病病期开始，可以见到一些属于太阴病期的症状（如伴有腹泻、腹痛的小儿感冒等）。

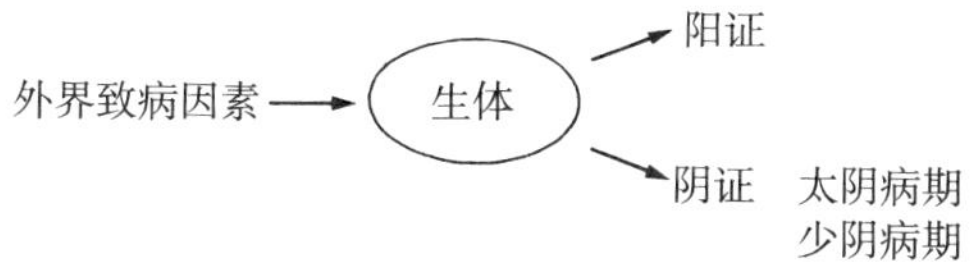

图 65　机体反应的两种类型

但是大多数情况下，是在太阳病期、少阳病期尚未完全缓解的场合，或者阳明病期治疗成功，大部分症状消失后的生体处于疲敝的场合，疾病状态向太阴病期移行（参照 100 页、图 48）。

太阴病期的共通证候发生在气虚证或血虚证基础上，加之心窝部不适感、腹满感、恶心、呕吐、腹泻、便秘等消化系统症状而形成。

太阴病期的病型，可分为以下 5 型。

（1）心下痞硬型。

（2）腹直肌拘挛型。

（3）瘀血型。

（4）水滞型。

（5）气滞型。

治疗的一般原则为，温里寒、促进脾胃功能、增生气血、消解气血水的郁滞。

1. 太阴病期心下痞硬型

典型证例

人参汤治疗心窝部痞塞感和胸内苦闷感

75 岁，男性。空腹时感觉胸部塞窒，如有物从心窝部向胸中突出顶起，因而来院就诊。该症状约从 6 个月前出现，在内科行胃部透视和胃镜检查，诊断为轻度胃炎，未见其他异常。给予胃黏膜保护剂治疗，症状无明显改善。最近，体重下降 4kg，并出现全身倦怠感，故到汉方诊疗部诊疗。

既往史，20 岁时患肠伤寒。35 岁时患肺结核，经过 1 年的内科治疗，最后行左肺叶切除术。

自觉症状，除主诉外，还有食欲不振、全身倦怠感、气短、健忘、缺乏耐性、易患感冒，睡眠浅等症状。

身高 162cm，体重 45kg，体温 36.4℃，血压 120/84mmHg。颜貌缺乏生气，步履无力。皮肤干燥。脉弱。舌淡白，苔白湿润。腹诊：腹力软弱，如图 66 所示。

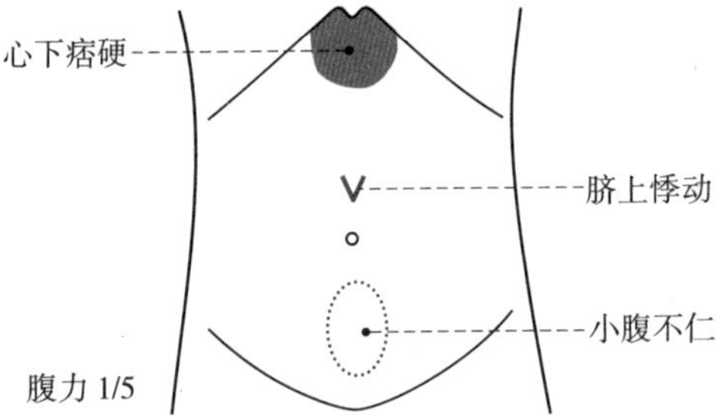

图 66

胸部 X 线提示，左上肺叶切除，左胸膜肥厚有粘连。右肺尖部可见陈旧性结核灶。

心电图示窦性心律，Ⅲ、aVf 导联 T 波低平。

肺功能检查，肺活量 1.2L，%VC 42%，1 秒率 72%。血气分析 PO_2 62torr，PCO_2 48.5torr，pH 7.365。

血液生化检查 ChE 0.45ΔpH 偏低，BUN 28mg/dL，Cr 1.8mg/dL，CCr 32mL/min。

讨论 从该病例主诉可考虑为上消化道疾患、心脏疾患、呼吸系统疾患等，但不足以证明其活动性病态。

此外，自觉症状有力地提示气衰，他觉体征也提供佐证。即该病例可认为气虚病态。

如果用五脏理论来解释该病态，气短、肺功能低下，提示肺脏失调。食欲低下、心下痞硬提示脾脏失调，再有下腹部正中腹壁明显软弱（小腹不仁）提示肾脏失调。所以该病例可以理解为肺、脾、肾诸脏功能低下的状态。

若进一步在六病位的流程中加以考虑，该病本质为阴证，为太阴病。

治疗经过 投予人参汤治疗。

投药 1 周后主诉减半，服药约 4 个月后全身倦怠感也消失。体重增加

2kg，为 47kg。其后坚持服药 2 年，最近状况为体重 50kg，ChE 0.78ΔpH，BUN 24mg/dL，Cr 1.2mg/dL，CCr 52mL/min，提示改善倾向。但肺功能检查未见改善。

方剂解说　人参汤由人参、白术、甘草、干姜组成。其药效如图 67 所示。

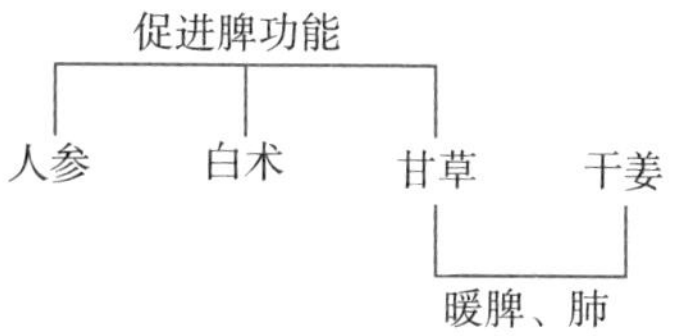

图 67　人参汤处方构成

该方剂具有改善上消化道和肺循环、增强组织代谢、促进蛋白合成的作用。人参汤应用于因气虚出现心下痞硬、胸内苦闷感、恶心的病例。

◎ 太阴病期心下痞硬型小结

该病型多从少阳病期心下痞硬型流变而来，在这个阶段呈慢性经过者也不少见。从五脏学说来看，属于脾脏功能衰弱病型。用干姜、吴茱萸、附子等以温脾，是治疗的基本。

治疗该病型的附子泻心汤，常用于治疗胃炎等消化系统疾患，但也用于伴有动脉硬化的糖尿病、脑缺血等。

桂枝人参汤、吴茱萸汤均可用于胃炎、胰腺炎等消化系统疾患，但对习惯性头痛也有卓效。

◎ 太阴病期心下痞硬型的治疗方剂

虚实	特异性证候	适应方剂
实证	恶寒，四肢发冷，焦躁，精神不安，心窝部痞满，出血	附子泻心汤
虚证	腹泻无里急后重，恶心，呕吐，发热，恶寒，搏动性头痛	桂枝人参汤
	恶心，呕吐，心窝部痞满，易疲劳，衰弱倾向	干姜人参半夏丸
	头痛，呕吐，腹部膨满感，四肢发冷	吴茱萸汤
	水样腹泻，胃部膨满感，心窝部痞满，四肢发冷	人参汤

临床眼目

（1）报告使用双盲试验发现吴茱萸汤预防偏头痛的效果。

丸山哲弘等：吴茱萸汤预防偏头痛有效性研究，疼痛与汉方，16：30，2006.

（2）报告吴茱萸汤可以减少慢性头痛发作次数和镇痛药使用次数。

Odaguchi H，et al.：The Efficacy of gosyuyuto，a typical Kampo (Japanese herbal medicine) formula，in preventing episodes of headache，Current Medical Research and Opinion，22：1587，2006.

（3）临床研究探讨吴茱萸汤治疗多例紧张性头痛有效。

赤岭真理子等：吴茱萸汤对于紧张性头痛的有效性，日本身心东洋医学研究，15：36，2001.

（4）豚鼠实验显示吴茱萸汤可以阻止胶原诱导的血小板减少。

Hibino T，et al.：Gosyuyuto，a Traditional Japanese Medicine for Migraine，Inhibits Platelet Aggregation in Guinea-Pig Whole Blood，Journal of Pharmacological Science，108：89，2008.

（5）小鼠实验提示人参汤有可能预防胰腺炎的进展和 1 型糖尿病的发病。

Kobayashi T 等：人参汤对 NOD 小鼠自身免疫性糖尿病的预防效果，Microbiology and Immunology，44：299，2000.

（6）报告 Streptozotocin 诱发小鼠自身免疫性糖尿病，人参汤可以抑制高血糖发生。

Kobayashi T 等：人参汤对小量多次投药 Streptozotocin 诱发的小鼠自身免疫性糖尿病的预防效果，和汉医药学杂志，16：72，1999.

（7）报告人参汤治疗复发性疱疹性口内炎有效。

西森妇美子等：人参汤治疗 2 例复发性口内炎有显著疗效，汉方临床，57：610，2010.

（8）报告人参汤调节人体血浆中胃动素等多肽类激素的水平。

Natio T，et al.：Effects of Ninjin-to levels of Brain-Gut Peptides (Motilin，Vasoactive Intestinal Peptide，Gastrin and Somatostatin) in Human Plasma，Biological & Pharmaceutical Bulletin，24：194，2001.

（9）报告人参汤具有调节血浆中的降钙素基因相关的肽类与 substance P 水平的作用。

Sato Y，et al.：Effects of Ninjin-to on Levels of Calcitotin Gene-Related Peptide and Substance P in Human Plasma，Biological & Pharmaceutical Bulletin，27：2032，2004.

（10）报告桂枝人参汤通过刺激感受性向心性神经，改善胃黏膜的血流来影响健康人群肠管分泌和运动。

Sato Y et al.: Effects of a Single Treatment with Keishininjinto on Plasma Levels of Gut-regulatory Peptides in Healthy Subjects, Journal of Health Science, 53: 220, 2007.

2. 太阴病期腹直肌拘挛型

典型证例

小建中汤治疗食后腹痛、夜尿症

10 岁，女孩，生来体质虚弱，易患感冒。从幼儿时期夜尿 1～2 次 / 每晚，直至现在。2 年前开始食后、特别是早餐后出现脐周围疼痛和肠鸣，约持续 1 小时左右。1 年前到儿科就诊，考虑直立性低血压，予以调节自主神经药物和胃肠功能调节剂，一直间断性服用，效果不显，今来汉方诊疗部就诊。（图 68）

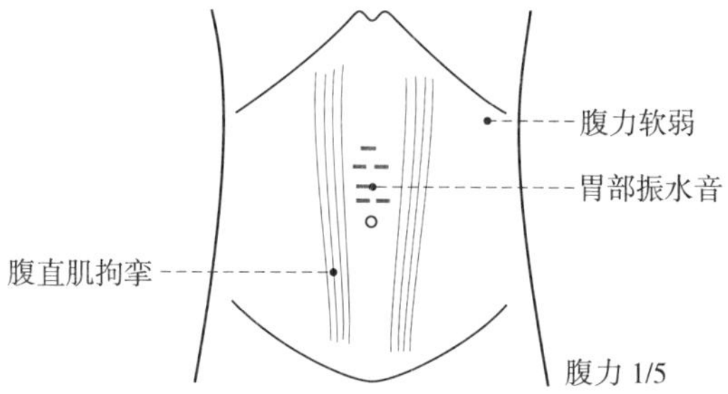

图 68　腹力 1/5

身体瘦小（身高 135cm，体重 30kg），颜貌苍白，目光无力，看上去很虚弱的样子。血压：仰卧位 96/44mmHg，站立位 82/40mmHg。脉细、弱、紧。舌淡白，苔白湿润。

治疗经过　投予小建中汤治疗，2 周后腹痛消失，10 周后夜尿也减少至每周 1 次。

◎ 太阴病期腹直肌拘挛型小结

在太阴病期的证候者中，表现出两侧腹直肌拘挛，即为该类型，容易伴有血虚证候，也可以出现五脏学说中的肝脏失调症状。

◎ 太阴病期腹直肌拘挛型的治疗方剂

虚实	特异性证候	伴随证候	适应方剂
虚实夹杂证	腹部膨满感，间歇性腹痛，易疲劳，便秘型肠易激综合征		桂枝加大黄汤
	多发性关节痛，关节破坏与变形，易疲劳，消瘦，口渴，自汗	表证	桂枝芍药知母汤
	上热下寒，四肢发冷，冻疮，头痛，恶心，呕吐，腹痛		当归四逆加吴茱萸生姜汤
	腹部疝痛（尿管、消化道），四肢肌肉挛急		芍药甘草汤
虚证	腹部膨满感，间歇性腹痛，易疲劳，腹泻型肠易激综合征		桂枝加芍药汤
	腹痛，易疲劳，兔粪状大便，手足发热胸内苦闷感	血虚	小建中汤
	上述证候加盗汗，全身倦怠，皮疹	气虚血虚	黄芪建中汤
	小建中汤证加侧腹部痛，腰痛，阴道出血，贫血	血虚气虚	当归建中汤
	上两方剂证候加全身衰弱	血虚气虚	归芪建中汤

临床眼目

（1）报告随机临床试验证明肠易激综合征（IBS）桂枝加芍药汤的有效性和安全性。

佐佐木大辅等：桂枝加芍药汤对于肠易激综合征的临床观察——多设施共同联合进行各组间比较的临床试验，临床和研究，75：1136，1998.

（2）报告当归四逆加吴茱萸生姜汤和当归芍药散对雷诺现象有效。

金内日出男：对于雷诺病、慢性动脉闭塞症和结缔组织病的雷诺现象临床表现和使用体表温度测定图形化诊断法测定皮温变化的比较评价当归四逆加吴茱萸生姜汤疗效，国立丰冈医院纪要，11：69-76，1999.

秋山雄次等：西药与汉方药（黄连解毒汤或当归芍药散）并用治疗雷诺现象，日本东洋医学杂志，51：1101，2001.

（3）报告随机化比较试验证明芍药甘草汤具有抑制肠管运动作用，有可能作为解痉剂在大肠内视镜检查时使用。

Ai M et al.：Objective assessment of the antispasmodic effect of shakuyaku-kanzo-to(TJ-68)，a Chinese herbal medicine，on the colonic wall by direct spraying during colonoscopy，World Journal of Gastroen-terology 12：760，2006.

相正人：大肠内视镜检查肠管管腔直接散布的芍药甘草汤作为解痉剂的有效性——芍药甘草汤和西药制剂的比较，Medical Tribune 网上速报（DDW），10，2006.

（4）双盲随机化比较试验报告芍药甘草汤治疗腓肠肌痉挛有效。

熊田卓等：TJ-68 津村芍药甘草汤治疗肌痉挛（肝硬化伴随症状）的双盲对照试验，临床医药，15：499，1999.

西泽芳男等：济生肾气丸和芍药甘草汤对于肝硬化患者的疼痛性腓肠肌痉挛镇痛效果和安全性：多设施随机抽取、对比试验的效果评价——对于肝硬化患者伴有的痛性腓肠肌痉挛济生肾气丸的临床效果和安全性，疼痛和汉方，10：13，2000.

（5）报告芍药甘草汤可以改善高胆固醇血症和高泌乳素血症。

伊藤仁彦等：对于潜在性高泌乳素血症的不孕症患者使用芍药甘草汤的经验，妇产科实际，49：1161，2000.

（6）通过病例收集研究明确芍药甘草汤对痛经患者的治疗效果。

大田博明等：关于功能性痛经 visual analogue scale(VAS) 的有效性和 TJ-68（芍药甘草汤）镇痛效果的探讨，妇产科汉方研究前沿，13：25，1996.

田中哲司：计划妊娠的重度痛经患者的新汉方疗法。汉方医学，26：69，2002.

（7）报告黄芪建中汤对于褥疮有效。

仲秀司等：黄芪建中汤对于褥疮的效果，Progress in Medicine，21，1833，2001.

（8）报告小建中汤对于抑郁心情有效。

尾崎哲等：小建中汤用于老年抑郁症，新药与临床，43：962，1994.

（9）报告儿童直立性功能障碍小建中汤治疗有效。

津留德：半夏白术天麻汤和小建中汤治疗直立性调节功能障碍的经验，儿科临床，48：585，1995.

（10）并用桂枝加芍药汤可减轻轻型糖尿病治疗药物阿卡波糖的消化系统不良反应，两者并用可降低 HbAlc 值。

长谷部启子等：阿卡波糖与桂枝加芍药汤并用治疗的有效性，减轻消化系统症状效果的探讨，基础与临床，31：3179，1997.

3. 太阴病期瘀血型

典型证例

当归芍药散治疗月经不调、下肢湿疹

25岁，女，事务员。2年前开始膝以下出现皮疹，以前面尤甚。皮肤科诊断为币状湿疹，予以外用药治疗。病情时好时坏，尤其是冬天加重。此外，数年前开始出现月经紊乱，有时2个月不至，有时3周一次。有肢冷症，月经前下腹疼痛，腰痛甚，常用镇痛剂。全身倦怠感明显。

身高161cm，体重54kg，体温36.3℃，血压102/60mmHg。

颜面苍白，下眼睑发黑。脉弦、弱。舌淡白，胖大有齿痕，苔白呈地图状。

腹诊：腹力略软弱，如图69所示。

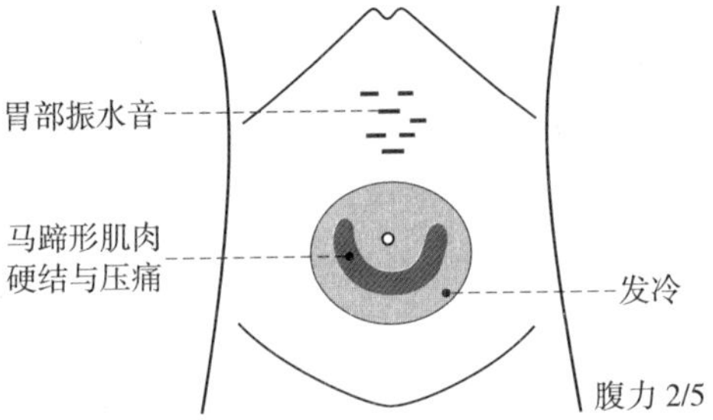

图69 冷凉

另有下肢发冷，无浮肿。

血常规检查，RBC 386万/mm^3，Hb 10.6g/dL，Ht 31%，血液生化检查未见异常。

治疗经过 面色苍白、下肢发冷、下腹痛可以诊断为太阴病期，并且还有脐旁压痛、眼睑发黑、月经紊乱，为瘀血所致。

投予当归芍药散治疗，2周后自觉双下肢转温。

服药6个月后，月经周期基本为4周一次，同时币状湿疹也得到改善。血液检查结果为RBC 402万/mm^3，Hb 12.1g/dL。

◎ 太阴病期瘀血型小结

在太阴病期共通证候气虚、血虚的基础上，明确伴有脐旁压痛、月经障碍等瘀血症状者为太阴病期瘀血型。使用配有当归、川芎等温暖身体，改善血行药物的方剂进行治疗。

◎ 太阴病期瘀血型的治疗方剂

虚实	特异性证候	伴随证候	适应方剂
虚证	多个关节痛，衰弱倾向，贫血，神经痛，肌肉萎缩	血虚	大防风汤
	皮肤枯燥伴瘙痒，皮疹不显著，或皮疹干燥，分泌物少	血虚	当归饮子
	腰以下冷，贫血，肩凝，头晕，月经不调，痛经，浮肿	水滞	当归芍药散
	贫血各种出血（阴道、痔疮、消化道、尿道等）左下腹压痛	血虚	芎归胶艾汤
	发冷，贫血，皮肤枯燥，色素沉着，神经痛，关节痛，右下腹压痛	血虚	薏苡附子败酱散

临床眼目

（1）当归芍药散对子宫肌瘤伴有轻、中度贫血患者有效。

Akasa T，et al.：A comparative study of the usefulness of Toki-shakuyaku-san and an oral iron preparation in the treatment of hypochromic anemia in cases of uterine myoma，药学杂志，123：817，2003.

（2）提示汉方治疗原发性痛经有效。

Oya A，et al.：Clinical efficacy of Kampo medicine (Japanese traditional herbal medicine) in the treatment of primary dysmenorrhea，The journal of Obstetrics and Gynaecology Research，34：898，2008.

（3）妊娠大鼠试验提示当归芍药散具有预防宫内发育迟缓的效果。

Takei H，et al.：The Herbal Medicine Tokishakuyakusan Increases Fetal Blood Glucose Concentrations and Growth Hormone Levels and Improves Intrauterine Growth Retardation Induced by Nw-Nitro-L-arginine Methyl Ester，Hournal of Pharmacological Sciences，104：319，2007.

（4）报告当归芍药散对不孕症有效。

藤井俊策等：探讨体外授精治疗周期中并用当归芍药散，妇产科汉方研究前沿，14：121，1997.

安井敏之等：探讨排卵障碍患者克罗米芬和当归芍药散并用的有用性，

日本不孕症学会杂志，40：83，1995.

（5）利用骨胶原诱导关节炎的小鼠动物实验表明大防风汤有抗关节炎效果。

Inoue M et al.：Suppressive Effect of Dai-bofu-to on Collagen-Induced Arthritis，Biologial & Pharmaceutical Bulletin，27：857，2004.

（6）报告黄连解毒汤和当归饮子对皮肤瘙痒症有效。

大熊守也：皮肤瘙痒症的汉方治疗——外用药、抗组织胺内服药并用，和汉医药学杂志，11：302，1994.

4. 太阴病期水滞型

典型病例

桂枝加术附汤治疗类风湿关节炎

54岁，主妇。6年前出现右手关节痛，予以消炎镇痛剂治疗1个月，病情缓解。

2年前因感冒出现两肘关节疼痛，两手关节痛，晨僵。血沉升高为52mm/h，RA试验（++），诊断为RA。予以消炎镇痛剂治疗后暂时平稳，但仍晨僵约1小时，另，2个月前手指的MP关节出现疼痛。为此开始注射金制剂，但是第4次注射后全身出现粟粒样皮疹而中止。希望汉方药物治疗而来院就诊。

身高155cm，体重52kg，体温36.2℃，血压126/84mmHg。

全身倦怠感，颜面苍白，有自汗和盗汗倾向。关节疼痛处肿胀，有轻微热感。下肢三头肌频繁出现痉挛。

晨起僵硬，下肢轻度浮肿倾向和发冷。脉沉、弱。舌淡红，苔略白湿润。

腹诊：腹力略软弱，如图70所示。

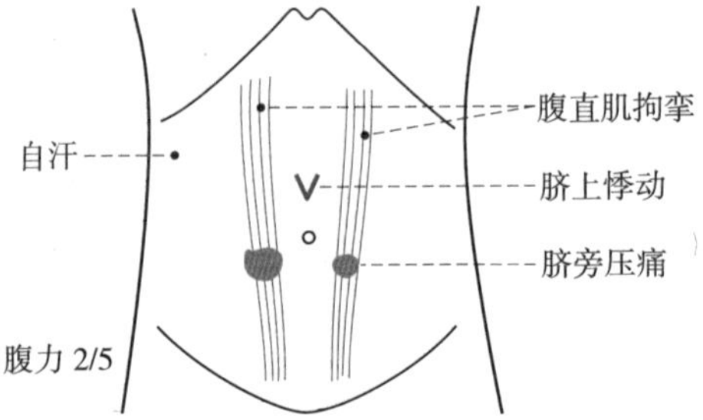

图 70

血液检查结果，血沉 46mm/h，CRP 2.4mg/dL，RA 试验（++），RA-HA 640 倍，WBC 7200/mm^3，RBC 390 万 /mm^3，Hb 10.8g/dL，Ht 28%，α－glob 11.8%，γ－glob 23.2%。手指骨、手关节的 X 光片提示关节腔狭窄Ⅱ级和轻度 erosion（侵蚀、硬化）。相关指数为 72%。

治疗经过 投予桂枝加术附汤治疗，服用 5 个月后，指数降为 32%，血沉降至 32%。继续服药中。

◎ 太阴病期水滞型小结

太阴病期共通症状外，加之下肢浮肿、关节肿胀（关节腔积液）、晨僵等水滞证候为主要特征者，为太阴病期水滞型。

◎ 太阴病期水滞型 r 治疗方剂

虚实	特异性证候	伴随证候	适应方剂
虚实夹杂证	头痛，上热下寒，关节痛，腹痛，月经不调，四肢发冷	表证 气滞 瘀血	五积散
	关节痛，口渴，尿量减少，浮肿，颜面潮红，脉实	表证	越婢加术附汤
虚证	上述症状加之自汗倾向明显，脉弱	表证	桂枝二越婢一汤加术附
	自汗，恶寒，关节痛，尿少，脉弱，不渴	表证	桂枝加术附汤
	易疲劳，下肢浮肿，口渴，腰腿发冷和疼痛，夜尿频	肾虚	八味肾气丸
	上述症状加之浮肿倾向明显，关节痛甚	肾虚	济生肾气丸
	腰腿发冷和疼痛，下肢浮肿，尿频（大量低张尿）		苓姜术甘汤

临床眼目

（1）报告桂枝加术附汤治疗各种难治性头痛有效。

大上沙央理等：汉方药治疗三叉神经痛显著疗效 2 例，疼痛和汉方，15：86，2005.

中山祯人等：术前投予葛根汤、桂枝加术附汤对于肺切除术后肩部疼痛的效果，疼痛和汉方，18：31，2008.

中西美保等：难治性带状疱疹后神经痛（PHN）使用桂枝加术附汤颗粒剂与炮附子末并用的有效性探讨，疼痛和汉方，18：40，2008.

（2）提示苓姜术甘汤治疗尿失禁有效。

柴原直利等：苓姜术甘汤治疗尿失禁有效3例，日本东洋医学杂志，60：545，2009.

（3）报告苓姜术甘汤对椎间盘障碍相关慢性腰痛症有效。

穴吹弘毅等：苓姜术甘汤对于腰痛疾患的有用性及其效果，汉方医学，30：120，2006.

5. 太阴病期气滞型

典型证例

厚朴生姜半夏甘草人参汤治疗麻痹性肠梗阻

70岁，女性，无职。主诉意识障碍。既往史无特殊记载。家族史：父亲因脑血管疾病死亡，母亲因支气管哮喘68岁时死亡。现病史中1984年7月因RA在某医院住院治疗。

自8月中旬开始持续出现食欲不振，11月15日要求出院。回到家中几乎不能摄食，同年11月22日傍晚出现意识障碍，到富山县立中央医院急救中心急诊住院。

入院时体征，身高157cm，体重50kg，体温35.5℃，深度昏睡状态，太田式三三九度评分为300，瞳孔直径为3.5mm，左右等大，对光反射消失。血压测不到。桡动脉处脉搏触摸不到，仅在颈动脉、股动脉处触到，但很微弱，呈休克状态。呈努力样呼吸，尚规则。眼结膜无黄染，睑结膜贫血。左肺呼吸音微弱，两肺全肺野可闻及湿啰音。第一、第二心音均减弱，未闻及杂音。肝脾未触及，无腹水。两膝关节、两手关节均肿胀。深反射低下，病理反射未引出。

入院时检查结果，WBC 13，500/mm^3，RBC 344×10^4/mm^3，Hb 10.5g/dL，Ht 33%，BUN 40.8mg/dL，Cr 2.6mg/dL，Na 155mEq/L，K 5.5mEq/L，GOT 46KU，GPT 14KU，CPK 74IU/L，LDH 660IU/L，血糖23mg/dL，ESR 85mm/h，CRP 6+。

头部 CT 结果显示与年龄相符的 cortico-medullary atrophy，未发现脑内出血等异常表现。

胸部 X 光片提示左中到下肺野明显支气管肺炎表现。

面色苍白，仰卧位，不能独自变换体位，无食欲，频繁呕吐食物残渣和胃液。手足厥冷明显。皮肤干燥无润泽。无尿意。脉沉、细、弱。舌苔白而湿润。

腹诊：腹部明显膨隆，但腹力软弱。因腹部膨隆，胸胁苦满、脐上悸动、瘀血压痛点等不明。

治疗经过　综合以上情况，诊断为 RA 基础上合并肺部感染，引起低血糖和休克而导致意识障碍。

休克的对策是补充葡萄糖，第二天意识恢复。因血气分析提示氧分压明显降低，使用人工呼吸机辅助呼吸。针对肺感染而使用各种抗生素。因不能经口摄入饮食，改用中心静脉营养。12 月 3 日，为防止咳痰引起窒息，实施气管切开，再连接人工呼吸器。经过以上处理，病情暂时平稳，但发病第 15 日（12 月 6 日）腹部膨满急剧加重，完全听不到肠鸣音。腹部 X 光片显示空肠、结肠气体聚积，但无液平现象，诊断为功能性麻痹性肠梗阻。

从全身状态、手足厥冷、脉候、腹候来看，考虑该病例为阴证、虚证，其腹满为虚满。12 月 6 日 13 时 30 分，通过胃管灌入桂枝加大黄汤后，腹部膨满反而更加明显。12 月 7 日 19 时，改方为厚朴生姜半夏甘草人参汤，但药物经胃管注入后立刻反流而出，因而无果。于是 12 月 8 日上午 9 时半，将相同处方 1 日量的 1/6 即 50mL 灌肠给药，当天中午 12 点过后，上腹部略微变软一些。其后每 4 小时经肠给药 1 次，7 次后腹满渐渐有所缓解。12 月 10 日傍晚，又可以经胃管给药。12 月 11 日，排出约 100g 软便，12 月 14 日 24 时，排出大量茶褐色软便，相当于一个纸尿布包裹的量，腹满完全消失。腹部 X 光片显示，与治疗前相比，小肠的扩张影像消失，几乎仅见结肠气体。另，从发病第 4 日开始并用茯苓四逆汤。此后由于汉方治疗效果良好，未再并发麻痹性肠梗阻，过程良好。约 6 个月后，因反复肺感染而死亡。

文献来源：金木美智子等，日本东洋医学杂志，38：163，1988。

◎ 太阴病期气滞型小结

太阴病期共通证候之气虚、血虚症状外，加之伴有胸内闭塞感、腹部膨满感、身体麻木等气滞症状明显者为太阴病期气滞型。使用配有厚朴、橘皮等促进气之循行、消除气滞的方剂进行治疗。

◎ 太阴病期气滞型的治疗方剂

虚实	特异性证候	伴随证候	适应方剂
虚实夹杂证	腹部自觉、他觉膨满，便秘倾向，上逆感，微热	向阳明病期的移行	厚朴七物汤
	胸部闭塞感，胸痛，气短，呼吸困难，摄入食物胸内停滞感	向少阳病期的移行	橘皮枳实生姜汤
	胸部闭塞感，感冒后咳嗽，睡眠时频发咳喘，自汗	表证	桂枝加厚朴杏仁汤
虚证	身体和四肢麻木、麻钝，皮肤蚁行感，瘙痒	气虚	黄芪桂枝五物汤
	肠胀气，麻痹性肠梗阻症状，便秘	气虚	厚朴生姜半夏甘草人参汤

临床眼目

（1）黄芪桂枝五物汤的各种效果（体感幻觉症、知觉异常、舌痛症、ANCA 相关血管炎的 neuropathy、抗癌药引起的知觉障碍等）。

小林丰等：黄芪桂枝五物汤治疗体感幻觉症 1 例奏效，汉方临床，50：1227，2003.

古谷阳一等：黄芪桂枝五物汤治疗知觉异常有效 3 例，日本东洋医学杂志，55：131，2004.

木村豪雄等：黄芪桂枝五物汤治疗舌痛症有效 1 例，汉方临床，53：278，2006.

引纲宏彰等：黄芪桂枝五物汤治疗 ANCA 相关 neuropathy 引起的麻木疼痛有效 2 例，日本东洋医学杂志，58：495，2007.

Tatsumi T，et al.：The efficacy of ogikeishigomotsuto on chronic cumulative sensory neuropathyinduced by Oxaliplatin：Case report and Literature view，Journal of Traditional Medicines，26：136，2009.

（2）探讨黄芪桂枝五物汤的使用目标。

冈洋志等：黄芪桂枝五物汤有效病例的探讨，日本东洋医学杂志，56：947，2005.

（3）报告橘皮枳实生姜汤治疗咳嗽的效果。

崛野雅子等：橘皮枳实生姜汤治疗咳嗽1例，汉方临床，4：1419，2007.

（4）报告大建中汤治疗丘脑性疼痛的效果。

犬塚央等：大建中汤改善丘脑性疼痛1例，汉方临床，57：582，2010.

（5）报告乌头、附子剂（乌头桂枝汤、桂枝加苓术附汤等）治疗丘脑性疼痛的效果。

后藤博三等：汉方尝试治疗丘脑性疼痛，日本东洋医学杂志，61：189，2010.

五、少阴病期的病态与治疗

病态要点

少阴病期是指脏腑机能衰弱，气血之不足进一步加重的病期。全身倦怠感、四肢末梢发冷、脉微弱为共通症状。

该病期分3个类型。

（1）表寒型：头痛，关节痛，肌肉僵硬，咽痛，背部恶寒等以表为主体的气血运行不调（营卫失和）为特征。

（2）里寒型：消化不良的腹泻等，以里寒症状为特征。

（3）血虚型：津液与血之不足为特征。

疾病初发时表现为表寒型者不少见。也有经太阳病期误治而陷入表寒型者。里寒型和血虚型者大多是经过少阳病期、阳明病期、太阴病期的某一过程而成为该病型表现的。

不论何种病型，均将恢复脏腑的机能置于治疗的主要着眼点。

1. 少阴病期表寒型

典型证例

麻黄附子细辛汤治疗感冒

20岁，女，学生。近来连续数日因多重精神压力致不能熟睡且早醒。

从今天中午开始，出现轻微头重和身体不适感，至傍晚又出现咽喉痛、恶寒，因担负有家庭教师工作，硬撑着外出，工作结束后身体感觉极度不适而来就诊。

脉略浮、弱，舌无明显异常，手足发冷，面色发灰。完全失去平素良好的精神状态。无自汗倾向，虽然体温为37.4℃，但自觉无发热感，身体一阵阵地发冷。

治疗经过 投予麻黄附子细辛汤。服药10分后感觉身体变暖，情绪转轻松，沉稳地入睡。翌日完全恢复健康。

◎ 少阴病期表寒型的治疗方剂

虚实	特异性证候	伴随证候	适应方剂
实证	剧烈胸痛，腹痛，关节痛，脉弦、实		大乌头煎
	剧烈关节痛，肌肉痛，脉弦		乌头汤
	剧烈关节痛，自汗倾向		乌头桂枝汤
虚实夹杂证	恶寒，咳喘，颜貌苍白，水样鼻涕，脉细	表证	麻黄附子细辛汤
	恶寒，咳喘，咽痛，脉细	表证	麻黄附子甘草汤
	恶寒，咳喘，胸内苦满感，心下痞坚	表证	桂枝去芍药加麻黄附子细辛汤
	恶寒，下肢痉挛，关节痛，两侧腹直肌绷张		芍药甘草附子汤
虚证	脱汗，恶风，尿量减少，关节肌肉疼痛，脉浮		桂枝加附子汤
	恶寒，尤其颈部周围怕冷，下肢冷，烦躁不安，关节痛		甘草附子汤
	背部恶寒，易疲劳，四肢冷，尿量减少，关节痛	向里寒型移行	附子汤
	全身明显发冷，有寒气		赤丸

临床眼目

（1）报告随机试验处理麻黄附子细辛汤治疗感冒综合征较综合感冒药有效。

本间行彦等：麻黄附子细辛汤治疗感冒综合征有效，日本东洋医学杂志，

47：245，1996.

西泽芳男等：麻黄附子细辛汤和西药感冒药对于感冒综合征咳嗽改善效果随机比较探讨，汉方和免疫·变态，18：56，2005.

（2）报告麻黄附子细辛汤对鼻过敏和喉头过敏有效。

吉本达雄等：小青龙汤和麻黄附子细辛汤两方对春季花粉症治疗效果的探讨。Therapeutic Research，23：2253，2002.

伊藤博隆等：麻黄附子细辛汤治疗鼻过敏症的药效评价——鼻塞症状的临床效果。耳鼻喉科临床，补 52：107-108，1991.

马场炼等：麻黄附子细辛汤对喉头过敏病例的有效性，过敏反应的临床，21：640，2001.

（3）麻黄附子细辛汤对流感病毒抗体有无辅助效果，作为高龄患者流感预防措施受到关注。

岩崎钢等：麻黄附子细辛汤对于高龄者接种流感疫苗的影响。汉方和免疫·变态，17：97，2004.

Terashima Y，et al.，：Effect of a traditional Chinaese medicine，maobushisaishinto，on the antibody titer after influenza vaccination：A randomized，placebo-controlled，double-blind trial，Journal of Traditional medicines，24：59，2007.

（4）报告桂枝加附子汤对感冒综合征和改善易患感冒体质有效。

荣山雪路等：桂枝加附子汤对于流感治疗中的脱水状态有效 3 例，日本东洋医学杂志，60 别册：338，2009.

铃木邦彦等：桂枝加附子汤有效 3 例，日本东洋医学杂志，60 别册：221，2009.

（5）报告乌头汤和乌头桂枝汤治疗强直性脊柱炎有效。

引纲宏彰等：乌头剂治疗强直性脊柱炎的经验，日本东洋医学杂志 56：281，2005.

（6）报告附子汤对于疼痛疾患有效。

高木恒太朗：附子汤 4 例分析，日本东洋医学杂志，60：314，2009.

2. 少阴病期里寒型

典型证例

真武汤治疗迁延性腹泻

56岁，女性。约2个月前，食用寿司后第二天出现腹泻。腹泻为软便，非水样便，3～4次/天。无发热和腹痛。到附近医院就诊，予以止泻药物治疗，服药3天后腹泻止，但出现便秘和严重的腹满感，食欲几乎消失。故停用止泻药，予以胃肠功能调节剂，并静脉点滴药物治疗，但腹泻却渐渐成为水样，白天3～4次，晚上1～2次，经介绍来院就诊。体形瘦小，颜面苍白。诉走路如踩在云上有漂浮感，全身倦怠感明显。脉沉、细、涩，腹力软弱，胃部有振水音。四肢末端发冷。无浮肿，皮肤干燥。

治疗经过　以上症状考虑为少阴病期水滞，投予真武汤治疗。服药后马上身体转暖，约治疗3周痊愈。

◎ 少阴病期里寒型小结

少阴病里寒型为里（消化道附近）有寒，因而产生腹泻、腹痛的病态。可以考虑因消化道为主的血流减少和代谢低下导致。

◎ 少阴病期里寒型的治疗方剂

虚实	特异性证候	伴随证候	适应方剂
虚实夹杂证	腹泻无热候，黏液血便，尿量减少		桃花汤
	腹部肠鸣音亢进，剧烈腹痛，呕吐，恶寒，四肢冷		附子粳米汤
虚证	腹泻，心下痞硬，胃部膨满感，四肢冷		附子理中汤
	腹泻，眩晕，眩晕感，浮肿，尿量减少，四肢冷	有时伴表证	真武汤
	频繁腹泻时有失禁，脉微弱，脱水症状		白通汤
	四肢发冷明显，腹泻夹杂不消化物，全身倦怠感		四逆汤
	上述证候，加之脱水状态明显		四逆加人参汤

参考证例

真武汤治疗少阴病期感冒性腹泻

患者67岁，女性。3天前出现打喷嚏，流鼻涕，服用市售感冒药，症状有所好转，但昨晚再次出现咽痛、腹泻而就诊。来院时体温 37.4℃，但自身无发热感，倒是觉得后背发冷感明显。颜面略潮红，全身倦怠感较重，食欲低下。脉沉、细、弱。腹力软弱，胃部有振水音，肠鸣音亢进。腹泻为泥糊状便，昨晚 2 次，今日凌晨 1 次，来医院前 1 次。腹泻时无肛门灼热感和里急后重感。于是投予真武汤。归宅服药后卧床，自觉身体渐渐变暖，30 分钟左右畏寒感觉消失，情绪好转，入睡。2 小时后醒来，微微汗出，身体倦怠感消失，腹泻亦止。翌日早上为正常大便，诸症消失。

3. 少阴病期血虚型

典型病例

黄连阿胶汤治疗失眠

72 岁，男性，农民。近几年入睡困难，眠浅易醒，若醒来则睁眼到天亮再难入睡。在附近医院就诊予以安眠药治疗，但服用 1 片后，直到第二天整个上午头脑不清晰，无心工作。若改服 1/2 片则又完全无效。最近体重也减轻，疲劳感严重，故来院就诊。

身高 167cm，体重 51kg，体温 36.3℃，血压 152/92mmHg。

经常日晒的肌肉型体质，但皮肤干燥。眼光异常尖锐，若发光样。口唇干燥，日饮茶 2 升。上热下寒，两足发冷。

舌薄，色暗红，无苔，似镜面舌。脉沉、细、弱。

腹诊：腹力略软弱，轻度心下痞硬。

治疗经过 津液枯燥、血虚的状态明显，故投予黄连阿胶汤治疗。

服药后，两下肢转温，同时就寝时头中沙沙作响的症状消失。约服药 2 周后，已不需用安眠药。因舌象、皮肤枯燥未见改善，继续服用 4 个月后停药。

◎ 少阴病期血虚型小结

少阴病期是否设定血虚型，议论不一，但其表现出气血极度疲弱的病态，故本书作为一种类型进行分类。

黄连阿胶汤为唯一的治疗方剂（图 71）。

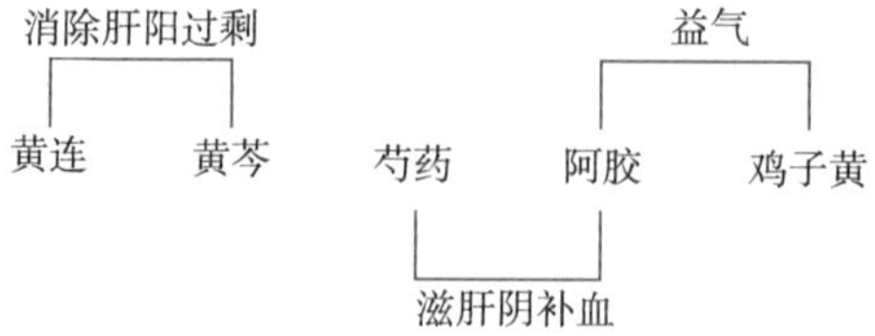

图 71　黄连阿胶汤处方构成

黄连阿胶汤证为气虚、血虚基础上加之肝阳相对过剩的特异病态，可以考虑是少阳病期的三黄泻心汤证或者阳明病期的白虎加人参汤证等治疗不成功场合而演变的一个类型吧。

临床眼目

（1）真武汤加味方的各种效果（头痛、身体表现性自主神经功能障碍、小儿感染症、过敏性鼻炎、脊髓小脑变性症等）。

久永明人等：真武汤治疗主诉胸部压迫感的身体表现性自主神经功能障碍 1 例有效。日本东洋医学杂志，58：735，2007.

大泽正秀等：真武汤治疗复数脏腑经络相关头痛有效 1 例。日本东洋医学杂志，60：357，2009.

石井 akemi：小儿感染症使用汉方的理由、小儿感染症的汉方治疗、真武汤对小儿急性疾患的有用性，小儿疾患的汉方治疗，5：50，2006.

关矢信康等：真武汤奏效的过敏性鼻炎 2 例，日本东洋医学杂志，57：213，2006.

崛内正浩等：真武汤、当归芍药散并用经头盖骨电磁刺激法对于脊髓小脑变性症的有用性，圣玛丽安娜医科大学杂志，3：423，2003.

秋叶哲生等：脊髓小脑变性症，真武汤颗粒治疗经验 2 例，汉方临床，49：1141，2002.

（2）确认真武汤证研究。

高木嘉子：真武汤的压痛点，日本东洋医学杂志，43：425，1993.

宫崎瑞明等：真武汤有效病例的探讨，汉方临床，51：1657，2004.

（3）报告少阴病方剂为中心的汉方对于慢性疲劳综合征的治疗效果。

盛克己等：慢性疲劳综合征的汉方治疗效果，汉方临床，55：847，2008.

（4）四逆汤加减方的各种效果（短肠综合征、步态不稳、全身倦怠、胰腺癌晚期、虚热、从阴证开始的感冒等）。

小川惠子等：四逆汤加减方维持长期稳定过程的短肠综合征 1 例，日本东洋医学杂志，59：641，2008.

黑濑喜久雄：四逆汤病案 2 例，汉方临床，54：1101，2007.

山本笃等：四逆汤类治疗癌症晚期和死亡前期取得显著疗效 1 例，汉方和最新治疗。13：359，2004.

后藤博三等：四逆汤类治疗虚热的经验，汉方临床，50：1097，2003.

盛克己等：四逆汤（散剂）对于从阴证开始的感冒的使用经验，汉方临床，48：646，2001.

（5）茯苓四逆加减方的各种效果（抑郁状态、晚期肝癌剧烈肌痉挛、慢性头痛、长期卧床患者并发的急性胆囊炎胆管炎等）。

木村豪雄等：茯苓四逆汤治疗抑郁状态 1 例有效，汉方临床，54：601，2007.

引纲宏彰等：剧烈肌痉挛的晚期肝癌肝硬化患者使用和汉药物缓和医疗的经验，汉方临床，51：1491，2004.

小林丰等：茯苓四逆汤治疗慢性头痛的经验，日本东洋医学杂志，55：139，2004.

引纲宏彰等：长期卧床患者并发急性胆囊炎、胆管炎的汉方治疗经验，日本东洋医学杂志，50：897，2000.

（6）四逆加人参汤的各种效果（特发性血小板减少性紫癜、骨髓增生异常综合征、掌跖脓疱病等）。

铃木邦彦等：四逆加人参汤验案 2 例，汉方临床，52：1880，2005.

大关润一等：四逆加人参汤治疗掌部脓疱疮有效 1 例，汉方临床，47：562，2000.

（7）黄连阿胶汤的各种效果（痒疹、难治性腹泻、POEMS 综合征等）。

大野佳织：黄连阿胶汤治疗伴瘙痒夜间加重皮疹 1 例，汉方临床，56：322，2009.

笠原裕司等：黄连阿胶汤治疗难治性腹泻的效果，Journal of Traditional Medcines，24 增刊：97，2007.

佐藤浩子等：合并眩晕和麻木的不全型 POEMS 综合征 ADL 的改善，使用黄连阿胶汤去卵黄治疗有效 1 例，日本东洋医学杂志，58：261，2007.

（8）报告大桃花汤治疗溃疡性大肠炎的效果。

伊藤刚等：对于溃疡性大肠炎使用大桃花汤的经验，汉方临床，53：

441，2006.

（9）报告附子粳米汤治疗胸水贮留的效果。

平崎能郎等：附子粳米汤合小陷胸汤有效治疗胸水贮留 1 例，汉方临床，54：254，2007.

六、厥阴病期的病态与治疗

病态要点

厥阴病期为脏腑机能衰弱陷入极其重笃状态的病期。相当于休克前或者休克状态。为此出现意识状态低下、脑症、体温调节功能失调等错综复杂现象。

即继续以里寒证为主体，伴有上热下寒状态或者气逆证候等。

治疗原则为温通恢复脏腑机能，改善里寒状态。为此，可用以下 3 个方剂。

虚实	特异性证候	适应方剂
虚证（极虚）	烦躁（精神状态不稳定），四肢冷	茯苓四逆汤
	颜面潮红，腹泻，四肢冷	通脉四逆汤
	脉极微弱，意识不清	通脉四逆加猪胆汁汤

典型证例

茯苓四逆汤治疗慢性闭塞性肺疾患

61 岁，女性，主妇。

主诉：呼吸困难。

既往史：28 岁时患阑尾炎合并腹膜炎。

家族史：无特殊记载。

现病史：23 岁第 1 子分娩后，频繁出现咳嗽。40 岁时诊断为支气管扩张、肺囊肿，但因呼吸功能低下不能手术。5 年前开始常年喘鸣，常因呼吸困难、支气管肺炎反复住院。1978 年 12 月开始持续呼吸困难，在附近医院治疗效果不佳，呈端坐呼吸。1980 年 1 月 4 日到本院内科就诊，予以抗生素治疗后出现上腹部疼痛，希望汉方治疗，1月5日转到我科，诊断为慢性呼吸功能不全兼心功能不全，1980年1月5日到2月20日期间为第1次住院。出院后病情处于一般平稳状态。因呼吸困难加重，于1980年7月1日到7月5日期间第2次住院，服用茯苓杏仁甘草汤好转。其后门诊治疗，于7月25日开始全身倦怠感，失眠，呼吸困难加重，端坐呼吸，于1980年7月30日在本院第3次住院。

入院时情况：身高146cm，体重45.5kg，体温37.6℃，脉搏102次/分，律齐，力弱。血压150/80mmHg，呼吸32次/分。营养中等，皮肤色白，面色略带黑色，口唇发绀。汗多，无贫血和黄疸。舌紫暗，胖大，苔微白。颈静脉怒张，淋巴结未触及，呈桶状胸，全肺野可闻及干湿啰音。心音正常无杂音。腹直肌略软弱，上腹部有抵抗和压痛，肝脏位于右锁骨中线肋下4指，无腹水，脾未触及。下肢浮肿。腱反射正常，病理反射未引出。自觉口干明显。

相关检查：入院时主要检查如表1所示。代偿性多血症。血液生化gama–globulin（丙种球蛋白）轻度增加，其他未见明显异常。血沉轻度升高，CRP（4+）。血气分析pH 7.362，PO_2 49.5mmHg，PCO_2 63.8mmHg，明显处于呼吸不全状态。胸部X光片，心胸比59%，左第2肋弓突出，肺野可见线粒状阴影，血管阴影增强。心电图轴几乎垂直，V1显示RS波形，提示右室负荷增加。肺部扫描示左上肺野和右侧部分肺野有血流，其他部分血流明显欠佳。呼吸功能肺活量为0.90L，%肺活量39.8%，1秒率29.7%，为混合性障碍。内源性肌酐清除率67mL/min。

入院后经过：到目前为止，使用抗生素、茯苓杏仁甘草汤治疗，保持病情相对稳定，但8月16日早晨开始食欲不振，全身倦怠明显，欲寐。此时的详细过程如图72、表2所示。呼吸36次/分，脉搏120次/分，立即予以5%葡萄糖加洋地黄甙0.2mg，持续静脉点滴，予以抗生素治疗，至下午1点尿量仅有20mL。

因全身倦怠，手足不停地扰动，严重口渴，四肢厥冷。脉微弱，汗多。食欲不振，口渴，四肢厥冷为厥阴病，手足扰动为烦躁症状，投予茯苓四逆汤（甘草4.5g，干姜3.5g，炮附子3g，茯苓10g，人参2g，水600mL煎至200mL）20mL。约2小时后，尿量为270mL，全身倦怠减轻，意识清醒，感觉身体有力。面色红润，四肢转温，脉也较前有力。

结果：至晚 10 点尿量为 700mL，脉搏减为 101 次 / 分，呼吸困难减轻。但血气分析几乎无变化。

文献来源：土佐宽顺等，日本东洋医学杂志，32：117，1981。

表 1　该病例入院时检查结果

血液		Ch–E	0.97 ΔpH
RBC	$731\times10^4/mm^3$	T–chol	197mg/dL
Hb	15.9g/dL	TG	97mg/dL
Ht	54%	B–Lip	512mg/dL
Pl	29×10^4	Na	146mg/dL
WBC	$2700/mm^3$	K	4.6mEq/L
Band	5%	Cl	94mEq/L
Seg	49%	Ca	8.9mg/dL
Lym	39%	Urea N	11mg/dL
Mon	5%	Creat	0.7mg/dL
Eosino	2%	Uric A	4.0mg/dL
生化检查		CPK	32U
T–P	7.0g/dL	血清	
Alb	50%	CRP	(4+)
α_1 gl	3.4%	RA	(±)
α_2 gl	12.4%	ASLO	40
βgl	9%	<FBS>	117mg/dL
γgl	25.2%	<ESR>	36/h
LDH	271IU	尿	
AST	9KU	Prot	(–)
ALT	4KU	Sug	(–)
γ-GTP	7KU	血气分析	
ZTT	14.7U	pH	7.362
TTT	9.0U	PO_2	49.5mmHg
T–Bil	0.4mg/dL	PCO_2	63.8mmHg
D–Bil	0.2mg/dL	HCO_3^-	35.5mEq/L

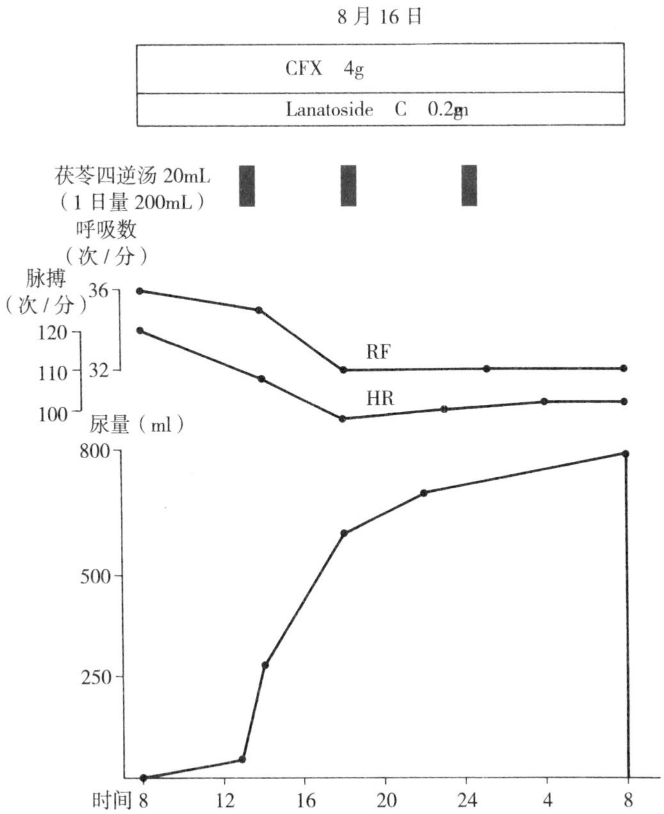

图 72　该病例茯苓四逆汤投药后尿量、脉搏、呼吸数的变化
（译者注：24 小时为一个循环，再从 4、8 开始）

临床笔记

厥阴病期可见到感染症、结缔组织病、恶性肿瘤等疾病以伴发多种多样的病态而呈现。还可见到肺纤维化、肝硬化、慢性肾功能不全等不可逆病理组织变化疾患的晚期表现。

许多因席汉氏综合征进行副肾上腺皮质激素和甲状腺激素类补充治疗的患者，可使用厥阴病期方剂。

茯苓四逆汤等被称为治疗里寒的方剂，但并不限于消化系统，亦可以考虑具有激活全身组织代谢的作用。

表 2　茯苓四逆汤投药前后临床症状、检查结果的变化（8 月 16 日）

时刻	
8	呼吸困难，持续 全身倦怠、食欲不振加重 BP 120/70，HR 120，RF 36 逐渐出现欲睡状态。
13	明显的全身倦怠，口渴，烦躁 嗜睡，呼吸困难，面色欠佳，四肢厥冷 Bp 110/70，HR 118，脉微弱，尿量 40mL 茯苓四逆汤投予 20mL
15	全身倦怠感减轻，欲睡状态消失，气力恢复 烦躁减轻，呼吸困难改善，颜面开始泛红 四肢转温，脉微弱尚有力 尿量 270mL
16	血气分析：pH 7.364　PO_2 35　PCO_2 63 HCO_3^- 35　SaO_2 65.2
18	茯苓四逆汤投予 20mL
22	全身状态不变，意识清晰 呼吸困难好转 Bp 120/70　HR 101　RF 32 尿量 700mL

临床笔记

看上去为少阳病期等阳证表现，其实潜藏有厥阴病的病态，称之为潜证。

另有，同一患者在同一时期，太阳病期和少阳病期，或者少阳病期和少阴病期等两个不同病期的病态并存的状态，称之为并病。

文献来源：

小仓重成，虚寒证的显在与潜在——论潜证，日本东洋医学杂志，37：273，1987。

藤平健，并病认识的重要性，日本东洋医学杂志，39：153，1989。

临床眼目

（1）厥阴病期表现为感染症、恶性肿瘤等伴发多种多样的病态，也常出现于间质性肺炎、肝硬化、慢性肾功能不全等不可逆疾患的晚期。

引网宏彰：伴有剧烈肌痉挛的晚期肝癌肝硬化患者通过和汉药缓和治疗的经验，汉方临床，51：1491，2004.

（2）报告甘草干姜汤、四逆汤、四逆加人参汤、茯苓四逆汤有预防感染性休克的效果。

Zhang Hang Jun：4 种传统的中国温热剂对大鼠感染性休克的预防效果，和汉医药学杂志，16：148，1999.

（3）多数报告认为可将抑郁状态视作烦躁，用茯苓四逆汤可以改善抑郁状态。

三潴忠道：将汉方汤药作为心身医学治疗方法的经验，心身医学，48：29，2008.

木村豪雄：茯苓四逆汤和四逆散治疗青春期的身心症有效 1 例，汉方临床，53：1344，2006.

第六章　四诊诊察

在前面的章节，我们已经讲述汉方诊疗学对病态的认识，本章具体讲述在临床实际工作中怎样从患者那里收集信息。

诊室的条件

作为诊室的房间太阳不能直射，但最好是充分得到自然光线的场所。这一点在观察皮肤和可视黏膜的颜色时非常重要。室温对脉的性状、骨骼肌收缩等可以产生微妙的影响，所以应当确保患者即使脱掉衣服也不感觉到寒冷的室温。诊室的大小必须保障可以充分观察患者的动作和步态的面积。

诊疗时的心得：汉方诊疗学是身心合一的治疗学。自患者进入诊室的时候，诊察当然已经开始，同时也有必要认识到这也是治疗的开始。也就是说，要求医师有温和的眼神和语气。

诊察法

分为四大类：望诊、闻诊、问诊、切诊。

一、望诊

通过视觉收集患者信息的方法称为望诊。

1. 观察动作、步态

若动作、步态敏捷、准确，则可以认为没有极度的气、血不足。从阴阳学说来看，提示为阳性病态。若有动作缓慢，坐下或起身时困难的样子，多为气、血不足者。从阴阳学说来看属于阴性病态，或者即使属阳性病态，也提示为虚性状态。

2. 观察目光

若目光有力而无阴翳者可考虑为正气充沛。与此相反，两眼目光无力者为虚，若加之强烈抑郁印象者多提示气之郁滞。

还有两眼上吊、焦灼不安的眼神，五脏学说里属于肝阳上亢。两眼充血者多属于心阳上亢、气逆、瘀血等某种因素导致。

3. 观察面色

面色潮红提示有热、气逆、心阳亢进或者瘀血等。伴有气逆的潮红，多像饮酒所致的鲜亮的红色倾向，而伴有心阳亢进和瘀血者多呈黑红色调。颜面潮红的病证表现为前者可使用苓桂味甘汤、桂枝汤，而后者可使用三黄泻心汤、黄连解毒汤、桃核承气汤等。

面色苍白者提示血虚或者阴性病态。

带有异常的黑色调者，多与肾虚或者瘀血状态有关。另有黄色调者应与脾虚、血虚、黄疸鉴别。

眼睑、颜面的浮肿状变化提示水滞，可考虑多合并气虚，为适宜越婢加术汤、木防己汤、分消汤的证候。

颊部、鼻部毛细血管扩张、眼睑部发黑、颜面色素沉着等，是提示瘀血病态的所见（图 73）。

从颈部往上部位，包括面部，容易出汗，多为气逆所致，为适宜柴胡桂枝汤、柴胡桂枝干姜汤、加味逍遥散、苓桂味甘汤等的病态所见。

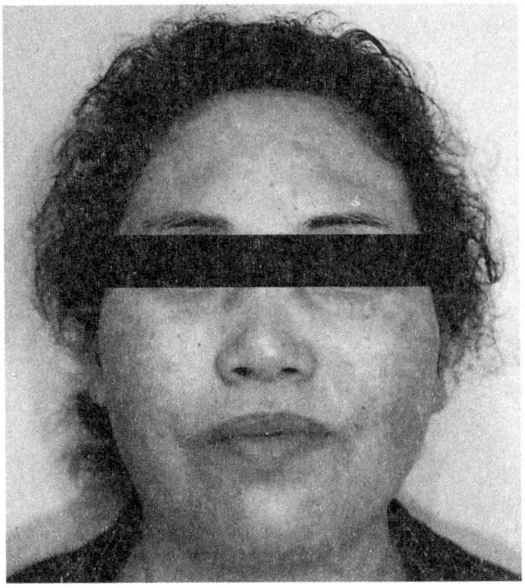

图 73　面部色素沉着

4. 皮肤的观察

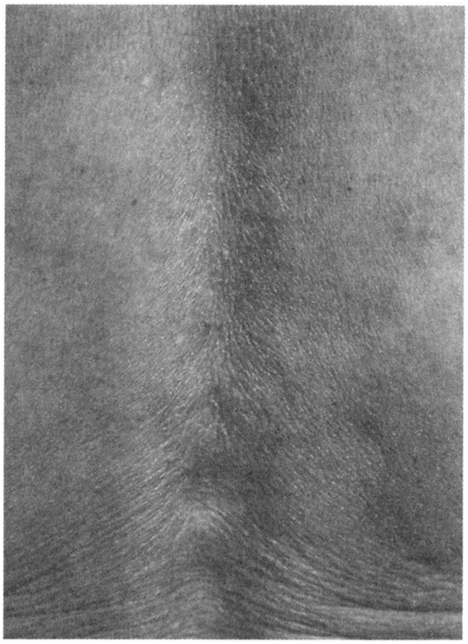
图 74　皮肤干燥和色素沉着

由于性别、年龄不同，皮肤差异很大，以有光泽、适度润者为正常。

皮肤干燥倾向，皮肤营养欠佳和萎缩，提示血虚病态。皮肤角化异常，产生皲裂者，也多为血虚。常用于温经汤、温清饮等四物汤加减方的适应证。(图 74)。

皮肤色素沉着、大理石纹样充血、毛细血管扩张、皮下出血等，提示瘀血病态。静脉瘤、闭塞性动脉硬化症伴有皮肤症状、冻疮、结缔组织病引起的雷诺现象和皮肤硬化等也与瘀血病态有关。

在一般不易出汗的条件下，若明显汗出且汗液不黏，多为表之气虚所致。常见于桂枝加黄芪汤、桂枝汤、防己黄芪汤、玉屏风散、柴胡桂枝汤等适应病态。此外，黏汗多为里热所致，可见于大柴胡汤、大承气汤、白虎汤、麻杏石甘汤等少阳病期实证和阳明病期方剂适应病态。

手掌红斑、充血多为瘀血状态及兼有血热的病态，可见于荆芥连翘汤、三物黄芩汤、温经汤等适应证。

5. 指甲的观察

指甲断裂、甲床部皮肤皲裂为血虚表现。指甲色为暗红色提示瘀血状态。

6. 头发的观察

头发容易脱落多为血虚。常见于女神散、薏苡仁汤、四物汤等适应的病态。

圆形脱发症与气郁有关，桂枝加龙骨牡蛎汤、柴胡加龙骨牡蛎汤等适应证多见。

7. 口唇和齿龈的观察

带有暗红色调的口唇提示瘀血。另，其色调淡白者提示血虚。

口唇干燥而生皲裂者，为血虚或气逆，同时伴有津液不足的病态。常见于温经汤、温清饮、黄连阿胶汤、柴胡桂枝干姜汤等方剂的适应证。

口角炎可认为反映五脏中脾的功能障碍。多用温清饮、清热补气汤、半夏泻心汤等。

一般认为口腔溃疡反映五脏之心、脾之热。适宜使用清热补气汤、半夏泻心汤、黄连汤、温清饮、凉膈散等。

8. 舌的观察

舌的观察称为舌诊。舌诊在汉方诊疗学的诊断学中占有重要的位置。依据舌的部位有不同称呼，如图 75 所示。舌诊可分为舌质和舌苔进行观察。观察舌时，使病人将口张大，但勿勉强用力，舌自然伸出即可（图 76）。

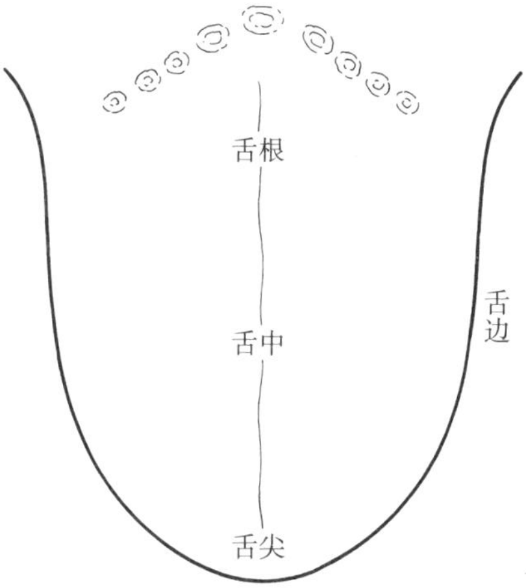

图 75　舌各部位名称

舌本体称为舌质，苔称为舌苔

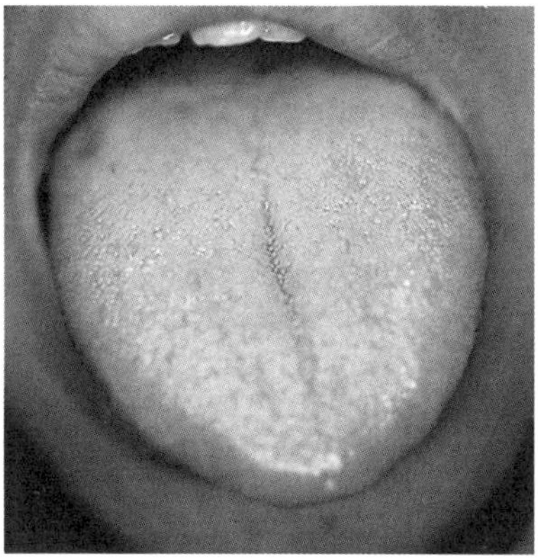

图 76　正常舌

略有舌胖大倾向但为基本正常所见

1）舌质的病态所见

舌质的颜色：色调红色不明显称为淡白舌，为提示气虚、血虚的所见（图 77）。若带有紫色调或者暗红色调者提示瘀血病态。一般认为红色明显者反映五脏之心阳过剩的病态，还提示六病位中，位于少阳病期和阳明病期（图 78）。

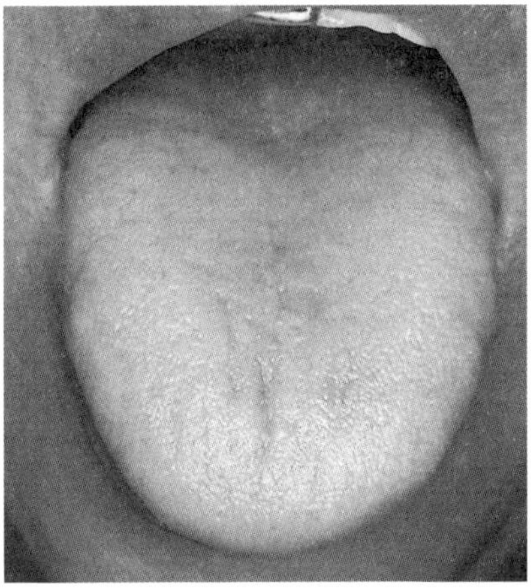

图 77　淡白舌
舌红不明显，轻度胖大和白苔。
为提示气虚之所见

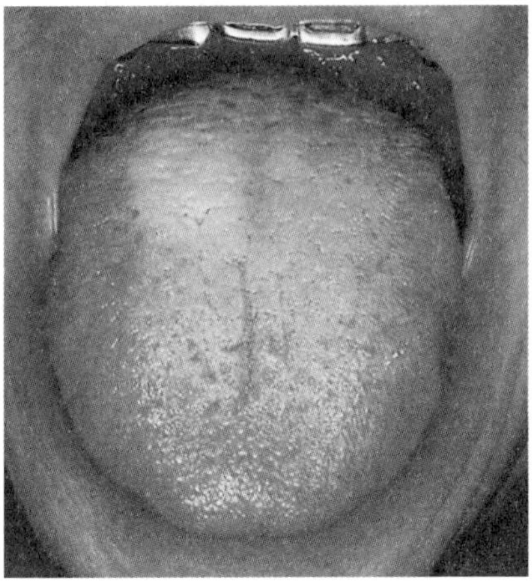

图 78　舌尖和舌边色红，
苔黄白黏腻（腻苔）
为提示阳证之脾有水滞所见

舌质萎缩、菲薄：舌萎缩可见于伴有舌下神经障碍，但是即使没有明显神经障碍，如果出现舌菲薄的话，提示气、血明显虚衰。但是舌厚度也有先天因素，在疾病发展过程中捕捉到舌质的变化才有意义。

舌胖大：呈现舌肿大的状态，为提示气虚或水滞（特别是心下水滞）的病态。可见于少阳病期方剂如大柴胡汤、小柴胡汤、半夏泻心汤、黄连解毒汤、茯苓饮等适应证，但此时的舌质带有红色调。若红不明显的淡白色胖大舌提示气虚兼水滞的病态，可见于真武汤、人参汤等适应病态。

舌齿痕：可见舌边缘有齿痕，伴有舌胖大。另外，即使舌胖大不明显，也可见到明显齿痕者。无论如何，齿痕存在提示脾虚和水滞（图 79）。黄连解毒汤、大柴胡汤适应的病例（湿热的病态），可取前者的形状。五苓散、苓桂术甘汤等属于阳证，但热象不明显的水滞，多见后者的形状。

舌质龟裂：舌体中央部位可见一纵向龟裂，认为是反映脾胃虚弱的证候（图 80）。在中间部位附近可见数条龟裂，或舌尖部分叉，这些为同样的病态意义。但有时舌的龟裂与遗传因素有关，时间改变而龟裂完全没有变化，所以根据治疗经过观察其舌质的变化，进行确切的诊断是最安全的。

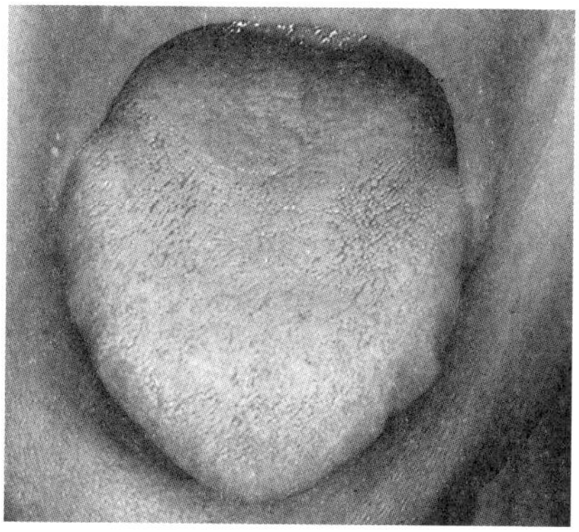

图 79　齿痕舌

舌边有齿型压痕。为提示脾虚与水滞之所见。另可见略干燥白苔

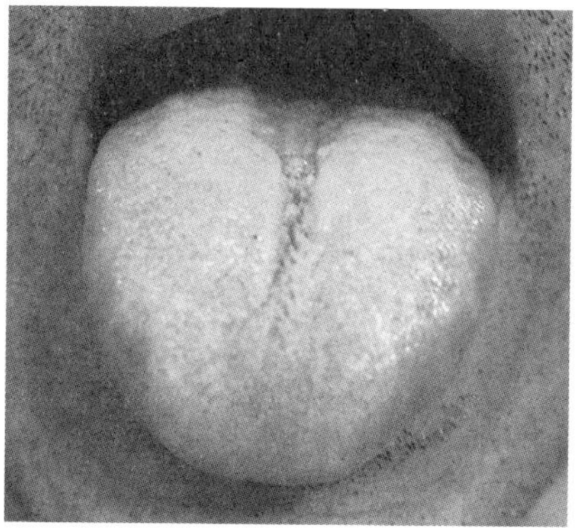

图 80　龟裂舌

本例舌根到舌中部有龟裂。另有舌边齿痕，可见黄白厚腻苔。半夏泻心汤奏效之例

镜面舌：是指表面光泽如镜面样发亮的舌。提示血极度不足的状态。镜面舌色淡白者提示气、血明显消耗。可见于随人参养荣汤、十全大补汤等适应证出现（图 81）。

地图舌：舌苔分布不均，部分舌质裸露，部分被不规则舌苔覆盖。为气虚证候（图 82）。

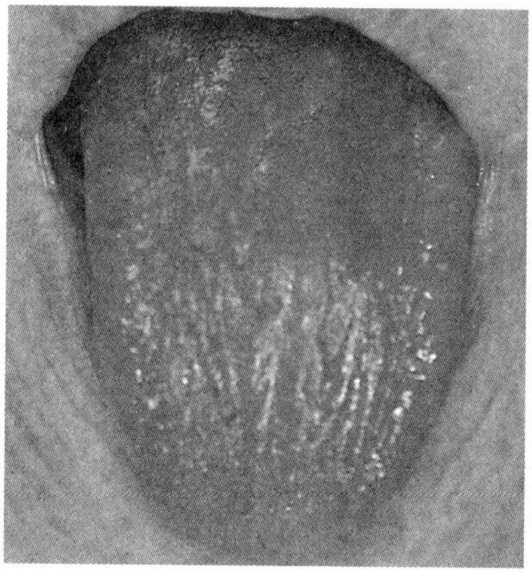

图 81　镜面舌

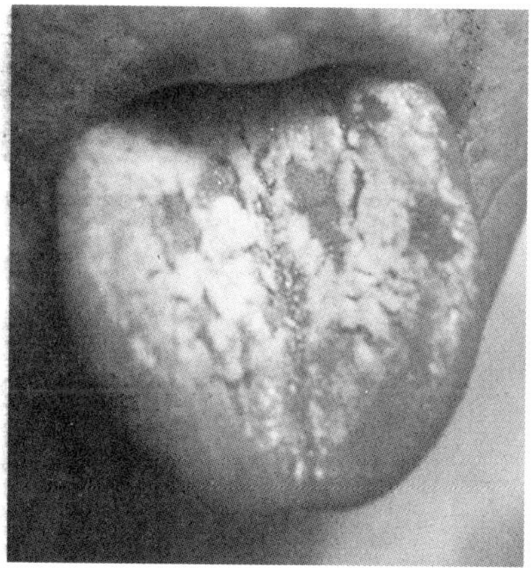

图 82　地图舌

2）舌苔的病态所见

对于舌苔性状的观察，从干燥与湿润、厚与薄、净与腻、色调等方面进行。

干燥和湿润：舌的表面干燥意味着津液不足。一般提示为热证，但偶尔也提示为五脏中肾之阴液不足所致假热的场合。前者舌的性状为白虎汤、大承气汤等的适应证，后者舌的性状为滋阴降火汤、滋阴至宝汤等适应病态。

厚、薄：舌苔厚度的判断，通常将透过舌苔能够清楚地看到舌质者称为薄苔，反之称为厚苔。苔厚意味着病势重。但苔的厚度有时通过食物的咀嚼而变薄，绝食有时会变厚，需要注意这一点。

净、腻：形成舌苔的丝状乳头像刷子状者称为净苔。像颜料涂抹状覆盖在表面的舌苔叫作腻苔。腻苔为反映心下水滞和消化机能衰弱的证候。

白苔：薄白苔为正常舌苔。白苔，如琼脂覆盖在表面样状态（滑苔）者，提示水滞伴有寒证的病态，见于人参汤、苓姜术甘汤、真武汤等的适应病态。

白苔，干燥，为净苔者，提示少阳病期。若舌尖红赤明显者，其可能性会更大。常见于麦门冬汤、栀子豉汤、竹叶石膏汤等适应病态。

白苔并厚腻者提示心下水滞，舌质（特别是舌尖部）红赤明显者多与少阳病期心下痞硬型、胸胁苦满型相关。常见于半夏泻心汤、茯苓饮、小柴胡汤等适应病态。

黄苔：舌苔呈黄色调的场合提示热证。三黄泻心汤、黄连解毒汤等适应病态多厚腻苔，而大柴胡汤、柴胡加芒硝汤等多为干燥黄苔。

褐苔、黑苔：见于阳明病期和厥阴病期。不论出现哪个病期，应参考脉候和热型等来决定。脉有力、持续高热者为阳明病期，脉弱、体力疲弊者，厥阴病期的可能性大。

近年，有研究报告黄苔和胃糜烂性病变之间有明显的相关性。

文献来源：土佐宽顺等，Gastroenterological Endoscopy，30：303-313，1988。

二、闻诊

闻诊，指通过听觉和嗅觉收集患者信息。

1. 言语和声音

言语语声清晰有力者为气血良好的状态。与此相反，言语语声无力多由气虚所致。对于询问不能自如机敏地回答，提示气郁。

情感高亢、烦躁不安的说话方式，提示五脏中肝阳、心阳的过剩状态。

卧床患者意识混沌，持续嘟嘟囔囔言语的状态提示厥阴病期。另外，伴有发热的大声谵语者为阳明病期证候。

2. 咳嗽和呼吸音

通过听诊很容易分辨咳嗽和喘鸣，但是咳嗽、喘鸣有力者提示肺部病变为实证，见于麻杏石甘汤、越婢加术汤、木防己汤等。与之相反，无力性咳嗽、喘鸣多为肺虚所致，见于竹叶石膏汤、竹茹温胆汤等适应证。

干性咳嗽、干啰音提示肺热导致津液不足状态。见于滋阴降火汤、滋阴至宝汤、麦门冬汤等适应病态。

湿性咳嗽、湿啰音为提示肺中水滞的所见，见于小青龙汤、甘草干姜汤、茯苓杏仁甘草汤、木防己汤等适应病态。

3. 肠鸣音

肠鸣音亢进为肠中水滞或气、血流通障碍所致。提示半夏泻心汤、大建中汤、桂枝加芍药汤等适应病态。

4. 动脉杂音

听诊器听到的动脉杂音，为提示血液流通障碍的所见，提示各种活血化瘀剂及黄连解毒汤、三黄泻心汤等适应病态。

5. 便臭

大便臭味较重者一般为热证。在大柴胡汤、大承气汤、三黄泻心汤等适应病态，大便臭味较重。与此相反，桂枝加芍药汤、小建中汤、润肠汤等适应证，寒证或非热证倾向者，大便臭味较轻。

6. 尿量、尿气味和尿色调

尿量多、色调亦为无色、尿气味轻者多为寒证。可见于苓姜术甘汤、八味地黄丸等适应病态。

尿量少、黄色调且浓、气味重者属于热证。提示少阳病期、阳明病期之热盛的病证。

三、问诊

在汉方诊疗学中，悉心听取患者自我感觉的诉说，以决定病态。必须了解，诊断气虚、血虚等各种病态时，自觉症状成为重要的因素。

1. 听取病史

主诉：询问患者到医疗机构就诊的理由，记录患者感到最痛苦的事项。一名患者并非只有一项主诉。按感觉到的痛苦的程度依次记录。这时，最重要的是尽可能地使用患者诉说的言语记录，例如，“腰和右腿发沉”“胸部像堵住一样，有时感觉要窒息”“头部跳着痛”等，切记不要变成自己主观判断的诊断病名如“坐骨神经痛”“冠心病”“血管性头痛”等。

现病史：记录与主诉产生原因相关的事项、其后之治疗经过、由治疗引起的变化。详细寻找主诉及伴随症状一天内的变化、随季节的变化、病情加重因素以及缓解因素等也非常重要。最后记录吸烟、饮酒等生活习惯。

既往史：记录与现在的主诉没有直接关系的既往疾病及异常。

家族史：询问家庭成员以及有无高血压、糖尿病等与遗传因素有关的疾病，或者结核、肝炎等与家庭内感染有关的疾病。

在实际临床中，最好首先询问主诉和现病史，其次充分听取患者的自觉症状，最后再询问家族史、现在和过去的职业等。因为在充分的医患信赖关系建立之前，被初次接触的医生介入般地深入询问家人的疾病和职业等，一般情况下患者会不太适应。

2. 听取自觉症状

在汉方诊疗学中，对患者自觉症状的听取非常重要。有些临床医家根据详细的疾病经历和自觉症状可以确定诊断的 80%。通过问诊得到自觉症状，是为诊断而收集信息，具体如归属于本书记述的气虚、血虚等多种病态的某一项等。由于属于问诊的项目也是多种多样的，所以作者使用本书的健康调查表（见本书的附录四）。该调查表在初诊开始前或者治疗后一定期间内由患者填写。因此而避免漏问自觉症状，可缩短问诊时间，并且可以进一步从自觉症状方面评价治疗效果。

四、切诊

以医生的手掌、手指接触患者身体收集信息的诊断方法叫作切诊。触诊、脉诊、腹诊为切诊的代表性诊法。

1. 触诊

四肢厥冷：如图 83 所示，触诊患者的四肢末梢，诊察其皮肤温度。四肢厥冷，加上脉诊部分记述的脉沉而微弱，为表现少阴病期、厥阴病期的证候。但是，在桃核承气汤、白虎汤等阳明病期方剂适应证的场合，也有表现为四肢厥冷者。这种场合身体躯干部有明显热象，脉象亦为充实状态。

有时手掌汗出伴四肢厥冷，这种场合为四逆散、当归四逆加吴茱萸生姜汤等适应病态。

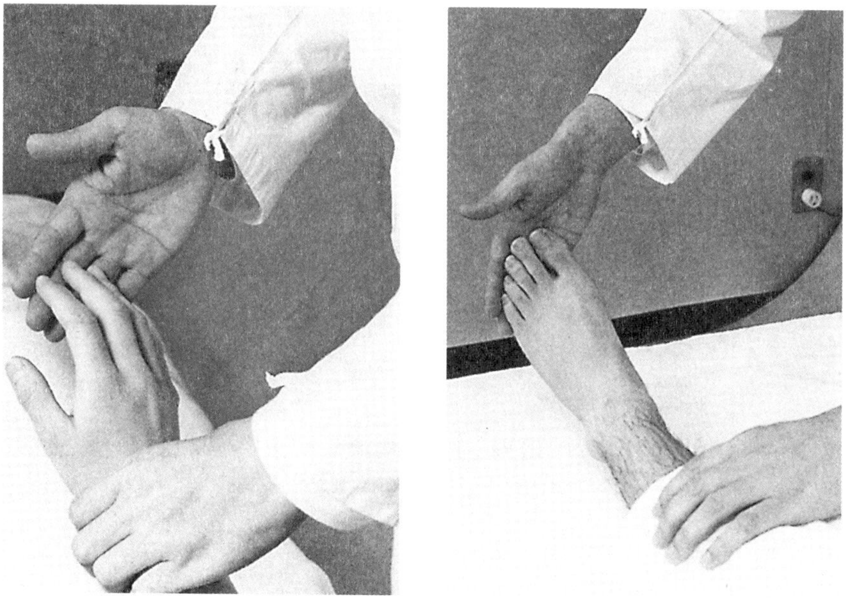

图 83　四肢厥冷的诊察

一般为四肢末梢的明显凉感，但也有仅指头部凉感者。须仔细诊察。

腰背部冷：腰背部皮肤温低下，提示太阴病期、少阴病期。可见于八味肾气丸、济生肾气丸、附子汤、苓姜术甘汤等适应病态。

肌肤甲错：皮肤呈低营养状态、干燥、伴色素沉着者，称为甲错。为提示瘀血、血虚的证候。可见于当归饮子、温清饮、当归建中汤、薏苡附子败酱散等适应病态。

浮肿：前胫骨部、足背等处的浮肿为水滞证候。另外，关节腔积液、阴囊水肿等也考虑为水滞。

2. 脉诊

从桡动脉的性状收集病态信息的诊察方法称为脉诊。脉诊方法如图 84 所示，医者用 2、3、4 指轻抵腕部，诊察脉之性状。诊察项目如图 85 所示。

浮与沉：指端轻触皮肤，可以立即感知并清晰者为浮脉，为提示病变在表之脉象。与此相反，指端深按方可触及之脉为沉脉，为提示主要病变部位在里之脉象。

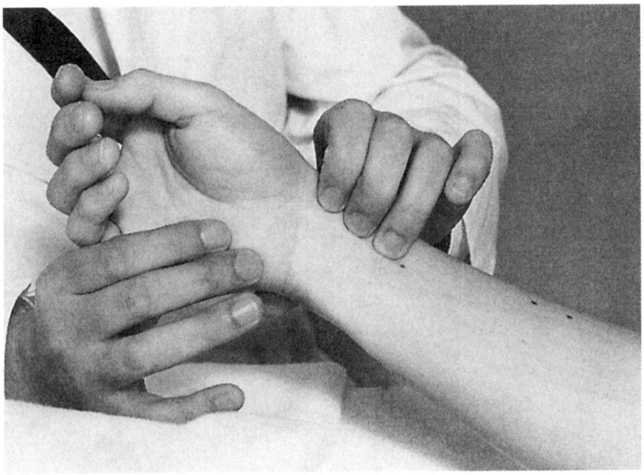

图 84 脉诊的实际操作

医者立指端轻按，然后深按，诊察脉之性状

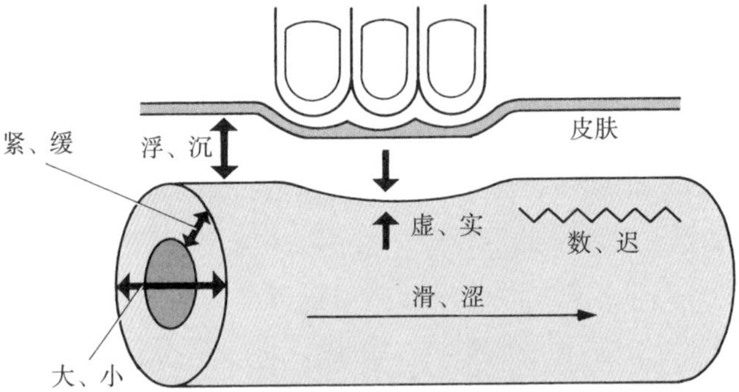

图 85 脉诊诊察脉之性状模式图

虚与实：感受到的血管整体的反弹力充实者为实脉，无力者为虚脉。病变的虚实是能够推测的重要因素，特别是病变在表时，虚实在脉象上被很充分地反映出来。虚脉常常表现为弱脉。

数与迟：以脉搏数为其要素，比个人平时脉搏数明显增快者称为数脉，缓慢者称为迟脉。数脉意味着身体内有热，另外，血虚明显时也可以出现。如果浮而数，意味着主病位在表，为热性。迟脉意味着身体内有寒，另外，气虚明显时也可见迟脉。

大与小：图 85 显示着血管的直径，但脉之大小是指搏动状态下的脉之大小程度。所谓大脉，指触之宽大感觉之脉，如果脉大者进一步呈现明显盛满而溢的感觉，则谓洪脉。大而实之脉，提示病势充盛而机体生气亦激烈对应的状态，为阳明病期出现之脉象。但是，如果脉大而虚者，意味着机体生气的衰弱，与前者区别很大，须加注意。小脉，亦称细脉，指触之脉的粗细程度偏细的感觉，提示气、血之不足，即血虚、气虚。

紧与缓：就像将听诊器的胶管“砰”地拉紧那样，脉管的性状明显紧张的脉象称为紧脉。提示病变为实性、寒性。沉而紧之脉提示主病位在里，且为寒性，为少阴病期，常见于真武汤证适应病态。另一方面，浮而紧之脉提示主病位在表，且为寒性。

浮紧数之脉，数表示热，紧表示寒，有些矛盾。对此笔者认为，病变的主病位在表，其正邪之争的反应在整体上为热性，其发热也出于表面。但是，此时表为寒邪所侵，仅在最表面为寒性，呈现身体哆嗦而恶寒的状态（真热，表假寒）。可以说，真正为热证，仅从表面看上去，呈现出假性寒象。流行性感冒初起等常常表现出浮紧数之脉象，如果有关节痛、喘鸣、咳嗽等症状，可首先考虑麻黄汤。紧脉亦可出现在疼痛明显的时候。

缓脉提示正常脉象，即平稳而具有一定紧张度的脉象。如果在疾病状态，脉缓则意味着外邪并非强力。另外，作为治疗后的结果，如果脉由紧变缓，则提示疾病向治愈方向变化。

另有弦脉，属于紧脉一类，紧张度并非显著者称为弦脉。提示少阳病期或疼痛、水滞的存在。

滑与涩：感受顺次通过三指指端的脉波，如球转动样传播的脉状称为滑脉，与此相对，脉波传播迟缓而不流利的脉状称为涩脉。滑脉提示病变为热性。涩脉或为虚脉提示血虚、津液枯燥，或为实脉提示瘀血。沉细涩提示

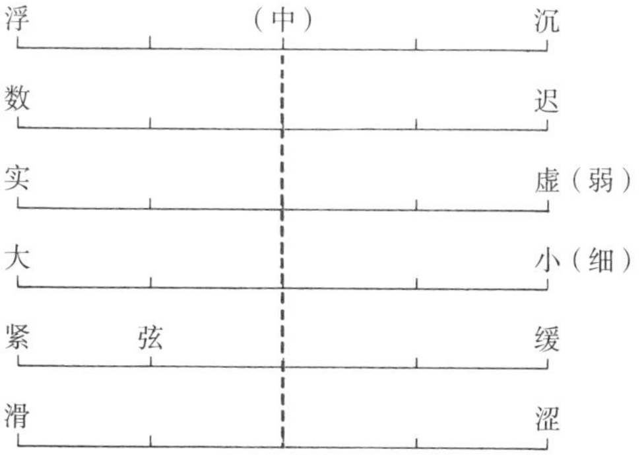

健康人脉象随季节而变化，春、秋时如虚线所示

图 86　脉诊图示

里寒伴血虚，常见于茯苓四逆汤等适应病态。

汉方医古典医籍及教科书记载脉象约 30 余种，但笔者认为基本内容可以考虑为此处总结的 6 对 12 种。如果将 6 对脉象进行组合则有多种结果，作为脉象信息处理方法，这种组合具有很大意义。图 86 为笔者制作的脉诊图表，按照这种类型可以将复杂信息处理进行一定程度的简略化（图 87）。

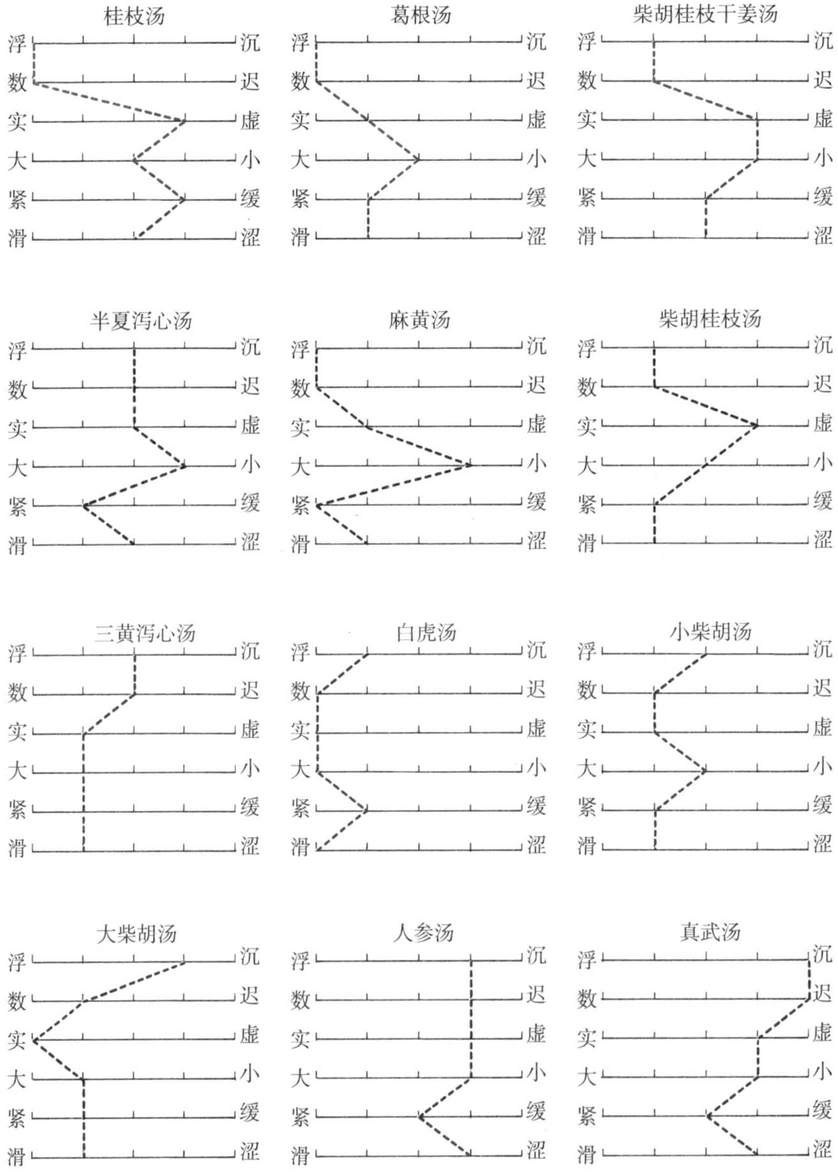

图 87　代表性方剂脉诊图示

3. 腹诊

腹诊即腹部的触诊。现代医学的腹部检查主要是观察内脏各器官是否肿大、压痛或有无肿瘤等，从专业解剖学角度进行检查，而汉方诊疗学的腹诊主要通过观察腹壁的紧张度、肌性防御功能，来判断虚实、决定病型，达到明确汉方医学病理状态之目的。这种通过腹部触诊进行的诊察方法，是在日本江户时代进一步挖掘，独自发展形成的。

（1）腹诊操作时一般注意事项

因为主要目的是观察腹壁的紧张度和肌性防御反应，所以要求患者姿势是平卧在检查床上，双腿伸直放松，将两上肢置于躯干的两侧（图 88）。

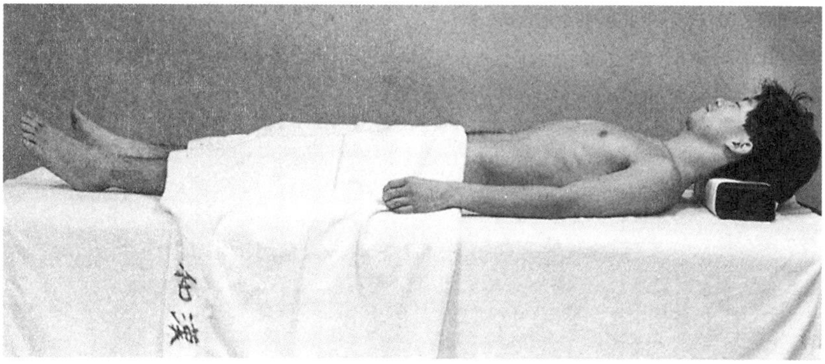

图 88　腹诊检查时患者的姿势

检查者立于患者的右侧，检查前应把手充分暖和，以平静的心情、谦和的态度来采集所见征候，这一点值得重视。

还有重要的一点是，为了不使患者注意力过度集中于自己的腹部，减少恐惧不安感，可以一面与患者谈一些轻松的话题，给予安全感，一面轻柔地、仔细地进行检查。

（2）外在的观察

触诊之前，先进行腹部望诊。

1）腹壁的色调、营养状态

皮肤色调具有健康的红润，皮肤营养状态良好者，意味着气血的量保持得充足。若色调苍白者则提示寒的状态或血虚。若皮肤色素沉着、干燥或营养状态低下者，提示瘀血、血虚。

2）肋弓角

以胸骨剑突处为顶点，左右肋弓形成的肋弓角若为锐角（120 度以下）者，多为自幼先天脾胃虚弱，即具有气虚倾向。相反，肋弓角若为钝角，多为机体生气充实。

此为一般倾向，仅限于参考（图 89）。

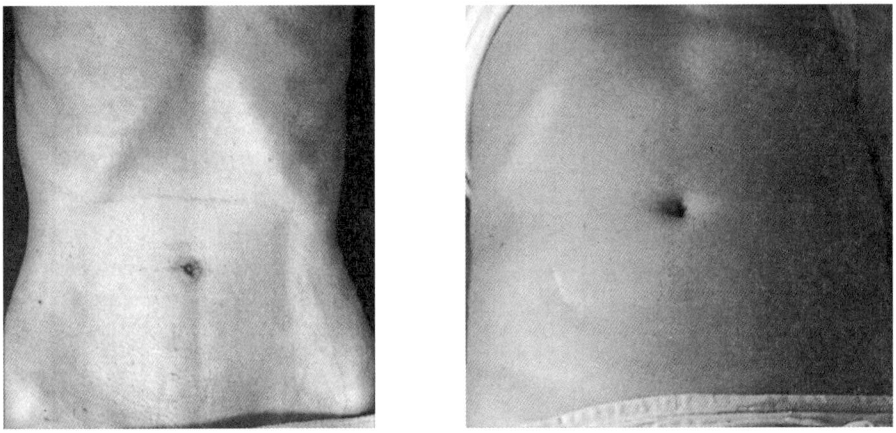

图 89　肋弓角锐角例（左）与钝角例（右）

左侧病例可见腹直肌拘挛，小建中汤证多见此种腹部外观。右侧病例为柴胡加龙骨牡蛎汤奏效者

3）腹壁的形状

腹部的形状通常分为腹壁较胸廓膨隆者、平坦者、凹陷者三大类型。

腹部膨隆的场合，提示半表半里、里之气血充实、腹部气滞、腹部水滞的某一状态。

在大柴胡汤和防风通圣散（少阳病期、实证）的适应证，常见膨隆型。

在分消汤（少阳病期、虚证）的适应证，有腹部气滞、水滞，腹部膨隆为典型者。

在防己黄芪汤（太阴病期、虚证）的适应证病例，有肥胖倾向者，多属于膨隆型。此种场合，呈腹壁紧张程度偏低的低紧张性外观。

腹部陷凹者，提示半表半里、内里气血虚衰。

在柴胡桂枝干姜汤（少阳病期、虚证）适应证，多见腹部呈轻度陷凹者。

小建中汤、人参汤等太阴病期方剂适应证者多见腹部凹陷。

（3）腹诊的方法

进行上述外形观察后，接下来便是腹部触诊。对腹壁出汗情况、皮肤温、整体腹壁紧张度、局部腹壁紧张度、腹主动脉搏动（脐上悸动）情况、局部抵抗和压痛、心窝部拍水音（胃部振水音）等从整体至局部进行观察。预料会有压痛出现时应将压痛检查放在最后。叩击腹壁诊察心窝部拍水音（胃部振水音）的检查也应该放在最后阶段。因为检查初起阶段给予明显压痛和叩击时，会导致戒备心理而引起腹壁异常紧张，便难以得到正确的信息。

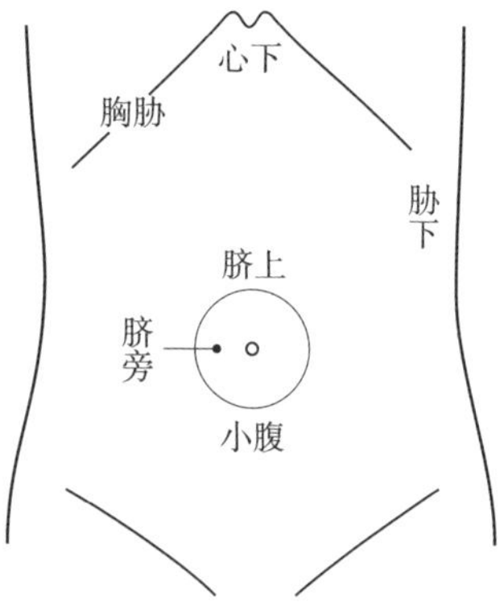

图 90　腹部划分及名称

汉方诊疗学腹部划分及局部名称如图 90 所示。

1）腹壁汗出

将手掌轻抵腹壁，察看有无汗出。稀薄零落的汗出，在表之气、血衰弱状态时容易出现。桂枝汤、柴胡桂枝汤、苓桂术甘汤、防己黄芪汤等方剂适应证可见此种汗出。

发黏的汗液多为里热所致。麻杏石甘汤、白虎汤、大承气汤等适应证可见此种汗出。

2）腹壁皮肤温

腹壁皮肤有无汗出，有时也会与穿衣多少有关，但若将手掌置于同一部位数秒间却能够辨知皮肤温度的异常。人参汤、吴茱萸汤等太阴病期心下痞硬型的方剂适应证，在心下痞硬的同时心窝部皮肤温低下者并不少见。另外，当归芍药散、薏苡附子败酱散等太阴病期瘀血型的方剂适应证，亦多见脐旁部和右下腹处皮温低下。使用金匮肾气丸、济生肾气丸的证例中，有时出现脐下部小腹不仁同时伴有皮肤温低下。

3）肠蠕动亢进的有无

在适宜大建中汤的病例中，有时通过菲薄的腹壁可以看见消化道咕噜咕噜地蠕动。将手掌稍置于腹壁上时，可以感到消化道内气体的活动及伴随的蠕动亢进。出现此种证候的场合，则提示若在少阳病期可使用半夏泻心汤，在太阴病期则使用大建中汤等。

4）胃肠气体的多少

通过腹壁叩诊，可以判断腹腔内气体的多少。结肠的肝区部、脾区部气体多的场合，多为柴胡疏肝汤、疏肝汤、柴胡剂、理气剂（促进气机循行的方剂）的适应证。另外，确认小肠气体多的场合，宜于使用半夏泻心汤、甘草泻心汤等泻心汤类方剂的病例也不少见。可参考腹部 X 光平片所见。

5）腹力（腹壁紧张度）

用手掌无遗漏地按压整个腹壁，以评估腹壁的紧张度。明显充实者为 5/5，中等度者为 3/5，明显软弱者为 1/5，介于其间者分别为 4/5、2/5。

评价腹力时应注意的问题，体育运动员等锻炼肌肉者，不要为其正中部腹直肌的紧张度所误导，应评价侧腹部的紧张度。有时对帕金森氏病患者等不能正确评价腹部的紧张度，此类型病例宜更重视其他方面，如脉力、眼光等。

一般认为腹力可以反映半表半里及内里之气、血的状态，对判断这些部位的虚实提供有力的信息。

6）腹直肌的紧张度

诊察腹直肌紧张状态的方法，如图 91 所示，用 2、3、4 三指，从腹直肌肋弓附着部直至耻骨联合部，依次按压，诊察整个腹直肌的紧张度。

腹直肌紧张度的异常有数种类型，在有些场合，腹直肌紧张度的某种类型有力地提示某种特定的方剂（图 92）。

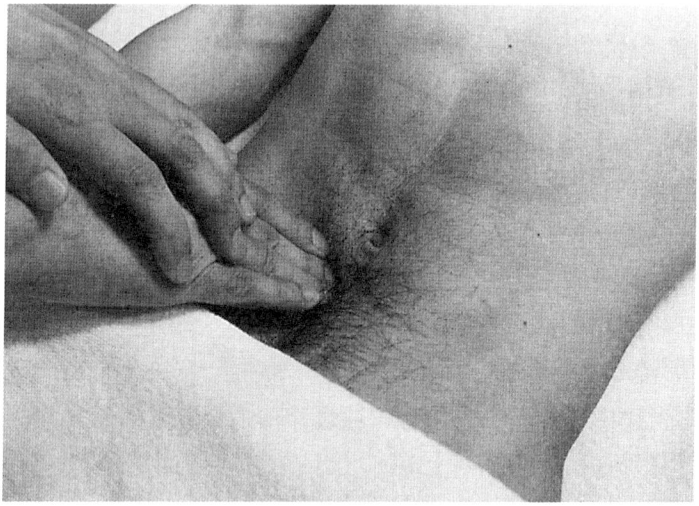

图 91　腹直肌紧张诊察方法

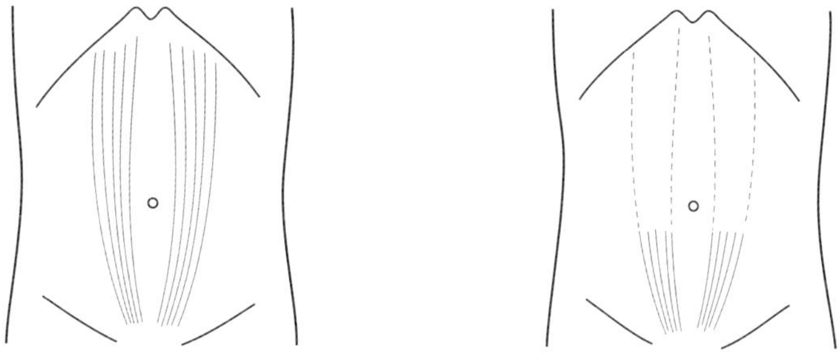

图 92 腹直肌拘挛的类型与方剂

7）心下痞硬（心窝部抵抗、压痛）

心下部的抵抗、压痛称为心下痞硬。诊察方法如图 93 所示，用 2、3、4 三指，从胸骨剑突下至脐部，沿正中部位连续按压，观察有无抵抗、硬结，询问患者有无压痛。

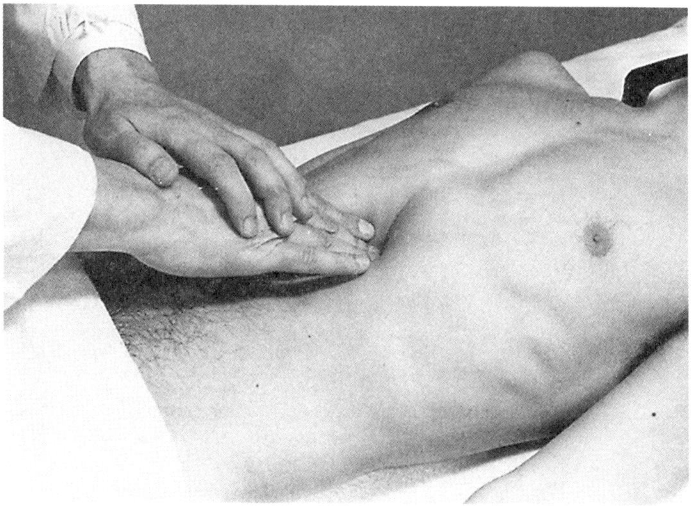

图 93 心下痞硬诊察方法

在心下痞硬的范畴里，有些腹征具有所在部位及分布的特征，据此又产生一些特殊的名称。

痃癖：在患者直立状态下，用三指按压心下部，如果出现向胸内发散的明显疼痛，即为痃癖。即使仰卧位时的心下痞硬并不那么显著，但直立时仍

可触及压痛，此为典型的痃癖。此时多表现为沿左肩胛骨内缘出现的疼痛，该证候提示延年半夏汤、大柴胡汤、吴茱萸汤等方剂适应证。

心下支结：如图94所示，在脐和右乳头连线与右侧腹直肌的交点附近所出现的肌肉拘挛和压痛称为心下支结。此证候提示使用良枳汤、柴胡桂枝汤等方剂。

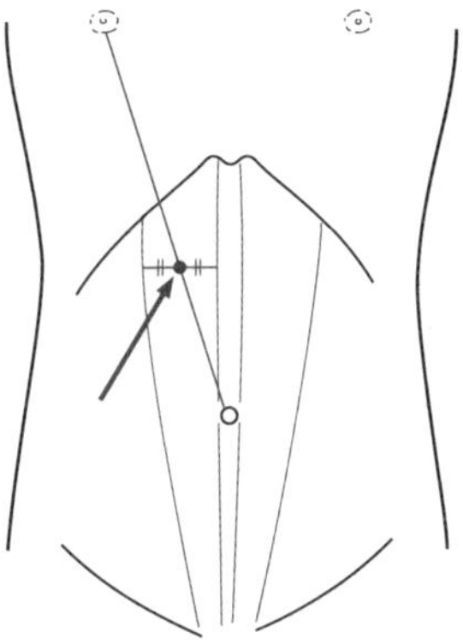
图94　心下支结

心下硬：心窝部腹壁出现的不伴有压痛的局部肌紧张亢进，称为心下硬，常见于高龄者的人参汤适应证。心下硬而范围特别广泛者称为心下痞坚，为提示茯苓杏仁甘草汤、木防己汤的证候。

有时以胸骨剑突和脐的中间部位为中心，出现如网球大小范围的抵抗，为提示桂枝去芍药加麻黄附子细辛汤的证候。

8）胸胁苦满（季肋下抵抗、压痛）

左右肋弓附近有重压感、压迫感和肋弓下肌紧张、压痛称为胸胁苦满，即胸胁苦满由自觉要素和他觉所见形成。他觉所见的诊察方法如图95所示。

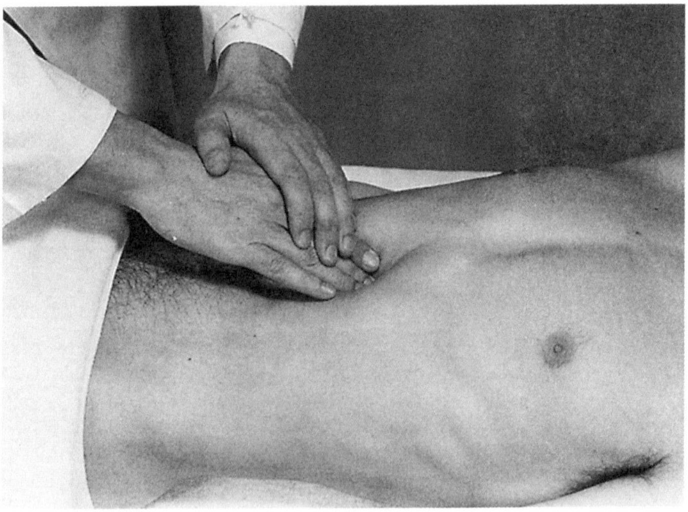
图95　胸胁苦满诊察方法

此为确定少阳病期胸胁苦满型的重要证候，在大柴胡汤适应病态最为显著，小柴胡汤适应证为中等度，而柴胡桂枝干姜汤证则为轻微程度。即在实证表现显著，虚证表现轻微。少阳病期胸胁苦满型的诸方剂与胸胁苦满、腹直肌拘挛的典型类型如图 96 所示。

方剂： 大柴胡汤　柴胡加龙骨牡蛎汤　四逆散　小柴胡汤　柴胡桂枝汤　柴胡桂枝干姜汤

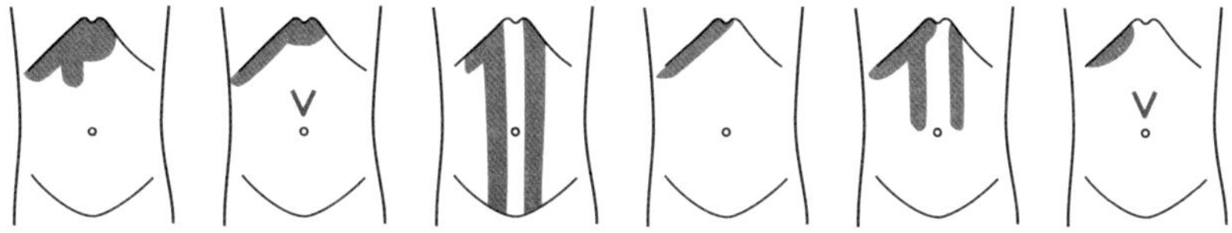

腹力： 充实　中等度～实　中等度　中等度　中等度～软　软

图 96　少阳病胸胁苦满型方剂对应胸胁苦满与腹直肌拘挛典型类型（Ｖ：脐上悸动）

9）脐上悸动（腹主动脉搏动亢进）

用手掌或手指，轻轻置于脐上正中线或正中线略偏左，可触及腹主动脉的搏动，称为脐上悸动。有时在腹壁软弱的患者通过望诊即可看到腹主动脉的搏动。

因为所有人都有腹主动脉，就容易理解为所有患者都应该有脐上悸动证候，其实并非如此，用指头轻轻置于腹壁即可触及搏动的患者仍为少数。该证候出现的机理尚不清楚。

脐上悸动被认为是一种与气逆兼水滞病态密切相关的证候。

在用于治疗气逆的方剂，如苓桂术甘汤、苓桂甘枣汤、良枳汤、桂枝加龙骨牡蛎汤等适应证，伴有脐上悸动的高频率发作。另在柴胡桂枝干姜汤、柴胡加龙骨牡蛎汤、加味逍遥散等适应证，脐上悸动屡屡出现。

10）胃部振水音（心窝部拍水音）

于胸骨剑突和脐的中间部，或者脐周腹壁，用手指轻轻叩击时听到水晃动的声音，称为胃部振水音（心窝部拍水音）。有研究表明，这是在低紧张性的胃壁及胃腔内，空气、胃液或十二指肠液并存状态下出现的证候。（文献来源：土佐宽顺等，胃内停水的研究，日本东洋医学杂志，33：53，1982）

胃部振水音是表示心下部位有水滞的一种证候。在六君子汤、苓桂术甘汤、二陈汤、茯苓饮等适应证可见到高频率发作。另在加味逍遥散、人参汤、半夏泻心汤等适应证也常可见到。

有书籍记载该证候为胃内停水，但胃内停水的正确含义是指因心下部位周围的水滞，出现的呕吐、胃部膨满感、目眩等一组证候群。也就是说，胃部振水音是构成胃内停水的证候之一，所以这两个用语必须加以明确区分。

11）小腹不仁

小腹是指腹部脐以下的范围，不仁是指内里不充实，也就是说，该部位的腹壁紧张程度与其他部位相比，较为软弱，常常伴有表面知觉的低下（图 97）。

该证候意味着五脏中肾之机能的虚衰，所以，提示金匮肾气丸、六味地黄丸、济生肾气丸等方剂适应证。

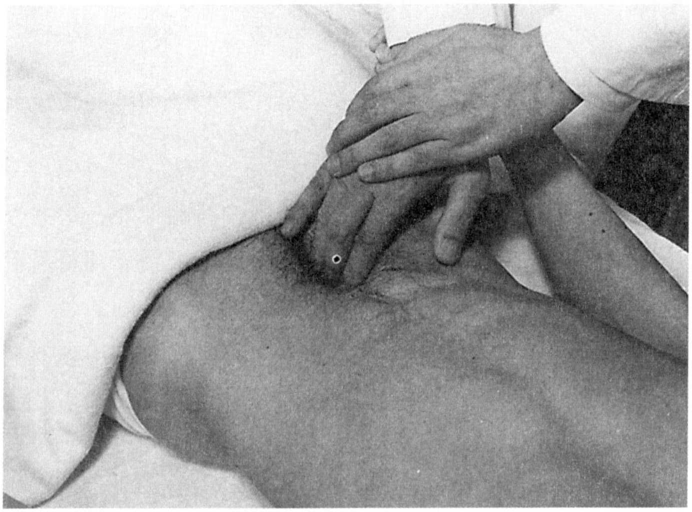

图 97 小腹不仁诊察方法

正中芯：指小腹正中可触及的纵向条索状物抵抗。常伴有小腹不仁。该证候也意味着肾之机能的虚衰。在脐上方也会出现类似的条索状物，提示五脏论的脾之虚衰。

小腹拘急：腹直肌在耻骨联合部附近出现的异常紧张称为小腹拘急。其与小腹不仁相同，也是表示肾虚的证候。

12）脐旁部抵抗、压痛

如图 98 所示，脐的斜外方约 2 横指处与腹直肌交叉点上可触及肌肉的硬结，若用指端向脊柱方向按压此部位，患者诉有放射性剧痛，称为脐旁部抵抗、压痛。这种压痛有时会出现在正中线的脐下部（脐下部压痛、抵抗）。这些均为提示瘀血病态存在的重要证候之一。

其多出现于左侧，但如瘀血诊断标准所示，右侧出现该体征时与瘀血状态关联的特异性较高。

在桃核承气汤、桂枝茯苓丸、当归芍药散等方剂适应证中，几乎全例可见该证候。

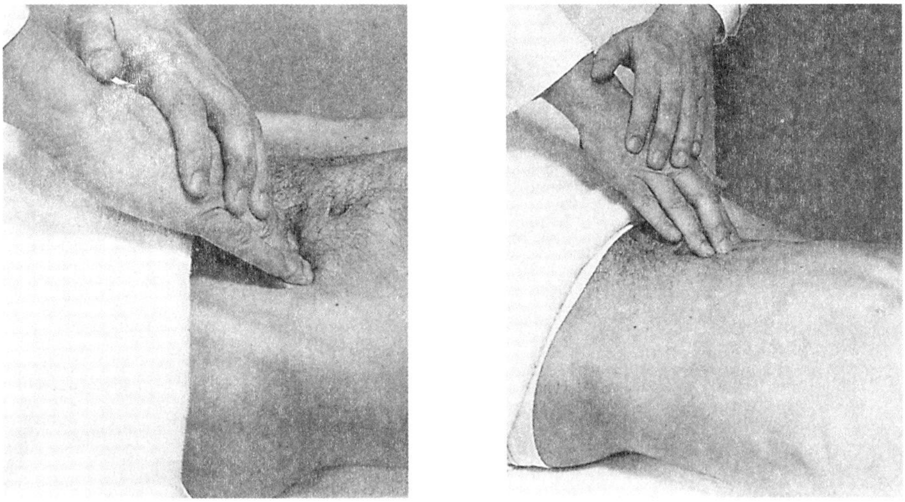

图 98　脐旁部抵抗、压痛诊察方法

13）右下腹抵抗、压痛

用指端轻轻触诊右下腹时可触及到腹壁肌硬结，以及按压此处时出现放射性疼痛称为右下腹（回盲部）抵抗、压痛。此为提示瘀血病态存在的重要证候之一。即使在活血化瘀方剂中，该证候也强烈地提示大黄牡丹汤、肠痈汤、薏苡附子败酱散等适应证。

14）左下腹抵抗、压痛

用指端轻轻触诊左下腹部乙状结肠部位时可触及腹壁肌硬结，以及按搓该部位的乙状结肠时出现的放射性疼痛称为左下腹（乙状结肠部）抵抗、压痛。此为提示瘀血病态存在的重要证候之一。即使在活血化瘀方剂中，该证候也特异性地提示桃核承气汤、芎归胶艾汤等适应证。

15）腹股沟部抵抗、压痛

有时用指端按压腹股沟处的髂前上棘前缘时会出现压痛，被认为提示当归四逆加吴茱萸生姜汤适应证的证候之一。

有观点认为腹股沟部的腹股沟韧带出现压痛时，提示四物汤及其加减方的适应证。

第七章　证：诊断和治疗的方法与程序

一、证的定义

在临床现场，广泛使用着多种汉方方剂，即使像小柴胡汤治疗慢性肝炎这样按照现代医学疾病分类而使用者也不在少数。无须多言，基于“证”而使用各种方剂仍是现阶段安全且有望取得良好疗效的方法论。之所以限定于“现阶段”的理由，是为随着今后研究进展而形成更高治疗精度的方法论留些余地。就现状而言，应将“证”作为目前最易取得临床疗效的一种操作假说来认识（图 99）。

证的定义表述如下：“证是将患者现时点出现的症状，通过气血津液、阴阳、虚实、寒热、表里、五脏、六病位等基本概念加以认识，进一步综合所捕捉到的显示病态特异性的证候之结果，从而得出的诊断，亦为治疗指示。”

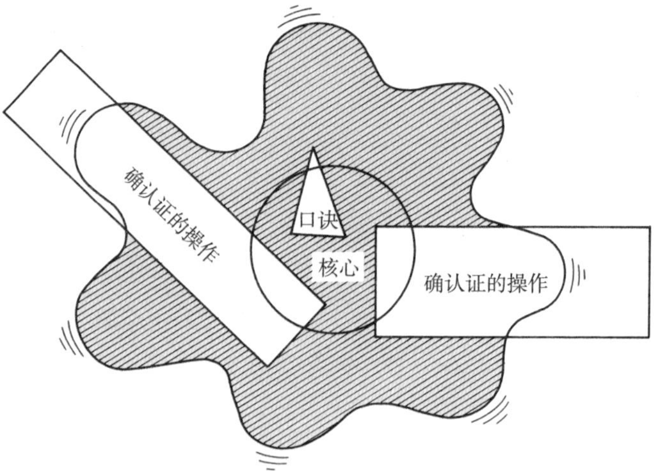

图 99

斜线部分表示方剂的适应病态，即证。如果除去核心部分，证便不能确立。依据今后的临床研究逐步明确核心周围的事项。口诀，指积累了丰富临床经验的先人记述关于证之核心的话语。

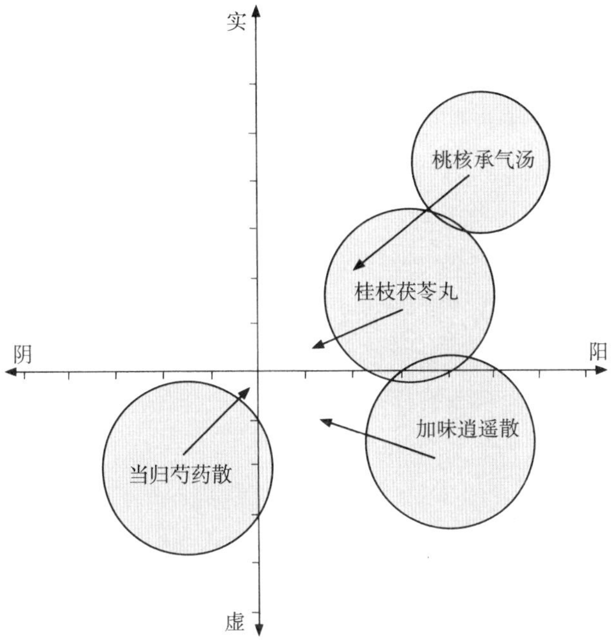

图 100　活血化瘀方剂的阴阳定位及其作用矢量图

对该定义加以注释，所谓“现时点”，是基于汉方诊疗学对疾病通常呈流动状态的认识，即认为，证在一名患者身上不是无变化的存在，而是在身体和外界致病因素相互作用下而时刻变化的。关于流动性病态的详细认识记述于第五章（六病位）。“显示病态特异性的证候”之所指，如葛根汤适应病态之项背部肌肉强凝、小柴胡汤之胸胁苦满，或者半夏泻心汤之心下痞硬、肠鸣音亢进等。另所谓“诊断，亦为治疗指示”，其理由如图 100 所示，根据诊断而认识到从正常状态的偏位，从而指示出将其向正常状态修正的方向。这就意味着医师如果不事先收集各种汉方方剂具有的作用矢量与其病态的谱系（方位），治疗上便难以成功。可以理解方剂方位与证之间具有类似钥匙和锁（key and lock）的关系，此为“方证对应”，是汉方医学传统上特别常用的方法论。根据该方法论的有利之处在于能够以小柴胡汤证的形式，用方剂名称来表现病证。另外，以这种认识作为共通的基础，能够进行收集病例、实施对照性试验等研究。

二、证的确定

证的定义如上所述，完成证的最后确立的步骤，一般根据主诉和疾患的不同有数种路径。在本书的典型证例中记录了该程序、步骤，现总结如下。

1. 在以全身倦怠、体质虚弱、消瘦等为主诉和主要症状的证例，诊断气血津液的某一项是否失调，然后参考五脏论，把握病态，进一步考虑鉴定特异性证候，以进行证的最终确立。如一证例，在气虚证之脾功能衰退，而特异性证候为轻度胸胁苦满存在的情况下，即诊断为补中益气汤证。

2. 急性热性疾患或者部分慢性疾患的证例，首先决定六病位，判断虚实，进一步鉴定特异性证候，进行证的最终确立。

3. 在慢性疾患中自觉症状和体征错综复杂的证例，根据具体情况采用气血津液论、五脏论、六病位等认识，鉴定特异性证候，进行证的最终确立。此时会判断出数个证，所以要逐一尝试，观察临床效果进行修正。

4. 尽管有时现代医学检查结果有异常，却缺乏汉方诊疗学意义上的所见。对于该场合的证例，今后需要研究其对策，也是汉方诊疗学被期待的领域。可参考如下情况。

（1）延伸五脏论的抽象概念进行对应。例如，重症肌无力症的主要特征是肌力低下，以五脏论中脾的作用衰弱来解释，使用补脾益气的方剂。

（2）对于显微镜下血尿、便潜血、血清胆红素值轻度升高等，可以将这些现象解释为迄今基本上依赖五官判断的特异性证候之延长线上的变化，在考虑阴阳、虚实同时，选用各自具有特异性证候的猪苓汤、三黄泻心汤、茵陈蒿汤等。

（3）参考前贤对相同证例的治疗经验进行对应。有些情况提示，此时将类似自身免疫这样的共通机制置于疾病发生发展的全盘基础而作为线索来考虑是有益的。

（4）可以参考各种汉方药物基础实验的研究结果来选定处方。例如根据人参皂甙改善脂代谢基础研究数据，对高脂血症患者选用含有人参的人参汤、小柴胡汤等。

总之，在一种治疗途径未获成功的场合，从具体证例中找出其他的关键词，来确定适应不同范畴的证。

三、汉方方剂矢量论的定位

前面记述道，方剂的方位与证之间具有钥匙和锁（key and lock）的关系（方证对应），医师如果不事先收集各种汉方方剂具有的作用矢量与其病态的谱系（方位），治疗上便难以成功。所以，在本书方剂解说（附录）的病态项里，记载着各方剂在阴阳论或气血津液论中占据的位置，有助于理解方剂的方位。在此试用阴阳、虚实坐标轴对这些记载的意义进行解释。

如第四章所述，阴阳是表现人体反应的总括性概念，虚实是指发生反应场所动员的气血之多寡。将这些内容用 X 轴和 Y 轴表现出来虽然存在一定问题，但在帮助理解治疗瘀血的方剂（祛瘀血剂）方面进行了尝试（图 100）。

图 100 表示出作为祛瘀血剂的代表方剂的桃核承气汤、桂枝茯苓丸、加味逍遥散和当归芍药散的位置关系。所有方剂均具有朝向原点（身体平衡状态）的作用矢量。但桃核承气汤、桂枝茯苓丸矢量方向与当归芍药散矢量方向相反。这一点在将汉方方剂应用于临床时非常重要，也就是说，如果对具有当归芍药散适应病态的证例误投桃核承气汤，身体会进一步向阴性、虚性方向偏位，有时会引起腹泻、发冷、倦怠感等症状。相反，对于应该用桃核承气汤的证例，如果投予当归芍药散，则会出现身体发热感、烘热、倦怠感等不适症状，疾病不能治愈。最近临床上频繁用于慢性肝炎的小柴胡汤，与桂枝茯苓丸处于相同的位置。所以，若将该方剂用于肢冷证、胃肠虚弱者，可能出现胃部膨满感、腹泻、发冷加重等症状。即使同样被诊断为慢性肝炎的患者，若为如此虚弱而有肢冷证者，适宜人参汤、附子理中汤等具有向上矢量的方剂。

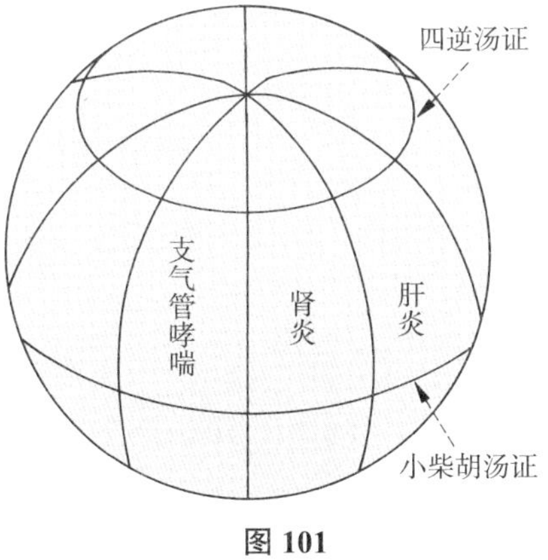

图 101

证与现代医学病名的关系相当于地球仪的经度和纬度。

可以认为证处于对各种疾患的横断状态

四、证与现代医学病名的关联

传统汉方医学与现代医学是分别独立发展形成的，汉方医学是身心一如的体系，而现代医学则是追及人体物质成分方面的体系。所以，如果从极端的原则论来看，证和现代医学的病名没有任何关联（图 101）。但是，无论采用何种看法，病人为同一个，便又存在着提示两者关联性的基础。事实上，现代医学的诊断病名与证之间有着极其密切关联的事例并不少。例如，血管性头痛与桂枝人参汤证、梅尼埃病与泽泻汤证、歇斯底里病（癔病）与甘麦大枣汤证、过敏性支气管哮喘与小青龙汤证、过敏性肠综合征与桂枝加芍药汤证、慢性肝炎与小柴胡汤证、急性尿路感染与猪苓汤证等。

作为使汉方方剂更加容易地运用的方法论之一，希望今后进一步推进这些关联性的研究。

笔者在本章开头已明确述及，可以认为证是一种操作假说（图 99）。因此，今后也可以使用对照试验等药效评价方法，就汉方方剂适应病态与现代医学病型分类的相关性，展开新的操作假说的探究。

第八章 “证”的确定演习

一、过敏性皮炎

参考证例

患者25岁，女性，未婚，公司职员（行政事务）。患有过敏性皮炎，希望汉方药物治疗来院就诊。小学低年级开始出现皮疹，使用激素类外用药和抗组织胺药物等治疗，但病情缓解与加重交替出现。为此1993年7月来院就诊。

家族史无过敏性疾患史。4年前因右上臂化脓，出现伴全身发疹的败血症而住院治疗。

身高156cm，体重50.5kg，体温36.8℃，脉搏72次/分，律齐，血压119/78mmHg。

皮疹呈干燥性，全身皮肤干燥性倾向有热感。皮疹见于颜面、后颈部、肘内侧部、腕关节内侧，而躯干部和下肢未见皮疹。颈部和口周围瘙痒尤甚。有便秘和经期前后诸症。脉弱小，舌暗红，苔微白。

腹诊：腹力中等（3/5），脐上悸动，两侧脐旁及右下腹有压痛。

检查结果：WBC 8120/μL，嗜酸性粒细胞789/μL，IgE(RIST) 3535 IU/mL，肝功能、肾功能等未见异常。

证的确定

步骤1　考虑气血津液异常

经期前后诸症，脐旁左右压痛，右下腹压痛，舌暗红，提示瘀血病证。还有，对于皮肤及皮疹干燥考虑也伴有血虚。皮疹分布于上半身，可触及脐上悸动，也考虑气逆倾向。

步骤2　考虑属阴属阳

体温36.8℃，从有热感来看，考虑阳性证为宜。

步骤 3　考虑为虚为实

从腹力中等度来看，提示虚实夹杂证，但其脉弱、小为虚证迹象。腹诊与脉诊所见乖离，如此错综复杂情况在临床上经常遭遇到。一般通则是，在急性感染症的场合重视脉诊，另一方面，对于慢性过程的病证则优先考虑腹诊所见。所以该证例的场合优先考虑腹诊所见。

步骤 4　从腹部证候选择方剂

该证例为瘀血伴有气逆病证，可触及左右脐旁压痛及右下腹压痛。参考“瘀血的治疗方剂”（41 页），记载有虚实夹杂证使用桂枝茯苓丸、加味逍遥丸，实证使用桃核承气汤、肠痈汤、大黄牡丹汤等。再看“气逆的治疗方剂”（25 页），可以理解桂枝、甘草配伍组合为治疗气逆方剂的基本结构。

因此，在上述方剂中选择含有桂枝（桂皮）者时，就会找出桂枝茯苓丸和桃核承气汤。桂枝茯苓丸的构成为桂皮、芍药、桃仁、茯苓和牡丹皮，桃核承气汤为桂皮、桃仁、大黄、甘草和芒硝。桃核承气汤证为实证，多有便秘倾向和左下腹压痛。按照教科书式思考，该病例应该是桂枝茯苓丸证，但是判断其有明显气逆，加之有便秘倾向，暂先考虑桃核承气汤证。另外，因可见右下腹压痛，期待薏苡仁药效，同时认为肠痈汤证并存，故投予桃核承气汤加牡丹皮、薏苡仁进行治疗。

如果这个诊断是错误的情况下，可以预料会出现剧烈腹泻、腹痛、胃部不适感等症状。所以事先告知患者或许会出现这些不适症状，一旦出现立即停服原药量，改为半量。

治疗经过　服药开始后，随即大便通畅，情绪也稳定下来。

4 周后，颜面潮红减轻，同时皮疹状态也变得轻快。其后 2 年间服用本方，病情处于缓解状态。

二、颈腕综合征的肩凝、头痛

参考证例

患者 35 岁，女性，精密仪器工。主诉两侧颈部及肩部强凝、头痛而来院就诊。

既往史：6 岁时阑尾炎切除术，29 岁因外伤右锁骨骨折。5 年前上消化道造影提示胃下垂。

现病史：高中1年级时无明显诱因肩凝加重，颈部肩部强凝加重时出现后头部为中心的搏动性头痛。不伴有恶心呕吐。即使无头痛时，也会有头部被东西盖着的感觉。

到目前为止，未曾到医院就诊，头痛严重时自己服用一片药店出售的止痛药，但最近每天服用，且一次2片。但止痛药效果并不充分，已经影响工作，故于1993年5月来科就诊。

身高155cm，体重47kg，血压110/70mmHg，脉搏72次/分，律齐，体温36.0℃。

包括神经系统在内的体格检查未见明显异常。临床实验室检查提示轻度贫血，RBC $385\times10^4/\mu L$，Hb 10.7g/dL，MVC 86.5fL，血清铁80ug/dL，TIBC 378ug/dL，铁蛋白4.9ng/mL，其他无异常。腹部超声检查未发现子宫肌瘤。

自觉症状有两侧颈肩强凝，身体易发冷而喜欢泡热水澡，腹部易发胀，食物精细，食后即睡意来袭，易疲劳，睡醒后情绪不好。常有头部像戴了帽子的感觉，两下肢容易浮肿等。

大便正常，夜尿3次。月经周期不规则，推后1周，经期2～3天，出血量略多。平时有白带。

他觉所见，面色青白，皮肤呈干燥倾向。自觉颈肩部大范围发硬但肌肉拘凝不显著。脉虚略涩。舌质颜色正常，胖大有齿痕，苔薄白湿润。

腹诊：腹力2/5（略软弱），心下痞硬，振水音，脐上悸动，左右两侧脐旁有压痛。

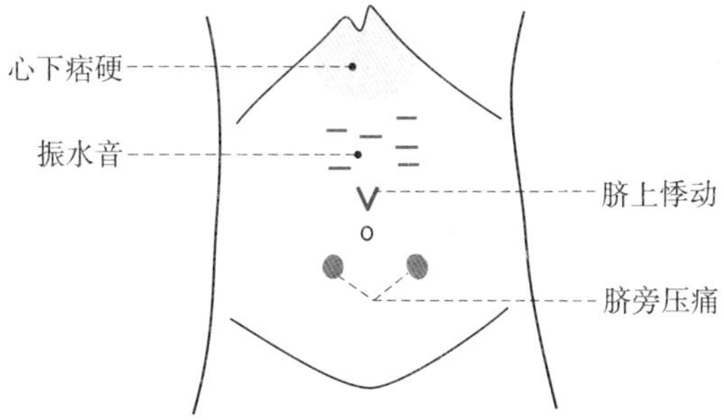

图102

证的确定

步骤 1　考虑气血津液的异常

因为头痛本身也伴有气血津液中某一项的异常，所以其本身不能成为鉴别气血津液的依据。但是“头部像盖着东西的感觉”（头冒感）是“气郁诊断标准”（17 页）的一项，加之该证例也有腹部膨满感，均强烈提示气郁病证。在此基础上，还有食物精细，食后即睡意来袭，易疲劳等自觉症状，在“气虚诊断标准”（11 页）中评分较高，表明气虚病证并存。而且易浮肿、胃部振水音等提示水滞并存，同时有月经紊乱、脐旁压痛等瘀血病证。

步骤 2　考虑属阴属阳

身体易发冷而喜欢泡热水澡、面色青白等提示阴证。

步骤 3　考虑为虚为实

从腹力弱、脉虚等证候，考虑为是虚性病证。

步骤 4　综合以上信息朝向最终诊断

本证属阴证、虚证，为气郁、气虚、水滞兼瘀血并存的病证。所以查看“气郁的治疗方剂”（17 页）和“气虚的治疗方剂”（12 页），找出在两个章节均出现的方剂是半夏白术天麻汤。该方剂构成为，在陈皮、半夏、白术、茯苓、人参、生姜（以上近似六君子汤）的基础上加泽泻、黄芪、天麻、麦芽、干姜。泽泻利水，黄芪、麦芽补气，天麻镇痛、止晕，干姜温里（温煦身体的中心部）。

综上所述，确定该证例为半夏白术天麻汤证。虽然对瘀血病证未予对应处理，但气血津液之间存在着循环联系，改善气郁、气虚，并通过利水，使血液运行兼得改善，所以进行了未给予活血祛瘀方剂的治疗过程观察。

治疗经过　服药 1 周后，20 年来的颈肩部强凝消失，头痛也得到改善。治疗 4 周后诸症状明显改善，遂停药。

讨论　自诉颈肩部强凝和头痛的患者多见。阳性病态者，表现为葛根汤、柴胡桂枝汤适应病态者较多，但如该证例属于太阴病期者，为脾功能衰弱，重要的是改善脾功能。

半夏白术天麻汤配伍有改善水滞的半夏、白术、茯苓、泽泻等药物，非常适宜如该证例而容易晕车、有浮肿倾向者。该方剂具有改善气虚的同时也改善气郁的作用，是一个适用范围很广的方剂。

（新谷卓弘医案）

三、肾病综合征

参考证例

患者47岁，男性，从事渔业经营。希望用汉方药治疗肾病综合征而就诊。1988年居民体检时发现大量蛋白尿，遂即到某市医院住院治疗。当时尿蛋白10～15g/d，血清总蛋白3.8g/dL，血清白蛋白2.8g/dL，肾组织活检诊断为膜性肾病。数年来，调换数种药物未间断治疗，效果不明显。

在本院初诊时1990年9月，血清总蛋白4.6g/dL，血清白蛋白2.5g/dL，血清总胆固醇296mg/dL，BUN 31mg/dL，肌酐1.5mg/dL。

自觉症状，全身倦怠明显，对什么都没有兴趣。食欲不振，不发冷。大便1日1次，但腹部有膨满感。

他觉所见，血压150/90mmHg，体重63.5kg，体温37.1℃。脉略实而弦。舌暗红，胖大有齿痕，苔微白。腹诊：腹力3/5，有大范围的鼓音，小腹不仁，无腹水。双下肢浮肿。

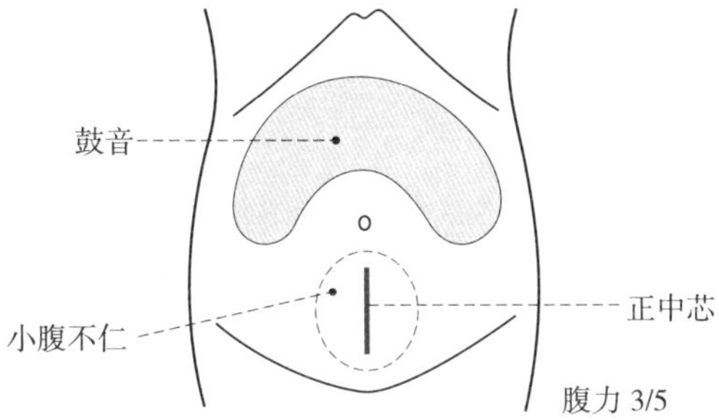

图 103

证的确定

步骤1　考虑气血津液的异常

全身倦怠感、对什么都没有兴趣、食欲不振、腹部膨满感、腹部鼓音等，为强烈提示气郁的自他觉症状。双下肢明显浮肿为水滞，舌暗红提示瘀血。

步骤2　考虑属阴属阳

体温不低，也不发冷，所以不是阴证。

步骤3　考虑为虚为实

脉略实，腹力中等，故考虑为虚实夹杂证～实证。

步骤 4 肾病综合征是常用利尿剂的疾病，首先看“水滞（全身型）的治疗方剂”（51 页），适合虚实夹杂证～实证的方剂有分消汤、柴苓汤和五苓散。其中柴苓汤由小柴胡汤和五苓散组合而成，所以将腹诊确认胸胁苦满者作为其典型证。该证例无胸胁苦满，首先可以排除柴苓汤。

比较五苓散和分消汤的构成，五苓散为泽泻、猪苓、茯苓、苍术、桂皮，分消汤与五苓散相同点为泽泻、猪苓、茯苓和苍术，然后加上陈皮、厚朴、香附、枳实、大腹皮、缩砂、木香、灯心草和生姜。参考“改善气郁的药物”（18 页），可见适合气郁证者几乎均为这些药物。也就是说，可以理解分消汤证是五苓散证伴气郁之病证。故该证例确定为分消汤证。

治疗经过 服用汉方药 2 周后，腹部膨满感减半，身体气力增加。服药 3 个月，血清总蛋白 5.8g/dL，白蛋白 4.0g/dL，血清总胆固醇由 296mg/dL 降至 216mg/dL，BUN 27mg/dL，肌酐 0.86mg/dL，相关指标均有所改善。

服用汉方药 1 年后，血压 114/70mmHg，停用部分西药。此时血清总蛋白 6.6g/dL，白蛋白 4.4g/dL，血清总胆固醇 218mg/dL。

其后 7 年来继续服药，治疗经过顺利，血清总蛋白 7.3g/dL，白蛋白 4.9g/dL，BUN 25mg/dL，肌酐 0.9mg/dL。只是尿蛋白半定量持续（+）。

讨论 此为按照汉方诊疗方法对西药治疗不敏感的膜性肾病导致的肾病综合征取得良好疗效的病例。

据多篇报告，小儿肾病综合征宜用柴苓汤，也有五苓散有效的报告。

四、非典型抗酸菌病

参考证例

患者 24 岁，女性，公司职员（事务工作）。以易疲劳、左胸部疼痛为主诉于 1991 年 4 月就诊。2 年前的 1989 年 5 月突然咳血，诊断为肺结核，予以抗结核相关治疗，1990 年 2 月治愈后停药。

但是同年 3 月、6 月、8 月出现少量咳血，痰培养检查诊断为非典型抗酸菌病，仍予以抗结核相关治疗。因仍有易疲劳和左胸部疼痛，希望汉方药治疗而来院就诊。身高 155cm，体重 51kg，血压 110/56mmHg，体温 37.0℃，脉搏 72 次 / 分，律齐。

面色白，颊部轻微潮红，口唇干燥，脉在虚实之间，细略紧。腹诊：腹力 2/5，脐上悸动，右侧胸胁苦满，两侧脐旁压痛。下肢发冷。

实验室检查 CRP 0.1mg/dL，血沉 5mm/h，WBC 3900/μL，RBC 396×10^4/μL，Hb 12.3g/dL，生化检查未见异常。

胸片提示左肺中部可见直径 3cm 的网状阴影。

除上述所见之外，明显月经不调，11 岁月经初潮，16 岁时减肥出现闭经，4 年前到妇科就诊，予以激素治疗，但仍月经不调至今。

证的确定

步骤 1　从六病位考虑。

腹诊可见胸胁苦满，为少阳病期出现的特异性证候，所以首先考虑少阳病期胸胁苦满型。

步骤 2　考虑为虚为实。

因为腹力略软弱（2/5），脉在虚实之间而细，考虑为虚实之间～虚证，但其主诉为易疲劳，加之脉细，故考虑为虚证。

步骤 3　考虑气血津液的异常。

主诉为易疲劳。易疲劳并不能直接认为就是气虚，但可能性较大。面颊潮红和下肢发冷为上热下寒，提示气逆病证。腹诊可触及脐上悸动，进一步佐证气逆。该病例的闭经、两侧脐旁压痛，考虑瘀血病证并存。

步骤 4

基于上述情况查看“少阳病期胸胁苦满型治疗方剂”，需要鉴别柴胡桂枝汤、抑肝散加陈皮半夏、柴胡桂枝干姜汤等。从气逆观点来看，抑肝散加陈皮、半夏难以采用。对于伴有脐上悸动的上热下寒病证，柴胡桂枝干姜汤适宜，所以该证例确定为柴胡桂枝干姜汤证。在此必须进一步考虑如何处理并存的瘀血证。柴胡剂也可以说是广泛意义的活血祛瘀剂，临床也屡有柴胡剂单独使用改善瘀血的经验。活血化瘀剂改善呼吸系统的循环状态的作用也容易想象。另，该患者为结婚适龄期女性，更应该积极治疗。从“瘀血的治疗方剂”（41 页）看，考虑为当归芍药散证，于是决定二方并用。将柴胡桂枝干姜汤颗粒 7.5g 和当归芍药散颗粒 5g 混合后，分为 4 包，早晚各 1 包（4 包为 2 天量），开始用药。

治疗经过　服用 1 个月后主诉症状基本消失。抗结核药物（其他医师处方）继续并用。

1992 年 10 月左肺中部网状阴影消失，结核的经治医师也吃了一惊，遂停用所有抗结核药。

仍月经不调，在妇科使用枸橼酸克罗米芬等治疗。

1994 年 10 月结婚。服药至 11 月份自行终止。

第二年 7 月患者寄来告知顺利分娩的感谢信。

讨论　拜读先贤经验集，曾记载药用人参可引起咳血，使病情恶化的案例。推测为人参扩张支气管壁血管增加血流所致。所以该证例虽可见气虚证，但未用人参汤类而选择柴胡桂枝干姜汤。

五、虚弱儿童反复发作性支气管炎

参考证例

患者 4 岁，男孩。因易患感冒而来院就诊。自出生以来就容易患感冒，从 1994 年（3 岁）入幼儿园开始，每月出现 1 ～ 3 次发热（38.0 ～ 39.0℃），伴有流鼻涕、咳嗽。即使不发热时，也经常流黄鼻涕。所以 1994 年 10 月到附近医院就诊，怀疑是副鼻窦炎，予以抗生素类并雾化吸入，但症状无改变。

1995 年发热频度无变化，在本院小儿科就诊，各项检查未见异常，嘱继续观察。希望改善体质，同年 5 月到本科就诊。

身高 108cm，体重 18kg，体温 36.9℃，血压 120/62mmHg，脉搏 80 次 / 分，律齐。咽喉部轻度发红外，未见其他明显异常。

白细胞 6460/μL（嗜中性 59.8%），嗜酸性粒细胞 447/μL，无贫血，生化检查除 CRP 0.7mg/dL 外，未见其他明显异常。IgE-RIST ＜ 25IU/mL。

自觉症状，流鼻涕和鼻塞交替出现，鼻子没有清爽的时候。有时皮肤瘙痒，颈部以上容易出汗。注意力不集中，二便无异常。

他觉所见，皮肤略显干燥，脉候略浮，在虚实之间。舌色正常，苔微白湿润。腹部触诊时发痒笑出声来，具体情况不详，但可判断轻度右侧胸胁苦满和两侧腹直肌紧张。

证的确定

步骤 1　考虑五脏失调

从小儿到青春期的患者，进行腹诊时，仅让患者露出腹部，有的会有戒备的神情，有的孩子会笑出声来。如果手触诊腹部，患者身体会弯曲想躲开。因此不易获得真实的腹征。诸如这种患者的精神状态，用五脏失调理论考虑为肝之阳气过剩（62 页）。

步骤 2　考虑属阴属阳

触及轻度胸胁苦满，可以考虑为少阳病期的胸胁苦满型。

步骤 3　考虑气血津液的异常

皮肤干燥倾向，注意力不集中，腹直肌紧张为“血虚诊断标准”（33 页）中所列项目，宜考虑血虚病证存在。

步骤 4

考虑以上病证是以呼吸道、副鼻腔感染为基本的反复发作。在此查看“肝异常的治疗方剂”（62 页），提示胸胁苦满伴有口腔、咽喉部炎症者为柴胡清肝汤证。该表以胸胁苦满为关键词，列举柴胡桂枝汤等。咽喉炎、扁桃体炎反复发作的场合，要与小柴胡汤加桔梗石膏证进行鉴别。柴胡清肝汤和小柴胡汤加桔梗石膏的共通点是均配伍具有抗炎症作用的桔梗，二方均被保险药价基准收载。

柴胡清肝汤在柴胡、黄芩等柴胡汤基本构架上，加之黄连解毒汤、四物汤，再配以桔梗、连翘等具有抗炎症作用的药物。该证例诊断为柴胡清肝汤证。

治疗经过　柴胡清肝汤颗粒每天 5g，服药 1 个月内出现 2 次发热，但均为 37.0℃，其后未再出现发热。因鼻塞、流鼻涕尚未完全消失，故从第 3 个月始并用葛根汤加川芎辛夷 5g，治疗过程顺利。

讨论　并不限于儿童，对许多患者改善虚弱体质是汉方医学擅长的领域。

对怕冷、不耐寒、胃肠虚弱者，使用小建中汤、黄芪建中汤、人参汤等多数有良效。

另外，对热性倾向者、淋巴结肿大者、鼻炎或咽喉炎反复发作者，经常使用柴胡清肝汤、小柴胡加桔梗石膏、荆芥连翘汤等方剂。

还有使用补中益气汤、柴胡桂枝干姜汤等疗效良好的病例。

虽然体质虚弱的本质尚未阐明，但可以考虑以免疫应答为主轴，伴有神经系统、内分泌系统失调，即所谓身体防御机能失调者，便是自古以来称为体质虚弱的状态。

（佐藤伸彦医案）

六、慢性头痛

参考证例

患者 63 岁，主妇。主诉头痛、耳鸣、心窝部不适感。1994 年 12 月开始出现头痛、耳鸣。头痛为非搏动性疼痛，后头部尤甚，于傍晚开始加重，伴有失眠，耳鸣“吱——吱——”如蝉鸣。

在本院脑外科就诊，神经学检查未见异常，头部 CT 扫描也未见异常。诊断为肌紧张性头痛，予以非甾体类消炎药等治疗，但仅有若干程度改善，又出现了心窝部疼痛。

1995 年 9 月在本院内科就诊。行上消化道内窥镜等检查未见异常，予以二种西药治疗，但心窝部不适感未见明显改善，为此同年 11 月介绍到本科就诊。

身高 161cm，体重 48kg，体温 36.8℃，血压 118/64mmHg，脉搏 84 次 / 分，律齐。体格检查未见明显异常。血液检查、生化学检查等均正常。

自觉症状，除主诉外，还有易疲劳，易受外界事物惊吓，心情不舒畅，睡眠欠佳，睡眠浅。下肢发冷，颜面发热。二便正常。心窝部不适感的同时还有食欲不振、恶心。

他觉所见，颜面潮红，口唇干燥，下肢发冷，特别是上半身明显发汗倾向，脉略浮而弱。舌色正常，苔微白湿润。腹部证候如图 104 所示，可触及心下痞硬、脐上悸、脐下悸。

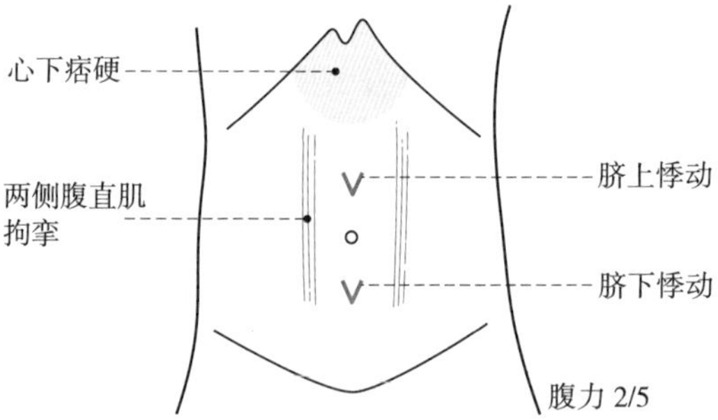

图 104

证的确定

步骤 1　考虑气血津液的异常。

该证例明显提示出听取自觉症状的重要性。易疲劳、易受外界物事惊吓、食欲不振均为“气虚诊断标准”（11 页）中的项目，提示气虚病证。

另外，下肢发冷、面部发热、腹部触及脐上悸动与脐下悸动等，为“气逆诊断标准”（25 页）中高评分项目，为气逆病证。

步骤 2 考虑属阴属阳。

脉浮、颜面潮红等似可考虑为阳证，但下肢发冷亦应考虑为阴证。可以判断的是，该证并非必须使用附子配伍方剂的少阴病期和厥阴病期。

步骤 3 考虑为虚为实。

从腹力软弱（2/5）、脉弱来看，此为虚证。

步骤 4 考虑腹诊所见。

心下痞硬为少阳病期、太阴病期常见证候，在少阳病期提示为三黄泻心汤证、半夏泻心汤证、茯苓饮证等，若在太阴病期则是确定吴茱萸汤证、人参汤证、桂枝人参汤证等之重要依据。因该证例为明显的气逆病证，所以参照“气逆的治疗方剂”（25 页），与心下部位疼痛和头痛相符的方剂为桂枝人参汤，故确定为桂枝人参汤证。

治疗经过　投予桂枝人参汤颗粒（津村制药）7.5g/d，同时继续前面的治疗。

服药翌日，心窝部不适感、恶心等症状消失，遂停用两种西药。服药 3 天后头痛、耳鸣症状减半，可熟睡。遂将非甾体类消炎药等减量至 1/3。

服药 3 周，头痛、耳鸣基本消失，停用非甾体类消炎药等。现在仅服用桂枝人参汤颗粒，治疗过程顺利。

讨论　有时病态跨及阳病期和阴病期，专业术语称之为“并病”。例如少阳病期方剂柴胡桂枝汤，正确的适应证应该是太阳病期和少阳病期的并病状态，实际为小柴胡汤（少阳病期）与桂枝汤（太阳病期）的合剂，所以具有同时处理两个病期诸症状的能力。

桂枝人参汤亦可看作人参汤（太阴病期）和桂枝甘草汤（太阳病期）之合剂，可以同时处理这两个病期的症状。

头痛、颜面潮红、脉浮数等为太阳病期症状，心窝部不适感、下肢发冷、易疲劳等宜考虑为太阴病期症状。

非甾体类消炎药引起胃肠道功能障碍，用五脏学说解释的话，即为减弱脾的作用，所以作为伴有气虚的头痛患者的治疗方法，其中存在着很大的矛盾。

（关矢信康医案）

七、伴有腰痛的间歇性跛行

参考证例

患者 76 岁，男性。以伴有腰痛的间歇性跛行为主诉就诊。约 5 年前始自觉腰痛，到骨科就诊，诊断为椎管狭窄症，予以抗炎、外敷镇痛等治疗。从 2 年前出现步行数分钟则下肢疼痛，稍加休息方可继续行走的间歇性跛行，渐渐连续行走的距离越来越短。最近仅可连续步行 20 米的距离。

消炎镇痛药物对腰痛有效，但间歇性跛行未改善。

身高 165cm，体重 68kg，血压 145/92mmHg，体温 36.3℃，心音、呼吸音正常。神经学检查两下肢膝腱反射、跟腱反射消失，但表面知觉无异常。下肢肌力尚可。

腰部 MRI 检查提示腰椎 1 ～ 5 广泛性椎管狭窄。为除外下肢闭塞性动脉硬化症，进行大腿动脉 MRA 检查，未见明显异常。头部 MRI 检查近侧脑室旁的左白质 2 处、右白质 3 处可疑微小脑梗死。血液检查 γ-GTP、AST、ALT 为正常值上限，但无高脂血症、贫血等（多血症倾向）。

自觉症状有怕热，食欲正常，好饮酒（清酒 600mL/d）。有时右下肢抽筋。便秘倾向，但无夜尿，可熟睡。饮酒和入浴后腰痛、跛行减轻，有时以此作为饮酒的借口。

他觉所见颜面红赤，颈部短粗。两眼有神，未见抑郁倾向。脉候实、大，舌色调紫暗，苔黄湿润。腹候如图 105 所示，腹力充实（4/5），右侧胸胁苦满，有两侧脐旁压痛。

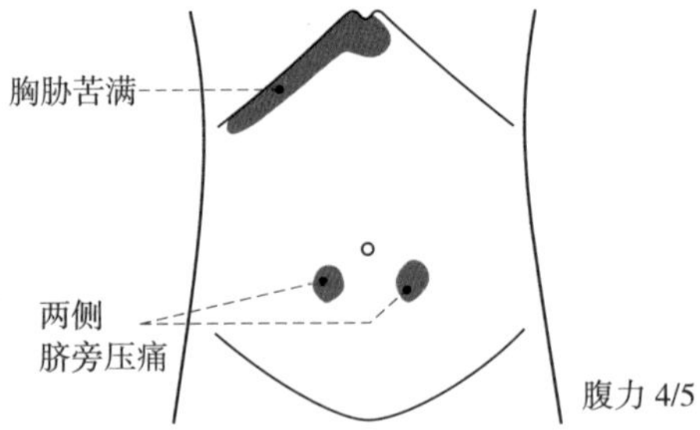

图 105

证的确定

步骤 1　从六病位考虑

如前所记述证例四（194 页）中记载，胸胁苦满腹证是少阳病期之特征性证候。该证例即为少阳病期胸胁苦满型病证。

步骤 2　考虑气血津液的异常

舌质紫暗，两侧脐旁压痛，以及胸胁苦满，参考“瘀血诊断标准”（40 页）均提示为瘀血的病证。

步骤 3　考虑为虚为实

腹力、脉力均充实，考虑为实证。

步骤 4

参考“少阳病期胸胁苦满型的治疗方剂”（117 页），可不加犹豫地确定为大柴胡汤证，但需要考虑如何处理其瘀血状态。如证例四所记述（194 页），柴胡剂为广义上的祛瘀剂，故单独投予大柴胡汤亦可充分期待其改善瘀血的作用。

可是，考虑一下椎管狭窄的病理生理，位于闭锁空间的脊髓、马尾神经处于被压迫状态，特别是静脉循环状态受阻，神经组织处于低氧状态。低氧状态引起组织酸中毒，由此影响到葡萄糖在细胞内的转移，出现 Na–K 泵功能紊乱。组织内出现水肿，无处躲避的脊髓、马尾神经处于水肿状态，越来越陷入恶性循环。如果考虑该证例的间歇性跛行是如此形成的，所以并用有明显改善微循环的“瘀血的治疗方剂”（41 页）是非常必要的。阳证、实证的祛瘀剂有桃核承气汤，但大柴胡汤中已经内含大黄，所以与桂枝茯苓丸组合，确定为大柴胡汤合桂枝茯苓丸证。水煎剂方便之处，可以在大柴胡汤基础上加桂皮、桃仁、茯苓。

临床治疗经过：服药数日后，两腿变得轻松，两周后可以连续步行 50 米。随后顺利恢复，6 个月后可以行走 1 千米，1 年后可以连续行走 1 小时以上。建议继续治疗，现仍在服药中。

后记

该证例亦显示，头部 MRI 检查提示的无症状性微小脑梗死，临床并不少见。对于此种病证不要拘泥于瘀血的诊断标准，推荐活用活血祛瘀剂。笔者将瘀血病态与微循环的关联、活血祛瘀剂药理作用等研究当作毕生的工作，可以确认，活血祛瘀剂的普遍效果在于降低血黏度、保护血管内皮细胞、增加微循环的血流量（第二章·瘀血·临床眼目）。因而，不限于椎管狭窄症、无症状性微小脑梗死等，应当根据病理生理知识，更广泛地加以应用。

汉方诊疗学并不墨守江户时代的汉方，其集结东西方的睿智，朝着形成有效而安全的治疗学方向发展。

附录一　临床证例索引

附录二　方剂一览（按拼音排序）

（保险药价基准收录方剂）

方剂的构成、指征、适应证依据日本医师会医药品制剂指南

（译者注：* 者为保险药价基准未收录方剂）

A

安中散　　《和剂局方·卷三·治一切气》

桂皮，延胡索，牡蛎，茴香，甘草，缩砂，良姜。

[证候特征] 用于身体消瘦型体力较低下者具有慢性过程的胃痛、烧心的场合：①诉说消化不良、心窝部膨满感、恶心、呕吐等症状。②腹诊触得腹部软弱，心窝部振水音。

[适应病症] 体形消瘦，腹部肌肉有松弛倾向，胃痛或者腹痛，时伴有烧心、嗳气、食欲不振、恶心等：神经性胃炎，慢性胃炎，胃弛缓症。

[病期病态] 少阳病期，心下痞硬型。半表半里之虚证。

胃的表面带有热象，但实质上脾胃有寒，故可看作为太阴病期的移行期病态。伴有轻度气逆、气郁水滞（心下型）的病态。

[方证鉴别]

1）半夏泻心汤：体力中等度，腹中雷鸣，软便，腹泻。

2）平胃散：体力中等度，心窝部疼痛不明显。

3）茯苓饮：体力中等度以下，胃部振水音，悸动，尿量减少。

4）六君子汤：体力中等度以下，易疲劳，消瘦，全身倦怠感，面色不良。

5）人参汤：体力低下，唾液分泌过多，易疲劳，发冷，面色不良，腹泻。

6）柴胡桂枝汤：体力中等度以下，胸胁苦满，心窝部疼痛，口苦，发汗倾向，易怒，肩凝。

7）四君子汤：体力低下，全身倦怠，易疲劳，胃部不适感，腹泻。

8）黄连汤：体力中等度以上，上腹部疼痛，恶心、呕吐，颜面潮红，下肢冷。

B

八味肾气丸　　《金匮要略·中风历节病脉证并治》

地黄，山茱萸，山药，泽泻，茯苓，牡丹皮，桂皮，附子。

[证候特征] 常用于中年以后特别是高龄者，出现腰部及下肢无力感、发冷、麻木等，排尿异常（特别是夜间尿频）的场合。

1）腹诊触得，与上腹部相比较，下腹部软弱无力的场合。

2）伴有多尿、尿频、尿少、排尿痛等的场合。

3）伴有疲劳倦怠感、腰痛、口渴等的场合。

[适应病症] 慢性肾炎，糖尿病，阳痿，坐骨神经痛，腰痛，脚气病，膀胱卡他性炎症，前列腺肥大，高血压，浮肿，围绝经期综合征，老年性湿疹，高龄者眼翳，肩凝。

[慎用]

1）自觉有热感者，或肥胖体质者。

2）明显胃肠虚弱者。

[不良反应]

1）过敏症（皮疹、瘙痒等），若出现则应停药。

2）消化系统症状（胃部不适感、便秘、腹泻等），若出现则应减量或停药。

[并用]

1）合用人参汤可以减轻消化系统不良反应。

2）于多种疾患（支气管哮喘、结缔组织病等）可见本方适应病态。可以其他方剂为主而并用本方加以运用。

[病期病态] 太阴病期，水滞型。虚证。

为肾之阳气与阴液均不足的病态。腹诊触得小腹不仁（脐下正中部的腹壁软弱无力，知觉降低），可见四肢发冷和轻度浮肿倾向。

[方证鉴别]

1）济生肾气丸：八味肾气丸病态，浮肿倾向，夜尿多，腰痛明显。

2）六味地黄丸：与八味肾气丸病态相似，但无四肢发冷，有皮肤枯燥倾向。

3）真武汤：手足发冷，浮肿倾向，尿量减少，口渴、排尿障碍不明显。

4）猪苓汤：体力中等度，尿频，尿不尽，排尿痛，血尿，不发冷。

5）五苓散：体力中等，口渴，尿量减少，浮肿，不发冷。

6）小建中汤：体力低下，手足发热，尿频或多尿，体质虚弱。

7）桂枝加龙骨牡蛎汤：体力低下，阳痿，遗精，神经症倾向。

白虎汤*

知母，粳米，石膏，甘草。

[**证候特征**] 阳明病期，里热型。实证。

表现为高热、有剧烈的口渴、精神不安定者。口渴明显，但一般不伴有尿量减少。

[**适应病症**] 中枢性高热症，感冒，类风湿关节炎等结缔组织病。

白虎加桂枝汤*

知母，粳米，石膏，甘草，桂枝。

[**证候特征**] 阳明病期，里热型。实证。

高热，剧烈的口渴，伴有气逆。多数出现头痛，眩晕感，精神不稳，关节痛。

[**适应病症**] 中枢性高热，感冒，风湿关节炎等胶原性疾病。

白虎加人参汤　《伤寒论》太阳病上篇、下篇 阳明病《金匮要略》

石膏，知母，甘草，人参，粳米。

[**证候特征**] 用于体力较好者，急性病中出现伴有重度口渴、汗出、身体灼热感而发高热的场合。用于慢性病证，呈现口渴、局部灼热感、烘热感、皮疹、皮肤瘙痒感、有时尿量增加、汗出等场合。

[**适应病症**] 具有咽喉干燥和烘热感者。

[**病期病态**] 阳明病期，里热型。实证。

里热为主体，属遍身有热者，因此陷入津液不足的状态。有时呈现血热（血中有热，红斑、皮疹、血管炎等）状态。

显著口渴，舌覆干燥白苔，无尿量减少。

［**方证鉴别**］

1. 关于口渴

1）五苓散：体力中等度，口渴同时尿量减少。身体热感不明显。

2）八味肾气丸：体力中等度以下，口渴，腰膝发冷，夜间尿频。

3）济生肾气丸：体力中等度以下，口渴，腰膝发冷，腰膝疼痛，浮肿。

2. 关于皮肤瘙痒

1）消风散：体力充实，湿润的皮疹，皮疹污秽，痂皮形成，苔癣化。

2）温清饮：体力中等度，干燥的皮疹，肤色浅黑。不伴有口渴。

白通汤*

葱白，干姜，附子。

［**证候特征**］少阴病期，里寒型。虚证。

腹泻明显，脉微弱者。多数四肢发冷不明显，不伴有肛门灼热感。

［**适应病症**］急性肠炎，胰腺炎。

半夏白术天麻汤　　《万病回春·卷五·头痛》

陈皮，半夏，白术，茯苓，黄芪，泽泻，人参，黄柏，生姜，天麻，麦芽，干姜。

［**证候特征**］用于体力较低下而胃肠虚弱者，属发冷性，出现持续但不甚剧烈的头痛、头重感、眩晕等情况。

1）伴有恶心呕吐、食欲不振、全身倦怠感的情况。

2）腹部软弱而下肢发冷，腹诊触及心窝部振水音的场合。

［**适应病症**］胃肠虚弱者，腹诊触及心窝部振水音的场合。也用于胃肠虚弱者，具有下肢发冷、眩晕、头重等症状。

［**慎用**］明显虚弱者。

［**并用**］

1）治疗头痛时，可适当并用麦角胺制剂、镇痛药等，但以实现逐渐减量过程为宜。

2）与抗抑郁药并用，效果增强。

［**病期病态**］太阴病期，心下痞硬型。虚证。

心窝部有水滞，导致脾之功能不全，气不得下降而上逆，引起头痛、眩晕、呕吐的病态。头痛多诉头部如被物罩盖的感觉（头冒感）。还有因脾功能下降，经常出现异常的食后困觉症状。腹诊触得腹部柔软，胃部有振水音，但心下痞硬为轻度。

［**方证鉴别**］

1）吴茱萸汤：体力低下，头痛，心窝部不适感，恶心，手足发冷。

2）五苓散：体力中等度，口渴，尿量减少，浮肿，呕吐，头痛，宿醉。

3）钩藤散：体力中等度以下，高血压，头痛，眼痛。

4）葛根汤：体力中等度以上，头痛，肩凝。

5）柴胡加龙骨牡蛎汤：体力中等以上，腹诊触得腹力充实、腹主动脉搏动亢进。

6）加味逍遥散：瘀血综合征，体力中等度，腹诊触得胸胁苦满，不安，不眠。

7）抑肝散加陈皮半夏：体力中等度以下，腹诊触得腹直肌紧张、胸胁苦满，烦躁易怒。

半夏厚朴汤　　　　《金匮要略·妇人杂病脉证并治》

半夏，茯苓，厚朴，苏叶，生姜。

［**证候特征**］体力中等度以下，面色不良，有神经症倾向，咽喉部阻塞感（所谓“歇斯底里球”“梅核气”）。

1）诉心情郁闷不畅、不眠、悸动、精神不安等的场合。

2）伴有呼吸困难、咳嗽、胸痛等的场合。

3）伴有心窝部振水音的场合。

［**适应病症**］心情郁闷不畅，咽喉、食道部位有异物感，时有悸动，眩晕，伴有恶心等，见于以下诸病证：神经官能症，焦虑症，神经性胃炎，恶阻，咳嗽，声音嘶哑，神经性食道狭窄症，不眠症。

［**并用**］

1）声音嘶哑者并用麦门冬汤、桔梗汤等。

2）并用小柴胡汤、柴胡桂枝干姜汤等柴胡剂，作为支气管哮喘基础治疗药物。

［**病期病态**］少阳病期，胸内型。虚实夹杂证。

咽喉部气郁，另有脾胃水滞的病态。也可见轻度气逆。以这些病态为基础发生梅核气（声门至锁骨上窝处有异物黏堵感），出现呼吸困难、抑郁倾向、恶心、呕吐等。梅核气相当于歇斯底里球。

[**方证鉴别**]

1）甘麦大枣汤：体力中等度以下，歇斯底里倾向。

2）加味归脾汤：体力低下，贫血，抑郁倾向，易疲劳。

3）半夏泻心汤：体力中等度，心窝部痛，腹鸣，腹泻倾向。

4）苓桂术甘汤：体力中等度以下，眩晕，站立性眩晕（体位性眩晕），悸动，心窝部振水音。

5）柴胡桂枝干姜汤：体力中等度以下，头部汗出，口渴，腹诊触得胸胁苦满、腹主动脉搏动亢进。

6）桂枝加龙骨牡蛎汤：体力低下，易惊性，焦躁感，自然汗出倾向，腹诊触及腹主动脉搏动亢进。

7）柴胡加龙骨牡蛎汤：体力中等度以上，腹诊触得腹力充实、腹主动脉搏动亢进。

8）加味逍遥散：体力中等度以下，阵发性颜面潮红，腹诊触得胸胁苦满、脐旁压痛。

9）抑肝散加陈皮半夏：体力中等度以下，腹诊触及腹直肌紧张、胸胁苦满，易怒性。

半夏泻心汤 《伤寒论》《金匮要略》

半夏，黄芩，甘草，大枣，人参，黄连，干姜。

[**证候特征**] 用于体力中等度者，出现心窝部膨满感、腹中雷鸣、恶心呕吐、腹泻等的场合。

1）伴有食欲不振、轻度上腹痛的场合。

2）伴有不安、不眠等精神神经症状的场合。

[**适应病症**] 心窝部痞满感，时有恶心呕吐，食欲不振而有腹鸣、软便或腹泻倾向，出现在如下诸症：急慢性胃肠卡他性炎症，发酵性腹泻，消化不良，胃下垂，神经性胃炎，胃弱，宿醉，嗳气，泛酸，口内炎，神经症。

[**不良反应**] 偶见间质性肺炎，若发生则停药，进行相应治疗。

[**相互作用**] 与呋塞米、利尿酸、噻嗪类利尿剂等同用，可能引起低钾血症。

[**病期病态**] 少阳病期，心下痞硬型。虚实夹杂证。

胃之表层有热，脾为寒邪侵袭之病态，再加上轻度的心阳过剩状态。他觉所见，腹诊触得明显心下痞硬，肠鸣音亢进。

［**方证鉴别**］

1）安中散：体力中等度以下，心窝部痛，无腹中雷鸣。

2）平胃散：体力中等度，心窝部疼痛不明显。

3）茯苓饮：体力中等度以下，腹诊触及胃部振水音、悸动，尿量减少。

4）六君子汤：体力中等度以下，易疲劳，消瘦，全身倦怠感，面色不良。

5）人参汤：体力低下，唾液分泌过多，易疲劳，发冷，面色不良，腹泻。

6）黄连解毒汤：体力中等度以上，烘热感，精神不安，身体有热感，出血倾向。

7）三黄泻心汤：体力中等度以上，烘热感，精神不安，便秘，心窝部痛。

8）黄连汤：体力中等度以上，上腹部痛，恶心、呕吐，面色潮红，下肢发冷。

奔豚汤（肘后方）*

吴茱萸，桂皮，半夏，生姜，人参，甘草。

［**证候特征**］少阳病期～太阴病期。虚证伴有气逆。

气逆剧烈，发作性不适感从腹部逆冲上顶胸、咽喉部，引起头痛、悸动者（奔豚气病）。伴有腹诊触及的心下痞硬、心窝部振水音。

［**适应病症**］奔豚气病，不安神经症，围绝经期综合征，腹部疝痛。

补中益气汤　《辨惑论·卷中·饮食劳倦篇》

黄芪，苍术，人参，当归，柴胡，大枣，陈皮，甘草，升麻，生姜。

［**证候特征**］用于多种原因（体质虚弱、结核病等慢性疾患、贫血、外科手术后等）引起的全身倦息、食欲不振、咳嗽、微热、盗汗、心慌悸动、不安等症状持续存在的场合。此时常常伴言语无力、两眼无神等。

［**适应病症**］病后体力低下，食欲不振，夏天消瘦，感冒、慢性支气管炎（症状缠绵难愈），结核病（陈旧性、老年性结核）。其他如内脏下垂、脑卒中后遗症、阳痿、痔核、脱肛等。

［**病期病态**］少阳病期，心下痞硬型。虚证。

因有微热，故分类归为少阳病期，但其气虚症状明显，处于极其接近太阴病期的位置。以脾的虚衰为主体，加上表之卫气不足，同时半表半里有热。脾虚证候可见乏力、肌肉萎缩、内脏下垂等。

[方证鉴别]

1）麻黄汤：不伴有自然汗出，出现咳嗽、喘息、肌肉痛。

2）桂枝汤：有自然汗出倾向者。

3）香苏散：脾胃虚弱者。

4）小青龙汤：自然汗出，胃肠虚弱，伴水样鼻涕者。

5）麻黄附子细辛汤：恶寒，颜面苍白，缺乏温暖感者。

6）柴胡桂枝干姜汤：体力低下，腹诊触得轻微胸胁苦满，上热下寒烘热感，精神症状。

7）十全大补汤：体力低下，易疲劳，倦怠，贫血，肌肤甲错，术后。

8）六君子汤：体力中等度以下，易疲劳，消瘦，全身倦怠感，面色不良。

9）归脾汤：体力低下，易疲劳，贫血，下血，吐血，血小板、白细胞减少。

10）小柴胡汤：与大柴胡汤近似，腹诊触得轻度胸胁苦满、腹壁紧张度不显著。也不伴有便秘倾向。

C

肠痈汤　　《备急千金要方·卷二十三·痔漏》

薏苡仁，冬瓜子，桃仁，牡丹皮。

[证候特征] 用于体力较弱，无便秘，或者小便不利，尿频，或者伴有带下的场合。

[适应病症] 右下腹回盲部疼痛、肿瘤，月经病。

[病期病态] 少阳病期向阳明病期移行期，瘀血型。虚实夹杂证。

右下腹回盲部、下腹部伴有疼痛的炎症症状，子宫内膜异位症等，可推测盆腔内炎症的病态。

[方证鉴别]

大黄牡丹汤：体力中等度以上，右下腹回盲部疼痛，月经痛。

柴胡桂枝干姜汤　《伤寒论》太阳病下篇

柴胡，黄芩，瓜蒌根，桂皮，牡蛎，甘草，干姜。

[证候特征] 用于体力较低下者，面色欠佳，疲劳倦怠感，伴有心悸、气短、失眠等精神神经症状的场合。

1）主诉自心窝部跨及季肋下部位轻度的苦满感（胸胁苦满）的场合。

2）伴有恶寒、发热、盗汗、口渴等的场合。

[适应病症] 体力弱，具有发冷、贫血倾向、心悸、气短等出现于如下神经过敏倾向的疾患：围绝经期综合征，血道证，神经症，失眠症。

[不良反应] 偶见间质性肺炎，及时停药，进行相应治疗。

[并用] 伴有咽喉部不适感的场合，并用半夏厚朴汤。

[病期病态] 少阳病期，胸胁苦满型。虚证。

太阳病期发汗治疗后，虽表证已祛，但未痊愈，出现肝之阳气病态性过剩且津液不足所致状态。伴有气虚、气逆症状和心阴不足症状。颜面潮红，口唇干燥，脉弦弱，舌尖红，苔白。腹诊腹力软弱，可触及轻度胸胁苦满及脐上悸动。伴有下肢发冷。

[方证鉴别]

1）小柴胡汤：与大柴胡汤相似，但胸胁苦满、腹壁紧张度较轻。无便秘倾向。

2）加味逍遥散：体力中等度以下，发作性面色潮红，腹诊可触及胸胁苦满、脐旁压痛。

3）五积散：体力中等度，上热下寒型烘热感，腰痛，下肢痛。

4）加味归脾汤：体力低下，贫血，抑郁倾向，易疲劳。

5）抑肝散加陈皮半夏：体力中等度以下，易怒性，腹诊可触及胸胁苦满、腹直肌紧张。

6）柴胡桂枝汤：较比本方剂胸胁苦满明显，汗出倾向，腹诊可触及腹直肌紧张。

7）柴胡加龙骨牡蛎汤：体力中等度以下，腹诊触得腹力充实、腹主动脉搏动亢进。

柴胡桂枝汤　《伤寒论》太阳病下篇

柴胡，半夏，人参，大枣，甘草，生姜，黄芩，桂皮，芍药。

［**证候特征**］用于发热性疾患，经过急性期后仍有头痛、恶寒、关节痛、食欲不振的场合。在慢性疾患，用于自心窝部跨及季肋部自觉苦满，腹诊触之有抵抗、压痛（胸胁苦满），伴有腹直肌拘挛的场合。

1）伴有心窝部痞满感、食欲不振、腹痛的场合。

2）伴有精神不安、失眠等精神神经症状的场合。

［**适应病症**］发热汗出、恶寒、身体疼痛、头痛、恶心欲吐等出现于如下疾患：感冒、流感、肺炎、肺结核等发热性疾患，胃溃疡、十二指肠溃疡、胆囊炎、胆结石、肝功能障碍、胰腺炎等心下部位紧张疼痛。

其他适应范围：多伴有腹痛的胃肠炎，以微热、畏寒、头痛、恶心为主要证候的感冒或感冒后期症状。

［**并用**］

1）因支气管炎伴有咽喉部不适的场合，并用半夏厚朴汤。

2）伴有黄疸的肝功能障碍，并用茵陈蒿汤。

［**病期病态**］少阳病期，胸胁苦满型。虚证。

少阳病期，胸胁苦满型的典型病态之小柴胡汤，与太阳病期表虚证之桂枝汤并存状态（并病）。可见头痛、恶寒、关节痛等表证和恶心、口苦、神经过敏、胸胁苦满等少阳病期的证候。

［**方证鉴别**］

1）小柴胡汤：体力中等度，腹诊触得胸胁苦满明显，汗出倾向少。

2）柴胡桂枝干姜汤：体力低下，腹诊触得轻微胸胁苦满，上热下寒型烘热感，精神症状。

3）补中益气汤：体力中等度以下，轻微胸胁苦满，全身倦怠，易疲劳。

4）大柴胡汤：体力充实，口苦，腹诊触得胸胁苦满、腹壁充实，便秘。

柴胡加芒硝汤*

柴胡，半夏，生姜，黄芩，大枣，人参，甘草，芒硝。

［**证候特征**］少阳病期，胸胁苦满型。实证。

感染引起的高体温，表现为便秘者。

［**适应病症**］感染症亚急性期，慢性肝炎，气管炎，肠炎。

柴胡加龙骨牡蛎汤　　《伤寒论》太阳病中篇

柴胡，黄芩，半夏，桂皮，牡蛎，茯苓，大枣，人参，龙骨，生姜，（大黄）。

［证候特征］ 用于体力较好者具有精神不安、失眠、烦躁等精神神经症状而腹诊触及胸胁苦满的场合。

1）伴有头重、头痛、肩凝等的场合。

2）腹诊可触及脐旁腹主动脉搏动亢进的场合。

［适应病症］ 体力较好，具有心悸、失眠、坐卧不安等精神症状出现于以下诸症：高血压病，动脉硬化症，慢性肾脏病，神经衰弱，神经性心动过速，癫痫，歇斯底里，小儿夜啼症，阳痿。

其他适应范围，为精神不安状态下，伴有心悸、失眠出现于以下诸症：高血压伴随症状（心悸、不安、失眠），神经症，围绝经期综合征，小儿夜啼症。

［慎用］ 明显体力衰弱者。

［不良反应］ 如果出现过敏症状（皮疹、瘙痒等），应中止用药。

［相互作用］ 本方具有护肝作用，可期待抑制抗癫痫药引起肝功能损害的不良反应。

［病期病态］ 少阳病期，胸胁苦满型。实证。

肝阳和心阳病态性过剩，还伴有气郁的状态。出现烦躁感，头面烘热，心悸亢进，有时呈现抑郁倾向。作为他觉所见，出现脉充实、舌尖红、苔黄白，腹诊可触及腹力充实、胸胁苦满、脐上悸动。

［方证鉴别］

1）柴胡桂枝汤：体力中等以下，自然汗出倾向，腹诊触得腹直肌紧张，癫痫。

2）四逆汤：体力中等度，腹诊触得胸胁苦满、两侧腹直肌紧张。

3）抑肝散：体力中等度，腹诊触得胸胁苦满，易怒性，肌肉拘挛。

4）甘麦大枣汤：体力中等度以下，无胸胁苦满，小儿夜啼症，歇斯底里。

5）大柴胡汤：体力充实，腹诊触得胸胁苦满，便秘。

6）桂枝加龙骨牡蛎汤：体力低下，易惊，焦躁感，自然汗出倾向，腹诊触得腹主动脉搏动亢进。

7）加味逍遥散：体力中等度以下，阵发性面色潮红，腹诊触得胸胁苦满、脐旁压痛。

8）半夏厚朴汤：体力中等度以下，咽喉闭塞感，不安，失眠，呼吸困难。

柴胡清肝汤 一贯堂方

柴胡，黄芩，黄柏，黄连，瓜蒌根，甘草，桔梗，山栀子，地黄，芍药，川芎，当归，薄荷，连翘，牛蒡子。

［证候特征］常用于反复上呼吸道感染，或者转为慢性者。特别是多用于小儿。一般皮肤色偏黑，扁桃腺、颈部及颌下部淋巴结易发生肿胀者多用。腹诊：两侧腹直肌紧张，季肋下部位抵抗、压痛（胸胁苦满）。

［适应病症］慢性和复发性扁桃腺炎，颈部及颌下部淋巴结炎，喉头扁桃体肥大症，咽喉炎，喉头炎。除此之外，虚弱儿童的体质改善，湿疹等。

［病期病态］少阳病期，胸胁苦满型。实证。

肝阳、心阳病态性过剩状态，头面烘热感，神经过敏，颜面和颈部充血等。还合并有轻度血虚和津液不足（水）状态。多数伴有口腔、咽喉、颈部的炎症。

［方证鉴别］

1）小柴胡汤：腹诊触得胸胁苦满、腹壁紧张度不显著，不伴有便秘倾向。

2）小建中汤：易疲劳，小儿夜尿，腹诊触得腹直肌紧张，腹痛。

3）柴胡桂枝汤：体力中等度以下，腹诊触得胸胁苦满，汗出倾向，口苦，易怒性。

柴胡疏肝汤*

柴胡，芍药，枳实，甘草，香附子，川芎，青皮。

［证候特征］少阳病期，胸胁苦满型。虚实夹杂证伴有腹部气郁者。

表现为胸胁苦满、两侧腹直肌紧张、腹部膨满感。

［适应病症］肋间神经痛，过敏性肠综合征，慢性肝炎，慢性胰腺炎。

柴朴汤 日本经验方

柴胡，半夏，茯苓，黄芩，厚朴，大枣，人参，甘草，苏叶，生姜。

［证候特征］用于体力中等度者具有腹诊肋弓下抵抗压痛、心窝部膨满感、精神不安、抑郁倾向的场合。一般情况下，多数伴有食欲不振、全身倦怠感、咽喉食道部异物感、喘鸣、咳嗽、心悸、眩晕等症状。

［适应病症］支气管炎，支气管哮喘，小儿哮喘，感冒，慢性胃炎，不安神经症，咽喉部神经症，食道神经症。除此之外，胃神经症，过敏性大肠综合征，胸膜炎、肺结核等辅助疗法。慢性淋巴腺炎，虚弱小儿的体质改善等。

［不良反应］偶见间质性肺炎，如果出现则停药，进行相应治疗。

［病期病态］少阳病期，胸内型。虚实夹杂证。

为小柴胡汤与半夏厚朴汤的合方，两方剂的病态并存。也就是说，肝阳病态性过剩，轻度脾虚和水滞状态，且有以咽喉部为主的气郁。腹诊可触及胸胁苦满、轻度心下痞硬。

［方证鉴别］

1）半夏厚朴汤：体力中等度，咽喉闭塞感，无胸胁苦满。

2）茯苓饮合半夏厚朴汤：体力中等度以下，胃部振水音，咽喉闭塞感，消化系统疾患。

3）柴胡加龙骨牡蛎汤：体力中等度以上，腹诊触得胸胁苦满，不安，抑郁倾向，便秘。

4）神秘汤：体力中等度以上，呼吸困难，抑郁倾向。

5）小青龙汤：体力中等度以下，胃肠虚弱，水样鼻涕，咳清稀痰。

6）麻杏石甘汤：体力中等度，感冒后咳嗽，口渴，汗出倾向，发热感。

7）五虎汤：体力中等度，小儿咳嗽，口渴。

8）竹茹温胆汤：体力低下，持续微热，失眠，不安，心悸，胸胁苦满。

柴苓汤　　《世医得效方·卷二·痎疟》

柴胡，泽泻，半夏，黄芩，苍术（白术），大枣，猪苓，人参，茯苓，甘草，桂皮，生姜。

［证候特征］用于体力中等度者，自觉季肋下部位苦满感以及腹诊触及肋弓下抵抗、压痛（胸胁苦满），具有口渴、尿量减少、浮肿等的场合。此外，有时伴有食欲不振、恶心、呕吐、腹泻、腹痛、头痛、眩晕、微热等。另，腹诊可触及腹部振水音。

［适应病症］胃炎，肾病综合征。除此之外，还有各种原因引起的浮肿，慢性肝炎，肝硬化，水样腹泻，急、慢性胃肠炎，胃肠型感冒。另，胃弛缓

症，胃下垂，肾盂肾炎，梅尼埃病，中暑。

［**不良反应**］偶见间质性肺炎，如果发生则停药，进行相应治疗。

［**病期病态**］少阳病期，胸胁苦满型。虚实夹杂证。

本方为小柴胡汤与五苓散的合方，兼有两方剂的病态。也就是说，肝阳病态性过剩与水滞证候并存，并有轻度脾虚。腹诊：腹力中等，胸胁苦满，有时可触及胃部振水音。舌胖大，有齿痕，苔白湿润。

［**方证鉴别**］

1）小柴胡汤：腹诊触得胸胁苦满、腹壁肌紧张度不显著，无便秘倾向。

2）五苓散：体力中等度，口渴，尿量减少，浮肿，呕吐，头痛，宿醉。

3）茵陈五苓散：体力中等度，口渴，黄疸，肝功能障碍，尿量减少。

4）胃苓汤：体力中等度，水样腹泻，呕吐，腹部膨满，尿量减少。

5）半夏泻心汤：体力中等度，心窝部膨满感，烧心感，腹泻，腹中雷鸣，神经症倾向。

柴陷汤　　日本经验方

柴胡，半夏，黄芩，大枣，人参，黄连，甘草，生姜，瓜蒌仁。

［**证候特征**］用于体力中等度、咳嗽严重、痰黏不易咳出、咳嗽时深呼吸时胸痛者。多数腹诊可触及季肋部抵抗、压痛（胸胁苦满）。有时也伴有食欲不振，微热等一般症状。

［**适应病症**］急、慢性支气管炎，感冒，肺炎。另有胸膜炎、支气管哮喘、支气管扩张等。

［**病期病态**］少阳病期，胸内型。实证。

本方为小柴胡汤与小陷胸汤合方，存在两方剂的病态。也就是说，肝之阳气病态性过剩，加之轻度脾胃虚弱，合在一起可见胸部有热和心阳过剩的状态。腹诊出现两侧胸胁苦满、心下痞硬，以胸痛、发热、咳嗽为主要证候。

［**方证鉴别**］

1）麻杏石甘汤：体力中等度以上，感冒后咳嗽，喘鸣，口渴。

2）五虎汤：体力中等度以上，小儿咳嗽，喘鸣，口渴。

3）清肺汤：体力中等度以下，亚急性～慢性咳嗽。

4）麦门冬汤：体力中等度，咽喉干燥感。

5）滋阴降火汤：体力低下，高龄者咳嗽，干啰音，皮肤浅黑枯燥，手足发热。

6）柴朴汤：体力中等度，胸胁苦满，呼吸困难感，咽喉、心窝部闭塞感。

7）神秘汤：体力中等度以上，呼吸困难，抑郁倾向。

8）小柴胡汤：腹诊触得胸胁苦满、腹壁紧张度不显著，不伴有便秘倾向。

9）柴胡桂枝汤：体力中等度以下，胸胁苦满，汗出倾向，口苦，易怒性。

川芎茶调散 《和剂局方·卷二·治伤寒》

香附子，川芎，荆芥，薄荷，白芷，防风，甘草，羌活，茶叶。

［**证候特征**］与体力强弱无关，用于出现感冒及头痛。用于感冒初期伴有头痛者，此时可伴有眩晕、鼻塞、声重浊、四肢关节痛或者肌肉痛。另外用于血道证（女性与月经周期相关而出现的精神神经症状）头痛、紧张性头痛、习惯性头痛等。

［**适应病症**］感冒、流感出现的头痛，偏头痛，血道证，紧张性头痛。

［**不良反应**］

1）浮肿。若出现浮肿，应停止使用。

2）电解质紊乱（长期连续使用可能出现假性醛固酮增多症），若出现应停药。低钾血症可导致肌病。

3）过敏症（皮疹、瘙痒等）。

［**病期病态**］太阳病期，虚实夹杂证。

虽然太阳病期的病态均为表之气血（营卫）循行失调而引起的状态，但川芎茶调散证则为强寒袭表，表之气血呈现涩滞的病态。另伴有轻度水滞症状。

［**方证鉴别**］

1）葛根汤：体力中等度以上，感冒初期，头痛，无发汗倾向，后头部强凝。

2）桂枝人参汤：体力低下，头痛，腹泻，心窝部痞满感。

3）吴茱萸汤：体力低下，头痛，手足发冷，心窝部痞满感。

4）半夏白术天麻汤：体力低下，头痛，抑郁倾向，心窝部痞满感。

5）五苓散：体力中等度，头痛，口渴，尿量减少。

6）加味逍遥散：体力中等度以下，瘀血综合征，头痛。

7）钩藤散：体力中等度，头痛，眼痛，高血压倾向。

8）桂枝汤：体力中等度以下，感冒初期，头痛，自然汗出倾向。

赤丸*

茯苓，半夏，乌头，细辛。

[证候特征] 少阴病期，表寒型。虚证。全身明显发冷，恶寒，全身倦怠感。

[适应病症] 诸种疾患表现出末梢循环障碍，陷入代谢功能低下状态，或全身倦怠感明显者。

D

大黄附子汤*

大黄，附子，细辛。

[证候特征] 太阴病期，实证。

腹部疝痛或侧胸部疼痛，腰痛，可见发冷。

[适应病症] 肠疝痛，胆结石，尿路结石，坐骨神经痛，腰痛、类风湿关节炎。

大黄甘草汤

《金匮要略·呕吐哕下痢病脉证治》

大黄，甘草。

[证候特征] 广泛用于以体力中等度者为主，习惯性便秘倾向明显的场合。

[适应病症] 习惯性便秘，急性便秘。

[病期病态] 阳明病期，肠型。虚实夹杂证。

里有热，因而出现便秘。但热候少。一般不伴有气虚、气滞、血虚等证候。

[方证鉴别]

1）调胃承气汤：体力中等度，便秘，腹部膨满，腹痛。

2）桃核承气汤：瘀血综合征，体力充实，便秘，头面烘热，精神不安。

3）润肠汤：体力中等度以下，高龄者便秘，皮肤枯燥，脱水倾向。

4）麻子仁丸：体力中等度以下，高龄者便秘，虚弱者便秘。

大黄牡丹汤

《金匮要略·疮痈浸淫病脉证并治》

桃仁，牡丹皮，大黄，冬瓜子，芒硝。

[证候特征] 用于体力比较充实者，下腹部紧张，腹诊有抵抗、压痛，便秘而伴有瘀血诸症者。也用于痛经、月经过多等月经异常者。

[适应病症] 体力较好，下腹部疼痛，易便秘，出现于如下诸症：月经不调，痛经，便秘，痔疾。

[慎用]

1）体力明显衰弱者。

2）治疗上有食盐受限的患者。

[病期病态] 阳明病期，瘀血型。实证。

瘀血病态加上消化道等下腹部的炎症状态。有便秘倾向，腹诊多可触及右下腹有抵抗、压痛。除可用于阑尾炎、克罗恩病等消化道疾患之外，在特发性脱疽等与瘀血相关疾患亦可多见相同病态。

[方证鉴别]

1）桃核承气汤：瘀血综合征，体力充实，便秘，头面烘热，精神不安。

2）通导散：体力充实，瘀血综合征，显著的精神症状，便秘。

3）女神散：瘀血综合征，体力中等度以上，头面烘热，精神不安，抑郁，腹部膨满感。

4）乙字汤：体力中等度，痔疾，便秘，瘀血综合征。

5）芎归胶艾汤：体力中等度以下，贫血，出血倾向，手足发冷，肌肤甲错。

6）桂枝茯苓丸：瘀血综合征，体力中等度，头面烘热，无便秘倾向。

7）猪苓汤：体力中等度，尿频，尿不尽，排尿痛，血尿。

大黄䗪虫丸*

大黄，黄芩，甘草，桃仁，杏仁，芍药，干地黄，干漆，虻虫，水蛭，䗪虫，蛴螬。

[证候特征] 少阳病期～太阴病期，瘀血型。虚证。

下腹部的深部（近脊椎旁）有压痛，表现出月经不调等瘀血之证候，并见腹部膨满感、皮肤低营养状态。有时伴有痔疮出血、阴道不规则出血，健忘，头痛等。

[适应病症] 月经不调，各种消耗性疾患，慢性肝炎，肝硬化，慢性呼吸功能不全，动脉硬化症，恶性肿瘤。

大建中汤　《金匮要略·腹满寒疝宿食病脉证治》

人参，蜀椒，干姜，胶饴。

[**证候特征**] 用于体力低下，手足、腹部发冷，腹痛较显著，呈现腹部膨满、鼓肠的场合。腹诊还可触及腹壁软弱、蠕动不安。

[**适应病症**] 过敏性大肠综合征，鼓肠，腹膜粘连致肠内容通过障碍，尿路结石症。此外，还有胆石症、慢性肠炎、腹膜炎、慢性胰腺炎等。

[**病期病态**] 太阴病期，肠型。虚证。

为五脏特别是脾之机能虚衰，胃肠受寒邪侵袭，气血循行发生严重障碍的病态。因而出现消化道蠕动失调，自觉或腹诊他觉肠管运动如蛇形蠕动。有时亦可出现消化道、Oddi 括约肌、尿道等痉挛性挛缩。腹诊多可触及腹力软弱、腹壁薄，可视肠管蠕动。系从太阴病向少阴病移行而至少阴病前期的病态。

[**方证鉴别**]

1）桂枝加芍药汤：证候特征相似，但皮肤低营养状态和易疲劳感不显著。

2）小建中汤：易疲劳，小儿夜尿症，腹诊触得腹直肌紧张，腹痛。

3）当归建中汤：证候特征相似，但腹诊触得侧腹部疼痛明显。

4）黄芪建中汤：证候特征相似，但有易疲劳感、羸瘦，可见皮疹。

5）当归四逆加吴茱萸生姜汤：体力中等度以下，四肢冷感，冻疮倾向，头痛，腹痛。

6）真武汤：体力低下，全身倦怠，恶寒，腹泻，浮肿，腰膝发冷。

大柴胡汤　《伤寒论》《金匮要略·腹满寒疝宿食病脉证治》

柴胡，半夏，芍药，大枣，枳实，生姜，大黄，黄芩。

（生产厂家不同，有成药不含大黄者）

[**证候特征**] 用于体格、体力均充实者，腹诊触得显著胸胁苦满，有便秘的场合。

1）伴有恶心呕吐、季肋部苦满感的场合。

2）伴有肩凝、头痛、头重、眩晕、耳鸣的场合。

[**适应病症**] 用于体力较好者，易便秘，伴有上腹部胀满而苦痛、耳鸣、肩凝等出现于如下诸症：胆石症，胆囊炎，黄疸，肝功能障碍，高血压病，

脑出血，荨麻疹，胃酸过多症，急性胃肠卡他性炎症，恶心呕吐，食欲不振，痔疾，糖尿病，发绀，失眠。

其他适应范围：体力较好，有便秘倾向，见于肥胖症，头痛，便秘，肩凝，胃炎，高血压伴有肩凝等。

[慎用]

1）腹诊触得腹部软弱，腹壁无力者。

2）明显体力衰弱者。

[不良反应]

1）偶见间质性肺炎，若出现则停药，进行相应治疗。

2）消化系统症状（腹泻、腹痛、食欲不振等），若出现则宜减量或停药。

[并用]

1）便秘严重者可并用大黄甘草汤或大黄末。

2）黄疸明显者可并用茵陈蒿汤。

[病期病态] 少阳病期，胸胁苦满型。实证。

为肝之阳气病态性过剩，同时有肝阴不足，加上轻度脾功能虚衰之病态。亦存在胸胁部、腹部气郁。因而出现头痛、肩凝、头面烘热感和神经过敏症状。他觉可见脉力、腹力充实，显著的胸胁苦满。

[方证鉴别]

1）小柴胡汤：与大柴胡汤近似，但胸胁苦满、腹壁紧张度不显著。不伴有便秘倾向。

2）柴胡加龙骨牡蛎汤：与大柴胡汤相似，但抑郁倾向、烦躁不安、失眠、易怒等精神症状明显。腹诊多可触及腹主动脉搏动亢进。

3）柴胡桂枝汤：体力中等度以下，胸胁苦满，汗出倾向，口苦，易怒性。

4）防风通圣散：体力充实，肥胖，高血压，不伴有胸胁苦满。

大柴胡汤去大黄　　日本经验方

柴胡，半夏，生姜，黄芩，芍药，大枣，枳实。

[证候特征] 用于气力、体力均充实者，具有腹诊触得显著胸胁苦满、疲劳感、肩凝、精力减退的场合。

[适应病症] 体力较好者，伴有上腹部胀满而苦痛、耳鸣、肩凝等而无便秘，出现于如下诸症：高血压，动脉硬化，胃肠病，支气管哮喘，黄疸，胆

石症，胆囊炎，失眠，神经衰弱，阳痿，胸膜炎，痔疾，半身不遂。

[**病期病态**] 大柴胡汤去大黄而成。故考虑为较大柴胡汤略虚之病态。

[**方证鉴别**]

参照大柴胡汤。

大承气汤　《伤寒论》阳明病、少阴病　《金匮要略》痉、腹满、产后

厚朴，枳实，大黄，芒硝。

[**证候特征**] 用于体力充实者的腹满、便秘。腹诊触得腹部以脐为中心膨满、腹壁紧张度高，脉亦有力。此时出现大便硬而秘结，伴有口渴，有时呈现不安、失眠、兴奋等神经症状。

[**适应病症**] 急、慢性便秘，神经症，高血压，伤食。此外还有躁郁症、精神分裂症等。

[**慎用**] 体力衰弱者，胃肠虚弱者。

[**病期病态**] 阳明病期，肠型。实证。

主要病变部位在里，呈现便秘，腹部膨满感者。里热显著，因而有时并发脑病。伴有气郁倾向。腹力、脉力均充实。

[**方证鉴别**]

1）三黄泻心汤：体力中等度以上，头面烘热，精神不安，便秘，心窝部疼痛。

2）桃核承气汤：瘀血综合征，体力充实，便秘，头面烘热，精神不安。

3）大柴胡汤：体力充实，口苦，便秘，腹诊触得胸胁苦满、腹壁充实。

4）调胃承气汤：体力中等度，便秘，腹部膨满，腹痛。

大防风汤　《和剂局方·卷一·治诸风》

黄芪，防风，人参，地黄，川芎，羌活，芍药，甘草，杜仲，苍术，牛膝，干姜，当归，大枣，附子。

[**证候特征**] 用于体力较低下者，面色差，关节肿胀、疼痛，运动机能障碍等，一般这些症状出现慢性过程的场合。

[**病期病态**] 太阴病期，瘀血型。虚证。

为脾肾机能虚衰，于呈现出血虚与瘀血状态同时，表受风湿侵袭之病态。因而伴有四肢肌力低下、肌肉萎缩、关节痛等。也有发冷症状。

［**方证鉴别**］

1）桂枝加术附汤：体力低下，关节痛，发冷性，肌肉痉挛，尿量减少。

2）桂芍知母汤：体力低下，关节痛，关节变形。

大青龙汤*

麻黄，杏仁，桂枝，生姜，大枣，甘草，石膏。

［**证候特征**］太阳病期，实证。

表现为脉充实、口渴、咳嗽、精神不安定、关节痛、肌肉痛者。

［**适应病症**］感冒，流感，麻疹，湿疹。

大乌头煎*

乌头。

［**证候特征**］少阴病期，表寒型。实证。

诸种疾患伴有剧烈疼痛、疝痛者。

［**适应病症**］三叉神经痛，冠心病心绞痛，肋间神经痛，肠疝痛，胆结石，尿路结石，坐骨神经痛，腰痛，类风湿关节炎。

当归建中汤

《千金翼方·方汇续貂·产后》

芍药，桂皮，大枣，当归，甘草，生姜。

［**证候特征**］用于体力低下者，易疲劳，面色差，手足发冷，下腹部及腰部疼痛，时有阴道出血，痔疮出血等。特别是具有上述症状的女性腹痛以及疼痛剧烈时，出现脱肛。腹诊触得腹部整体软弱，两侧腹直肌紧张，时有下腹部轻度抵抗、压痛。

［**适应病症**］慢性胃肠炎，反复性脐疝痛，痔、脱肛，产后腹痛，痛经，开腹术后综合征，病后体力低下，腰痛。除此之外，可用于盆腔腹膜炎、坐骨神经痛、游走肾、溃疡性大肠炎、阴道出血、不孕症、鼻出血等。

［**病期病态**］太阴病期，腹直肌拘挛型。虚证。

五脏特别是脾之机能虚衰，胃肠气血运行低下的病态。因而发生消化道、Oddi 括约肌、尿管等痉挛性挛缩。伴有气虚、血虚及瘀血症状。腹诊可触及两侧整条腹直肌的紧张。皮肤呈浅黑色调。

［**方证鉴别**］

1）小建中汤：易疲劳，小儿夜尿症，腹诊触得腹直肌紧张，腹痛。

2）黄芪建中汤：证候特征相似，但易疲劳、羸瘦明显，可见皮疹。

3）当归四逆加吴茱萸生姜汤：四肢末梢发冷，患冻疮倾向。

4）当归芍药散：腰膝发冷，瘀血综合征。

5）大建中汤：腹痛，肠蠕动亢进，明显的体力下降。

6）十全大补汤：明显体力低下，不伴有腹痛。

7）芎归胶艾汤：体力中等度以下，贫血，出血倾向，手足发冷，肌肤甲错。

8）补中益气汤：体力中等度以下，全身倦怠，易疲劳，轻度胸胁苦满。

当归芍药散　《金匮要略·妇人妊娠病脉证并治》

芍药，苍术，泽泻，当归，茯苓，川芎。

［**证候特征**］多用于体力较低下的成年女性，一般呈发冷性，有贫血倾向，伴随月经周期伴出现轻度浮肿，腹痛的场合。

1）具有全身倦怠感、四肢冷感、头痛、眩晕、耳鸣、肩凝、心悸亢进等症状的场合。

2）无月经、月经过多、痛经等月经异常的女性。

3）妊娠中或分娩后诸症。

［**适应病症**］一般肌肉软弱，易疲劳，腰膝容易发冷而出现在如下诸症：贫血，倦怠感，围绝经期综合征（头重、头痛、眩晕、肩凝等），月经不调，痛经，不孕症，心悸，慢性肾炎，妊娠中诸病（浮肿、习惯性流产、痔、腹痛），脚气病，半身不遂，心脏瓣膜病。

其他适应范围：体力较虚弱，发冷性而有贫血倾向，易发疲劳，时有下腹部疼痛，头重，眩晕，肩凝，耳鸣，心悸等见于如下诸症：月经不调，月经异常，痛经，围绝经期综合征，产前产后或者流产引起的异常（贫血、倦怠疲劳、眩晕，浮肿），眩晕，头重，肩凝，腰痛，腰膝发冷性，冻疮，浮肿，黑斑。

［**慎用**］

1）腹诊触得腹部充实，腹部有力的患者。

2）胃肠虚弱患者。

［**不良反应**］过敏症（皮疹等），若出现则应停药。

［**并用**］具有贫血、全身倦怠感、胃肠功能障碍者，有时宜并用人参汤。

［**病期病态**］太阴病期，瘀血型。虚证。

瘀血为主体，但也伴有血虚和水滞，呈现为里寒证的病态。头痛、眩晕、肩凝等可以用水滞和气血运行不畅解释，但也可以考虑为肝阴不足。

[方证鉴别]

1）桂枝茯苓丸：体力中等度，无贫血倾向。

2）加味逍遥散：体力中等度，颜面潮红，精神不安，汗出倾向。

3）当归四逆加吴茱萸生姜汤：体力中等度以下，四肢冷感，罹患冻疮倾向。头痛，腹痛。

4）五积散：体力中等度以下，颜面潮红，腰膝发冷，关节痛，神经痛。

当归芍药散加附子*

当归，川芎，芍药，茯苓，白术，泽泻，炮附子。

[适应病症] 面色差呈贫血性面容而腰膝易发冷，诉头痛、头重、小便频数等症状。时有目眩、肩凝、耳鸣、心悸等，见于如下诸症：女性发冷性，痛经，神经痛，慢性肾炎，围绝经期综合征，妊娠中疾患，产后恢复不良。

[慎用]

1）胃肠虚弱者。

2）妊娠及可能为妊娠中的女性。

[不良反应]

1）食欲不振，心窝部不适感，腹泻。

2）皮疹、红赤、头面烘热、心悸。

[病期病态] 本方系当归芍药散加附子而成。附子赋活新陈代谢，生温热，止痛。所以，此为较当归芍药散证之怕冷加重并伴有疼痛的病态。

[方证鉴别] 当归芍药散加加工附子末，强化其改善发冷性的效果。鉴别参照当归芍药散。

当归四逆加吴茱萸生姜汤　　《伤寒论》厥阴病篇

大枣，桂皮，芍药，当归，木通，甘草，吴茱萸，细辛，生姜。

[证候特征] 用于平素怕冷，体质虚弱者，因寒冷出现手足发冷、疼痛，下腹部疼痛，腰痛的场合。

1）伴有头痛、恶心，呕吐的场合。

2）下腹部疼痛、腰痛等开腹术后多样主诉。

[适应病症] 感觉手足发冷，下肢发冷时容易出现下肢或下腹部疼痛等见

于如下诸症：冻疮，头痛，下腹部疼痛，腰痛。

[**病期病态**] 太阴病期，腹直肌拘挛型。虚证。

表之气血即营卫之运行状态恶化，引起四肢发冷的病态，并且存在五脏特别是脾之机能虚衰，胃肠气血机能循行低下的病态。呈现出气虚、气逆，还伴有轻度水滞。另有肝阴不足倾向。

[**方证鉴别**]

1）当归芍药散：瘀血综合征，体力低下，手足发冷，贫血倾向，腹痛。

2）大建中汤：体力低下，手足、腹部发冷，腹痛，肠蠕动亢进，鼓肠。

3）吴茱萸汤：体力低下，头痛，心窝部不适感，恶心，手足发冷。

4）桂枝茯苓丸：瘀血综合征，体力中等度，头面烘热，无便秘倾向。

当归汤　　　　《备急千金要方》

当归，半夏，桂皮，厚朴，芍药，人参，黄芪，山椒，甘草，干姜。

[**证候特征**] 用于体力较低下且发冷性者，从胸腹部跨及背部，持续性钝痛或阵发性疼痛的场合。有时可伴腹部膨满感、腹痛、鼓肠。这些症状常常因寒冷而被诱发。

[**适应病症**] 肋间神经痛，心脏神经症，过敏性大肠炎，慢性胰腺炎，冠心病。其他也用于慢性胃肠炎、胃十二指肠溃疡等。

[**病期病态**] 太阴病期，气滞型。虚证。

气虚、血虚的基础上，发生胸腹部气滞的病态。亦为五脏与表被寒邪侵袭的状态，因寒冷刺激而气滞症状恶化为其特征。

[**方证鉴别**]

1）疏经活血汤：体力中等度，腰部下肢神经痛，肌肉痛，瘀血。

2）二术汤：体力中等度，肩关节痛，上腕痛。

3）五积散：体力中等度，上热下寒性头面烘热，腰痛，下肢痛。

4）人参汤：体力低下，唾液分泌过多，易疲劳，发冷，面色不良，腹泻。

5）芍药甘草汤：体力中等度，伴有肌肉过度紧张的疼痛。

6）桂枝加术附汤：体力低下，关节痛，发冷，肌肉挛缩，尿量减少。

7）大建中汤：体力低下，手足、腹部发冷，腹痛，肠蠕动亢进，鼓肠。

8）柴胡桂枝汤：体力中等度以下，胸胁苦满，汗出倾向，口苦，易怒性。

当归饮子　　　　《疠疡机要》

当归，地黄，芍药，川芎，防风，黄芪，荆芥，甘草，蒺藜子，何首乌。

[证候特征] 用于体力较低下者的皮肤疾患，无渗出液，色淡红，皮肤瘙痒感等。此时皮肤有干燥倾向，有时呈轻度贫血。一般多用于高龄者。

[适应病症] 湿疹，皮肤瘙痒症，慢性荨麻疹，寻常性痒疹。其他如皮炎、寻常性银屑病。

[慎用] 胃肠虚弱者。

[病期病态] 太阴病期，瘀血型。虚证。虽分类属于瘀血型，但血虚和津液（水）不足也很明显，同时风袭于表，出现皮疹、瘙痒。皮疹为干燥性，分泌物少。伴有皮肤整体的低营养状态和轻度手足发冷。

[方证鉴别]

1）温清饮：体力中等度，皮疹、皮肤干燥，皮肤色素沉着。

2）十味败毒汤：体力中等度，渗出液少的皮疹，轻度胸胁苦满。

3）消风散：体力中等度以上，渗出液多的皮疹，痂皮形成，强烈瘙痒感。

4）八味肾气丸：体力中等度以下，口渴，腰膝发冷，夜间尿频，浮肿，阳痿。

抵当汤*

水蛭，虻虫，桃仁，大黄。

[证候特征] 阳明病期，瘀血型。实证。

表现为整个下腹部坚硬而绷紧状态（小腹硬满），月经不调，便秘，精神不安定等瘀血证候者。

[适应病症] 精神疾患，记忆障碍，经前期综合征，子宫肌瘤，子宫内膜异位症，慢性肝炎，肝硬化，习惯性头痛。

E

二陈汤　　　　《和剂局方·卷四·治痰饮》

半夏，茯苓，陈皮，甘草，生姜。

[证候特征] 用于体力中等者为主，具有胃部不适感及重压感的场合。此

时可伴有眩晕、悸动、恶心呕吐、头痛等。腹诊多触及心窝部振水音。本方可单独使用，但在对应胃肠症状以外的情况下，常常与其他处方并用。

［适应病症］急性胃炎，慢性胃炎。此外还有恶阻、胃下垂症、胃弛缓症。

［病期病态］太阴病期，心下痞硬型。虚证。

虽定位于太阴病期，但实为从少阳病期向太阴病期之移行期，心下有水滞的病态。脾之机能下降同时伴有气逆、气郁症状。他觉所见，腹诊可触得轻度心下痞硬、胃部振水音。可见上热下寒倾向。

［方证鉴别］

1）小半夏加茯苓汤：体力中等度，恶心呕吐，眩晕。

2）五苓散：体力中等度，口渴，尿量减少，浮肿，呕吐，头痛，宿醉。

3）六君子汤：体力中等度以下，易疲劳，消瘦，全身倦怠感，面色不良。

4）半夏泻心汤：体力中等度，心窝部膨满感，烧心，腹泻，腹中雷鸣，神经症倾向。

二术汤 《万病回春·卷五·臂痛》

半夏，苍术，黄芩，香附子，陈皮，白术，茯苓，甘草，生姜，威灵仙，天南星，羌活。

［证候特征］用于体力中等度者为主，具有肩部和上腕部疼痛的场合。

［适应病症］颈肩腕综合征，肩周炎（“五十肩”），上腕神经痛，肩凝。

［病期病态］少阳病期，水滞型。虚证。

风湿侵袭关节出现肿胀、疼痛，伴有气郁、水滞，脾胃虚衰的病态。关节的热感不明显，可见遇寒冷疼痛加重。

［方证鉴别］

1）葛根汤：体力中等度以上，头痛，肩凝，无自然汗出，上半身炎症，鼻炎。

2）桂枝加术附汤：体力低下，关节痛，发冷，肌肉痉挛，尿量减少。

3）大柴胡汤：体力充实，口苦，腹诊触得胸胁苦满、腹壁充实，便秘。

F

防风通圣散 《宣明论·卷三·风门》

黄芩，甘草，桔梗，石膏，白术，大黄，荆芥，山栀子，芍药，川芎，当归，薄荷，防风，麻黄，连翘，生姜，滑石，芒硝。

[证候特征] 用于体力充实的所谓卒中体质，出现易便秘、肥胖，腹诊触得腹部以脐为中心膨满且充实，俗称“大鼓腹者”。

[适应病症] 高血压病及伴随症状（心慌悸动、肩凝、烘热感等），肥胖症，习惯性便秘。

[并用]

1）与交感神经兴奋药并用，可引起心慌悸动、心动过速等。

2）与解热镇痛药并用，可引起过度汗出，甚至发生休克。

[病期病态] 阳明病期，里热型。实证。

以里热为主体，但于表、里、半表半里均有热，呈现出表实证、半表半里实证、里实证病态。在这种病态的基盘上，可表现出皮肤炎症的症状。腹力、脉力均充实，颜面潮红。自汗倾向少见，不伴有胸胁苦满和脐旁压痛。

[方证鉴别]

1）大柴胡汤：体力充实，口苦，腹诊触得胸胁苦满、充实的腹壁，便秘。

2）桃核承气汤：瘀血综合征，体力充实，便秘，烘热感，精神不安。

3）大黄牡丹汤：体力充实，瘀血综合征，右下腹压痛，便秘。

4）通导散：体力充实，瘀血综合征，剧烈的精神症状，便秘。

5）女神散：瘀血综合征，体力中等度以上，烘热感，精神不安，抑郁，腹部膨满感。

6）防己黄芪汤：体力中等度以下，关节痛，浮肿，烘热感，虚胖，多汗。

防己茯苓汤*

防己，黄芪，桂皮，茯苓，甘草。

[证候特征] 少阳病期～太阴病期，水滞型。虚证伴有气逆。

四肢浮肿。肌纤维束性痉挛。

［**适应病症**］肾炎，肾病综合征，心功能不全，肌萎缩症。

防己黄芪汤　　《金匮要略·痉湿暍病脉证治》

黄芪，防己，大枣，甘草，生姜，苍术。

［**证候特征**］用于体力较低下，肤色白肌肉松软，即所谓虚胖（水胖）体质者，出现全身倦怠感、多汗倾向的场合。伴有浮肿、尿量减少、关节（特别是膝关节）肿胀疼痛（中年以上女性肥胖者，运动不足者多见）。

［**适应病症**］肤色白，肌肉松软，虚胖体质者，在易疲劳、多汗、小便不利状态下，引起下肢浮肿及膝关节肿痛而见于如下疾患：肾炎，肾病综合征，妊娠期肾病综合征，阴囊水肿，肥胖症，关节炎，痈，疖，肌炎，浮肿，皮肤病，多汗症，月经不调。

其他适应范围：具有肤色白、易疲劳、易汗出等倾向而见于如下疾患：肥胖症（肌肉松弛，即所谓虚胖者），关节痛，肿胀。

［**病期病态**］太阴病期，水滞型。虚证。

气虚伴有水滞的病态。属于水滞的皮肤、关节型。按照一般分类属于太阴病期，但存在营卫虚衰，为病变的主病位在表的特异性病态。具有汗出倾向、恶风、头部汗出等，同时伴有下肢浮肿、膝关节疼痛、身体沉重、轻度口渴和尿量减少。

［**方证鉴别**］

1）越婢加术汤：体力中等度以上，颜面潮红，口渴，尿量减少。

2）桂枝加术附汤：体力中等度以下，肌肉痉挛，下肢发冷。

3）防风通圣散：体力中等度以上，肥胖，颜面潮红，腹诊触得腹力充实，便秘倾向。

4）薏苡仁汤：体力中等度以上，患部有热感，不伴有口渴。

5）麻杏薏甘汤：体力中等度，急性关节炎，关节发红、肿胀，无口渴。

6）大柴胡汤：体力充实，口苦，腹诊触得胸胁苦满、充实的腹壁，便秘。

分消汤*

苍术，茯苓，陈皮，厚朴，香附子，猪苓，泽泻，枳实，大腹皮，缩砂，木香，生姜，灯心草。

［**证候特征**］以伴有气郁的实证浮肿、腹水为指征。多伴有腹部膨满感，

尿量减少，便秘。

[适应病症] 腹水，胸水，慢性肾炎。肾病综合征，浮肿。

分心气饮*

桂皮，芍药，木通，半夏，甘草，大枣，灯心草，生姜，桑白皮，青皮，陈皮，大腹皮，羌活，茯苓，紫苏叶。

[证候特征] 气郁证有抑郁倾向，表现为头重、食欲不振、腹部膨满感、腰痛等。

[适应病症] 神经症，抑郁状态，神经性厌食症，浮肿，腹水，咳嗽，神经痛。

茯苓四逆汤*

甘草，干姜，附子，人参，茯苓。

[证候特征] 厥阴病期。虚证。

表现为精神不安定、心窝部不适感、尿量减少、四肢发冷者。全身倦怠感明显、耐寒性低下者。

[适应病症] 诸种疾患陷入休克前期状态，或强烈主诉全身倦怠感。

茯苓杏仁甘草汤*

茯苓，杏仁，甘草。

[证候特征] 少阳病期，胸内型。虚证。

有胸痛、呼吸困难、背痛，腹诊触及心窝部腹壁肌异常紧张（心下痞坚）。

[适应病症] 支气管哮喘，慢性呼吸功能不全，冠心病心绞痛，心脏神经症，肋间神经痛。

茯苓饮　　《金匮要略·痰饮咳嗽病脉证并治》

茯苓，苍术，陈皮，人参，枳实，生姜。

[证候特征] 用于体力中等度或略低下者，出现胃部膨满感、心窝部振水音、泛酸、恶心等的场合。有时伴有食欲不振、胃部疼痛、心悸、尿少等。

[适应病症] 急慢性胃炎，胃下垂，胃弛缓症，神经性胃炎。

[病期病态] 少阳病期，心下痞硬型。虚证。

胸廓内至心下部位有水滞，并发气血停滞的病态。因为有轻度胃热症状（烧心感、嗳气），而看作少阳病期，但其病态当考虑为向太阴病期之移行期为宜。在神经性胃炎等精神因素所致胃肠功能障碍，可经常看到这种病态。

［**方证鉴别**］

1）六君子汤：体力中等度以下，易疲劳，消瘦，全身倦怠感，面色不良。

2）四君子汤：体力低下，全身倦怠，易疲劳，胃部不适感，腹泻。

3）人参汤：体力低下，唾液分泌过多，易疲劳，发冷，面色不良，腹泻。

4）安中散：体力中等度以下，心窝部疼痛，无腹中雷鸣。

5）半夏泻心汤：体力中等度，心窝部膨满感，烧心感，腹泻，腹中雷鸣，神经症倾向。

茯苓饮合半夏厚朴汤　　日本经验方

半夏，茯苓，苍术，厚朴，陈皮，人参，苏叶，枳实，生姜。

［**证候特征**］用于体力中等度或略低下者，呈抑郁状态，咽喉部有异物感，胃部膨满感，腹诊触得心窝部振水音的场合。有时伴眩晕、心慌悸动、恶心、泛酸等症状。

［**适应病症**］咽、喉部神经症，神经性胃炎，急、慢性胃炎，胃弛缓症，胃下垂症，食道神经症，不安神经症。其他如恶阻、声音嘶哑等。

［**病期病态**］少阳病期，心下痞硬型。虚证。

胸廓内至心下部位有水滞，并发气血停滞，特别是咽喉部明显气滞的病态。故以咽喉部异物感、抑郁倾向为主证。

［**方证鉴别**］

1）半夏厚朴汤：咽喉阻塞感，不伴有明显胃肠症状。

2）柴朴汤：咽喉阻塞感，胸胁苦满，口苦，食欲不振。

3）茯苓饮：恶心，烧心感，尿量减少，不伴有咽喉阻塞感。

4）半夏泻心汤：恶心，烧心感，腹泻倾向，不伴有咽喉阻塞感。

5）归脾汤：体力低下，贫血，心慌悸动，不眠，不伴有咽喉闭塞感。

茯苓泽泻汤*

茯苓，泽泻，白术，生姜，桂皮，甘草。

[证候特征] 少阳病期，心下痞硬型。虚证伴有气逆。

表现为胃部有停滞感、口渴明显、饮水即吐者。多伴有头面烘热感、眩晕感、头痛、心慌悸动等。

[适应病症] 胃肠虚弱，功能性消化不良，恶阻，小儿吐奶。

附子（加工附子末）

片剂：乌头原碱片。

乌头酸。

[禁忌] 烘热感明显，面赤，体力充实者。

[用法] 通常成人 1 日 0.5 ～ 1.5g，与其他药剂配合服用。

[证候特征] 体力低下而四肢、腰膝发冷者，伴有尿量减少、关节痛、身体痛、气短、浮肿、关节腔积液。

[适应病症] 强心，镇痛，利尿。

[慎用]

1）过敏症。

2）胃肠虚弱者（偶有腹泻）。

3）妊娠及可能是妊娠者的女性。

[不良反应]

1）偶见发疹、发红、眩晕、心悸、腹泻。

2）出现附子中乌头碱系生物碱引起的中毒症状（口唇、舌的麻痹迟钝及麻木感，心悸，烘热，颜面潮红，手足麻痹迟钝及麻木感，恶心呕吐，胸中苦闷，面色苍白）时，宜将患者置于阴凉处卧床，饮冷水，或甘草、黑豆等量煎服。建议使用乌头碱的解毒药物阿托品、普鲁卡因、肾上腺素等。

[相互作用] 与强心苷并用则作用增强。

[并用]

1）为增强附子的效果而广泛并用配伍附子的方剂，如真武汤、桂枝加术附汤等。

2）对于未配伍附子的方剂，并用附子以增强镇痛效果或新陈代谢，如芍药甘草汤加加工附子末，越婢加术汤加加工附子末，人参汤加加工附子末。

[病期病态] 五脏阳气虚衰，同时伴有气血循行机能低下。

为少阴病期里寒型及表寒型的主要方剂。

[方证鉴别] 与炮附子末具有同样效果。

附子（炮附子末）

附子。

[**证候特征**] 用于处方配伍调剂。

[**其他**] 参照加工附子末。

附子粳米汤*

附子，粳米，半夏，大枣，甘草。

[**证候特征**] 少阴病期，里寒型。实证～虚实夹杂证。

表现为腹中发冷、肠鸣音亢进、疝痛者。

[**适应病症**] 肠疝痛，胆石症，胰腺炎。

附子汤*

附子，茯苓，芍药，白术，人参。

[**证候特征**] 少阴病期，表寒型。虚证兼有水滞。

背部恶寒明显，四肢发冷，关节痛，多伴有轻度浮肿。

[**适应病症**] 虚弱者、高龄者的感冒，神经痛，类风湿关节炎。

附子理中汤 《直指方》

人参，甘草，白术，干姜，加工附子末。

[**适应病症**] 用于胃肠虚弱，面色差无生气，尿量多，手足有冷感，腹泻倾向，常有恶心欲吐、目眩、头重、胃痛等见于以下诸症：慢性胃肠卡他性炎症，胃弛缓症。

[**慎用**] 妊娠或可能为妊娠者。

[**不良反应**]

1）电解质紊乱（长期连续使用可能引起假性醛固酮增多症），若发生则应停药。低钾血症者可能引起肌病。

2）皮疹，皮肤发红，烘热感，心慌悸动。

[**相互作用**] 与呋塞米、利尿酸、噻嗪类利尿剂等同用，可能引起低钾血症。

[**病期病态**] 太阴病期，心下痞硬型。虚证。

本方为人参汤加附子而成，故可参照人参汤病态，但发冷的症状较明显。

[方证鉴别] 人参汤加加工附子末而成，以强化改善消化道血流的作用。方证鉴别参照人参汤。

附子泻心汤*

大黄，黄连，黄芩，附子。

[证候特征] 三黄泻心汤加附子而成。

表现为颜面潮红、精神不安定、头痛等肝阳心阳亢盛症状，并且心窝部膨满感、恶寒者。

[适应病症] 脑血管疾患，习惯性头痛，高血压，抑郁状态。

G

甘草汤

《伤寒论》少阴病篇

甘草。

[证候特征] 剧烈咳嗽，缓解咽喉痛。

[慎用]

1）原发性醛固酮增多症患者。

2）有肌病的患者。

3）有低钾血症患者。

[病期病态]

少阳病期周边，虚实夹杂证。

跨及太阳病期～少阴病期幅度大的病期，表现为炎症不明显的咽喉痛、口腔黏膜损害、咳嗽等。

[不良反应]

1）若出现电解质紊乱（长期连续使用可能引起假性醛固酮增多症），则中止使用。

2）出现低钾血症则可能引起肌病。

[相互作用]

与呋塞米、利尿酸、噻嗪类利尿剂并用，可能引起血钾值低下。

甘草附子汤*

甘草，白术，桂皮，附子。

［证候特征］少阴病期，表寒型。虚证。

恶寒，特别是头颈部周围显著，表现为关节痛、肌肉痛、精神状态不安定、尿量减少者。多伴有轻度汗出倾向、浮肿倾向。

［适应病症］感冒，类风湿关节炎，坐骨神经痛，肋间神经痛，多发性神经炎。

甘草干姜汤*

甘草，干姜。

［证候特征］太阴病期。虚证。

五脏之肺有寒，因而出现咳泡沫样痰、喘鸣、尿量增加、精神不安定者。

［适应病症］支气管哮喘，支气管炎，慢性呼吸功能不全，夜尿证，过敏性鼻炎。

甘草泻心汤*

半夏，甘草，黄芩，人参，大枣，干姜，黄连。

［证候特征］少阳病期，心下痞硬型。虚证。

腹泻，肠鸣音亢进，出现舌尖红、苔白，表现为恶心、呕吐、烧心感、精神状态不稳定者。

［适应病症］胃炎，肠炎，过敏性肠综合征，不安神经症，溃疡性口内炎，白塞病。

甘麦大枣汤　　《金匮要略·妇人杂病脉证并治》

大枣，甘草，小麦。

［证候特征］用于体力中等度或中等度以下者，神经过敏，全身或局部肌肉僵硬或拘挛者。此时打哈欠，诉失眠，情绪呈悲观状，又有兴奋倾向。有时于腹部可触及腹直肌紧张。

［适应病症］小儿夜啼症，歇斯底里，神经症，失眠症，抽搐症（主要头面部肌肉）。此外，还有绝经期障碍、自主神经失调症、抽筋等。

［相互作用］与呋塞米、利尿酸、噻嗪类利尿剂并用，可能引起血钾值低下。

［病期病态］少阳病期，胸内型。虚证。

心之阴液衰弱，出现相对性心阳过剩状态，表现为精神不安、焦躁感、失眠等。按照五行理论，心的机能衰弱也会出现减弱脾脏机能的结果，故有食后倦怠感、哈欠等症状。

[**方证鉴别**]

1）抑肝散：体力中等度，腹诊触及腹直肌紧张，易怒性，不安，肌肉拘挛。

2）抑肝散加陈皮半夏：体力中等度以下，腹诊触及腹直肌紧张、胸胁苦满，易怒性。

3）桂枝加龙骨牡蛎汤：体力低下，神经症，阳痿，遗精，易疲劳，盗汗。

4）柴胡加龙骨牡蛎汤：体力中等度以上，腹诊触及腹力充实、腹主动脉搏动亢进。

干姜人参半夏丸*

干姜，人参，半夏。

[**证候特征**] 太阴病期，心下痞硬型。虚证。

剧烈恶心、呕吐，表现为腹诊触及明显心下痞硬、衰弱倾向者。

[**适应病症**] 恶阻，抗癌药引起的恶心、呕吐，呃逆。

葛根黄连黄芩汤*

葛根，甘草，黄连，黄芩。

[**证候特征**] 太阳病期～少阳病期，肠型。实证。

腹泻而出现发热、项背强凝、胃部不适感、喘鸣者。

[**适应病症**] 急性胃肠炎，胃肠型感冒，支气管哮喘。

葛根汤加川芎辛夷　　日本经验方

葛根，大枣，麻黄，甘草，桂皮，芍药，生姜，川芎，辛夷。

[**证候特征**] 用于体力较好者，诉鼻塞、后鼻漏等鼻部症状，特别是这些症状出现慢性化时。伴有头痛、头重、项背部强凝的场合。

[**适应病症**]

鼻塞，慢性鼻窦炎，慢性鼻炎。

[**慎用**]

1）平素易汗出。

2）体质虚弱者。

3）明显胃肠虚弱。

4）冠心病心绞痛、心肌梗死等循环系统障碍或有既往史者。

［**相互作用**］与交感神经兴奋药物并用，可能引起心悸、心动过速等。

［**病期病态**］太阳病期，实证。

无自然汗出，项背部强凝，颜面、头部气血郁滞不畅，鼻塞，后鼻漏，头重感、充血感。

［**方证鉴别**］

1）柴胡清肝汤：体力中等度以下，口中不适感，食欲不振，胸胁苦满。

2）小柴胡汤加桔梗石膏：体力中等度，胸胁苦满，微热，口渴。

3）荆芥连翘汤：体力中等度，颜面潮红，皮肤色素沉着，手掌汗出。

4）小青龙汤：体力中等度以下，水样鼻涕，喷嚏，鼻塞。

5）辛夷清肺汤：体力中等度以上，鼻塞，后鼻漏，口渴，声音嘶哑。

葛根加术附汤　《方机》

葛根，麻黄，桂皮，甘草，芍药，大枣，生姜，苍术，加工附子。

［**证候特征**］恶寒发热，头痛，项肩背部紧张感等见于如下诸症：肩凝、肩胛部神经痛、上半身类风湿关节炎。

［**慎用**］

1）妊娠及可能是妊娠者的女性。

2）烘热感明显，面赤，体力充实者。

［**不良反应**］

1）电解质代谢紊乱（长期连续使用可能引起假性醛固酮增多症），若发生则中止使用。

2）低钾血症，可能引起肌病。

3）过敏症（皮疹）。

4）烘热感，心悸。

［**相互作用**］

1）与交感神经兴奋药物并用，可能引起心悸、心动过速等。

2）与解热镇痛药并用，可能引起过度汗出，有时甚至出现休克。

［**病期病态**］太阳病与少阴病期的移行期。实证。

无自然汗出，项背部强凝，伴有关节肿胀、疼痛者。为表之气血循行欠佳，曝受寒冷而症状加重的病态。

[**方证鉴别**]

1）越婢加术汤：病态近似，但不伴有发冷、口渴。

2）桂枝加术附汤：共通者为发冷、关节痛，但项背部强凝不明显。

3）桂芍知母汤：项部强凝少见，关节破坏进行性加重。

葛根汤　　《伤寒论》太阳病中篇

葛根，大枣，麻黄，甘草，桂皮，芍药，生姜。

[**证候特征**] 用于体力较好者，炎症性或疼痛性疾患初期，或慢性疾患急性加重期。

1）感冒等发热性疾患，初期有恶寒、发热、头痛、项背强凝等，不伴有自然汗出的场合。

2）疼痛性疾患，主诉局部疼痛、肿胀、红赤等的场合。

3）患部红赤、肿胀、瘙痒感甚的皮肤病初期。

[**适应病症**] 无自然汗出，伴有头痛、发热、恶寒、肩凝等，而体力较好者，见于如下疾病：感冒，鼻感冒，发热疾患初期，炎症性疾患初期（结膜炎、角膜炎、中耳炎、扁桃体炎、乳腺炎、淋巴结炎），肩凝，上半身神经痛，荨麻疹。

其他适应范围：感冒、鼻感冒、头痛、肩凝、肌肉痛、手肩疼痛等者。

[**慎用**]

1）食欲减退，恶心、呕吐。

2）明显汗出倾向。

3）显著胃肠虚弱。

4）病后衰弱期，明显体力衰弱者。

5）冠心病心绞痛、心肌梗死等循环系统障碍，或者有既往史者。

[**相互作用**]

1）与交感神经兴奋药并用，可能引起心悸、心动过速等。

2）与解热剂并用，可能引起过度发汗、精神不安定、心悸。

[**病期病态**] 太阳病期，实证。项背部强凝明显，不伴有自然汗出。

[**方证鉴别**]（关于感冒）

1）麻黄汤：无自然汗出，咳嗽，喘鸣，肌肉痛。

2）桂枝汤：自然汗出，鼻塞，流涕。

3）小青龙汤：自然汗出，胃肠虚弱，胃部振水音，鼻塞，水样鼻涕。

4）麻黄附子细辛汤：全身恶寒，颜面苍白，发热感薄弱，咽痛，倦怠感。

5）真武汤：全身恶寒，手足发冷，倦怠感，腹泻。

归脾汤 《济生方·惊悸怔忡健忘门》

黄芪，人参，白术，茯苓，远志，大枣，当归，甘草，生姜，木香，酸枣仁，龙眼肉。

[**证候特征**] 用于体力低下者面色欠佳时，有贫血，伴有精神不安、忧郁、心悸、健忘、失眠的场合。时常出现下血、吐血等出血证，有时诉发热、盗汗、食欲不振。腹诊：一般腹部软弱。

[**适应病症**] 胃神经症，不安神经症，失眠症，各种出血性疾患。另，再生障碍性贫血、抑郁状态、健忘症等。

[**相互作用**]（对临床检查值影响）服用本剂可增加血中 1,5–AG。

[**病期病态**] 太阴病期，心下痞硬型。虚证。

属于脾阳虚衰和心阴不足并存的状态。故出现疲劳、倦怠，还有精神不安、抑郁倾向、轻度血虚等。

[**方证鉴别**]

1）加味归脾汤：体力低下，贫血，抑郁倾向，易疲劳。

2）十全大补汤：体力低下，易疲劳，倦怠，贫血，肌肤甲错，术后。

3）桂枝加龙骨牡蛎汤：体力低下，神经症，阳痿，遗精，易疲劳，盗汗。

4）芎归胶艾汤：体力中等度以下，贫血，出血倾向，手足发冷，肌肤甲错。

5）黄连解毒汤：体力中等度以上，烘热感，精神不安，身体发热感，出血倾向。

归芪建中汤*

桂皮，芍药，大枣，生姜，甘草，胶饴，黄芪，当归。

[**证候特征**] 太阴病期，腹直肌拘挛型。虚证。

气血俱虚，呈现出易感染性、腹痛、贫血、皮肤枯燥者。另，诸类化脓创面、脓疡迁延不愈者。

[**适应病症**] 体质虚弱，过敏性皮炎，慢性中耳炎，脓疡，过敏性肠综合征。

桂枝二越婢一汤*

桂枝，芍药，甘草，麻黄，生姜，大枣，石膏。

[**证候特征**] 太阳病期，虚实夹杂证。

表现为脉浮、数，颜面潮红，口渴，伴有发汗倾向者。多可见咽喉部疼痛、关节痛及肌肉痛。

[**适应病症**] 感冒，流感，风湿关节炎，肩周炎，白塞病，湿疹。

桂枝二越婢一汤加术附*

桂枝，芍药，甘草，麻黄，生姜，大枣，石膏，苍术，附子。

[**证候特征**] 体力略衰弱者，颜面潮红，下肢有冷感，口渴，伴有发汗倾向的关节痛和肌肉痛。晨起关节僵硬，浮肿，关节液潴留，尿量减少。

[**适应病症**] 类风湿关节炎，肩周炎，白塞病，湿疹。

桂枝茯苓丸　　《金匮要略·妇人妊娠病脉证并治》

桂皮，芍药，桃仁，茯苓，牡丹皮。

[**证候特征**] 用于体力中等或中等以上，多有烘热感、颜面红赤，腹诊触得下腹部有抵抗、压痛的场合。用于伴有瘀血的如下诸症。

1）头痛、肩凝、眩晕、烘热感、下肢发冷的场合。

2）闭经，月经过多，痛经等月经异常者。

[**适应病症**] 体格结实，多面红赤，腹诊触得腹部一般充实，下腹部可触及抵抗而见于以下病症：子宫及附件炎症，子宫内膜异位症，月经不调，痛经，带下异常，围绝经期综合征（头痛、眩晕、烘热感、肩凝等），怕冷，腹膜炎，跌打损伤，痔疾，睾丸炎。

其他适应证标准为，体力较好，特别是下腹部疼痛，肩凝，头痛，眩晕，烘热感，下肢发冷等见于以下病症：月经不调，月经异常，痛经，围绝经期综合征，血道证，肩凝，眩晕，头重，跌打损伤，冻疮，雀斑。

[**慎用**] 明显体力衰弱者。

[**不良反应**] 过敏症（皮疹、瘙痒等）。

[**病期病态**] 少阳病期，瘀血型。虚实夹杂证～实证。

血液黏度上升，血栓形成，动脉硬化性疾患，骨盆腔为主的各处瘀血等可认识为瘀血病态。

［**方证鉴别**］

1）桃核承气汤：瘀血综合征，体力充实，便秘，烘热感，精神不安。

2）大黄牡丹汤：瘀血综合征，体力充实，便秘，腹诊触得右下腹压痛。

3）当归芍药散：瘀血综合征，体力低下，手足发冷，贫血倾向，腹痛。

4）加味逍遥散：瘀血综合征，体力中等度以下，腹诊触得胸胁苦满，不安，失眠。

5）女神散：瘀血综合征，体力中等度以上，烘热感，精神不安，抑郁，腹部膨满感。

桂枝茯苓丸加薏苡仁　　日本经验方

薏苡仁，桃仁，桂皮，茯苓，芍药，牡丹皮。

［**证候特征**］本处方是在所谓瘀血代表方剂之一的桂枝茯苓丸之上，加消炎排脓为目的的薏苡仁而成。用于桂枝茯苓丸适应证基础上皮肤症状和炎症较重的场合。体力中等者，腹诊可触及左右下腹部抵抗、压痛，皮肤多带有黑色调。烘热感，头痛，肩凝，眩晕，肌肤甲错，疣赘，下肢发冷等。女性多诉月经异常，阴道不规则出血。

［**适应病症**］

1）伴有肌肤甲错、肝斑、痤疮、疣赘等皮肤症状的场合。

2）伴有头痛、肩凝、眩晕、烘热感、下肢发冷的场合。

3）女性闭经、月经过多、痛经等月经异常。

［**慎用**］明显体质虚弱者。

［**病期病态**］少阳病期，瘀血型。实证。

桂枝茯苓丸证病态基础上，还有表现出疣赘、皮肤角化异常、皮疹、痤疮等皮肤症状者。

［**方证鉴别**］

1）桃核承气汤：瘀血综合征，体力充实，便秘，烘热感，精神不安。

2）大黄牡丹汤：瘀血综合征，体力充实，便秘，腹诊触得右下腹压痛。

3）当归芍药散：瘀血综合征，体力低下，手足发冷，贫血倾向，腹痛。

4）加味逍遥散：体力中等度以下，阵发性颜面潮红，腹诊触得胸胁苦满、脐旁压痛。

桂枝加葛根汤　　《伤寒论》太阳病上篇

桂皮，芍药，大枣，生姜，甘草，葛根。

[**证候特征**] 用于体力较低下者呈现脉浮弱，具有恶寒、恶风、发热、头痛、自汗、身体疼痛等，而项背部肌紧张者。

[**适应病症**] 身体虚弱者感冒初期出现肩凝、头痛者。

[**病期病态**] 太阳病期。虚证。

桂枝汤加葛根而成，为表证、虚证而呈现项背部肌紧张的病态。

[**方证鉴别**]

1）桂枝汤：项背部肌紧张少见。

2）葛根汤：两者都有项背部肌紧张，但不伴有自汗（自然汗出）。

桂枝加附子汤*

桂皮，芍药，大枣，生姜，甘草，附子。

[**证候特征**] 太阴病期，水滞型。虚证。

急性感染症初期使用发汗剂，因发汗过度而出现四肢肌肉痉挛、尿量减少、恶寒者。

[**适应病症**] 类风湿关节炎，中枢神经性、末梢神经性运动麻痹，肩周炎，中耳炎，副鼻窦炎，痔疮。

桂枝加厚朴杏仁汤　　《伤寒论》太阳病中篇

桂皮，芍药，大枣，生姜，甘草，厚朴，杏仁。

[**证候特征**] 用于体力低下者呈现脉浮弱，具有恶寒、恶风、发热、头痛、自汗、身体疼痛等，而咳喘者。

[**适应病症**] 身体虚弱者的咳嗽。

[**病期病态**] 太阳病期，虚证。

表证、虚证而伴有支气管炎症状者。厚朴去除胸膈内气之郁滞。杏仁祛痰镇咳。

[**方证鉴别**]

1）麻杏石甘汤：体力中等度以上，不伴有恶寒。

2）麦门冬汤：均有迁延性上呼吸道感染及咳喘，但不伴有恶寒、自汗。

桂枝加黄芪汤　　《金匮要略·水气病脉证并治》

桂皮，芍药，大枣，生姜，甘草，黄芪。

［**证候特征**］用于体力较低下者呈现脉浮弱，具有恶寒、恶风、发热、头痛、自汗、身体疼痛等，而盗汗出者。

［**适应病症**］体力衰弱者之盗汗，以及痱子等。

［**病期病态**］太阳病期，虚证。

表之气血循环不调，汗腺机能失常，汗出过多。有时伴有体表部位及关节的麻木、疼痛、不适感、关节痛等。

［**方证鉴别**］

黄芪建中汤：均有盗汗、体质虚弱等，但不伴有恶寒、发热。

桂枝加苓术附汤　　吉益东洞方

桂皮，生姜，大枣，芍药，甘草，茯苓，白术，加工附子。

［**证候特征**］以体质虚弱而手足易发冷者，出现四肢麻木感、屈伸困难以及四肢躯干疼痛、发冷，关节痛为主证。

［**适应病症**］关节痛，神经痛。

［**慎用**］妊娠或可疑妊娠者。

［**不良反应**］

1）出现电解质紊乱（长期连续服用可能引起假性醛固酮增多症），即中止使用。

2）低钾血症可能引起肌病。

3）过敏症（皮疹、瘙痒）。

［**病期病态**］太阴病期，水滞型。虚证。

桂枝加术附汤加茯苓而成。茯苓有利水、补脾益气、安定精神的作用。

［**方证鉴别**］本方为桂枝加术附汤加茯苓而成，方证鉴别参照桂枝加术附汤。

桂枝加龙骨牡蛎汤　　《金匮要略·血痹虚劳病脉证并治》

桂皮，芍药，大枣，牡蛎，龙骨，甘草，生姜。

［**证候特征**］用于体质虚弱者，消瘦，面色欠佳，神经过敏或精神不安等症状者。

1）诉有阳痿、遗精的场合。

2）伴有易疲劳、盗汗、手足发冷者。

3）腹诊：可触及腹部软弱无力、脐旁腹主动脉搏动。

[**适应病症**] 腹诊触得下腹部腹直肌紧张的体力较弱者见于如下诸症：小儿夜尿症，神经衰弱，性神经衰弱，遗精，阳痿。另有适应证标准为：体质虚弱、易疲劳、易激动者，并见神经质、失眠、小儿夜啼、小儿夜尿症、眼疲劳等症。

[**病期病态**] 少阳病期，胸内型。虚证。

五脏（特别是脾、心、肾）虚弱，表现为易惊性、梦遗、阳痿（肾），睡眠浅、多梦（心）等证候。他觉所见，腹诊：腹力中等略弱，两侧整条腹直肌拘挛（特别于耻骨联合附近显著），脐上悸动。

[**方证鉴别**]

1）柴胡加龙骨牡蛎汤：精神不安，体力中等度以上，腹诊触得胸胁苦满。

2）小建中汤：易疲劳，小儿夜尿症，腹诊触得腹直肌紧张，腹痛。

3）甘麦大枣汤：小儿夜啼，歇斯底里症状，体力中等以下。

4）抑肝散加陈皮半夏：小儿夜啼，疳症，易怒性，腹诊触得胸胁苦满。

5）八味肾气丸：阳痿，体力低下，腰膝发冷，夜间尿频。

6）黄芪建中汤：盗汗，易疲劳，腹诊触得腹直肌紧张，腹痛。

7）柴胡桂枝干姜汤：体力低下，轻微胸胁苦满，上热下寒烘热感，精神症状。

桂枝加大黄汤　　《伤寒论》太阴病篇

芍药，桂皮，大枣，甘草，大黄，生姜。

[**证候特征**] 体力较低下者，具有腹部膨满，腹痛，出现腹泻伴有里急后重或便秘的场合。

1）便意急，但是排便不畅快的场合。

2）服用泻下剂后的腹痛。

3）开腹术后大便不顺畅者。

[**适应病症**] 用于体力较弱者，腹部膨满，伴有肠内停滞感或腹痛等症见于如下诸症：①急性肠炎，大肠卡他性炎症。②习惯性便秘，宿便，里急后重。

[病期病态] 太阴病期，腹直肌拘挛型。虚实夹杂证。

为五脏特别是脾之虚衰，胃肠气血循环机能低下，并且肠之表层有热之病态，故出现便秘、腹泻、腹痛。可见腹部气滞。便秘多为痉挛性便秘。

[并用] 便秘倾向严重的场合可并用大黄甘草汤等。

桂枝加芍药汤

《伤寒论》太阴病篇

芍药，桂皮，大枣，甘草，生姜。

[证候特征] 用于体力较低下者，具有腹痛、排便异常的场合。也就是说，用于伴有里急后重的腹泻（软便或水样便）或者大便不通畅的场合。一般情况下，多为冷性、胃肠虚弱者。诉腹部膨满感，腹诊可触及腹直肌紧张，有时呈心窝部振水音。

[适应病症] 大肠炎，直肠炎，急慢性肠炎，过敏性大肠综合征。另如，习惯性便秘，尿路结石，开腹术后肠管通过障碍，脐疝痛等。

[病期病态] 太阴病期，腹直肌拘挛型。虚证。

为五脏特别是脾之虚衰，胃肠气血循环机能低下的病态，故出现消化道、Oddi 括约肌、尿路等痉挛性挛缩。偶尔感冒初期也会出现这种病态。

[方证鉴别]

1）桂枝加大黄汤：体力低下，腹痛，便秘，过敏性肠综合征。

2）小建中汤：易疲劳，小儿夜尿症，腹诊触及腹直肌紧张，腹痛。

3）大建中汤：体力低下，手足、腹部发冷，腹痛，腹诊触及肠蠕动亢进，鼓肠。

桂枝加术附汤

吉益东洞方

桂皮，芍药，大枣，生姜，甘草，苍术，附子。

[证候特征] 用于冷性体质且体力较低下者，诉四肢关节疼痛、肿胀、肌肉痛、四肢活动障碍的场合。

1）有关节痛、肌肉痛，遇寒冷后加重的场合。

2）述微热、盗汗、晨起手僵硬、尿量减少。

[适应病症] 关节痛，神经痛。

[慎用] 自觉有热感者，肥满体质者。

[并用] 伴有颜面潮红、口渴者，并用等量越婢加术汤。

[病期病态] 太阴病期，水滞型。虚证。

风湿入侵，致使五脏功能低下，营卫调和状态紊乱，产生以水滞于表为主的病态。同时存在气虚与轻度血虚。

［方证鉴别］

1）大防风汤：体力低下，关节痛，贫血倾向，消瘦，全身倦怠感。

2）桂枝芍药知母汤：体力中等度以下，关节明显变形并挛缩，消瘦。

3）防己黄芪汤：体力中等度以下，虚胖，膝关节痛，汗出倾向，无发冷。

4）越婢加术汤：体力中等度以上，口渴，烘热感，关节痛，无发冷。

5）薏苡仁汤：体力中等度以上，关节痛，无口渴，无发冷。

6）麻杏薏甘汤：体力中等度，急性关节炎，关节肿胀，无口渴。

7）八味肾气丸：体力中等度以下，口渴，腰膝发冷，夜间尿频，浮肿，阳痿。

桂枝去桂加茯苓白术汤*

芍药，大枣，生姜，茯苓，白术，甘草。

［证候特征］太阴病期，水滞型。虚证。

表现为颜面苍白、头痛、头重感、背肌强凝、心窝部痞满感者。多伴有尿量减少、腹泻、胃部振水音。

［适应病症］习惯性头痛，慢性胃炎，抑郁状态。

桂枝去芍药加麻黄附子细辛汤（桂姜枣草黄辛附汤）*

桂皮，生姜，大枣，甘草，麻黄，细辛，附子。

［证候特征］少阴病期，表寒型。虚证。

感冒初期，表现为恶寒较重、头痛、喘鸣、咳嗽、关节痛者。或有抑郁状态、腹诊可触及心下部位异常（剑突下至脐之间，腹直肌异常紧张呈圆盘状），伴有腰痛者。

［适应病症］高龄者、虚弱者的感冒，感冒症状迁延不愈，不除外喘鸣及胸部苦闷不适症状。支气管哮喘，腰痛，坐骨神经痛，不安神经症，抑郁状态。

桂枝麻黄各半汤　《伤寒论》太阳病下篇

桂皮，芍药，生姜，甘草，麻黄，大枣，杏仁。

[适应病症] 感冒，咳嗽，瘙痒。

[不良反应]

1）若出现电解质紊乱（长期使用可能引起假性醛固酮增多症），便中止使用。

2）引起低钾血症可能导致肌病。

[相互作用]

1）与交感神经兴奋药物并用可能引起心悸、心动过速。

2）与解热镇痛药并用可能引起过度汗出，有时会出现休克。

[病期病态] 太阳病期，虚实夹杂证。

头痛，发热，恶寒，伴有咽痛、咳嗽、皮肤瘙痒。有自汗倾向，多反复出现波浪式热感。为桂枝汤与麻黄汤的合方。

[方证鉴别] 为桂枝汤、麻黄汤合方，其证候特点是咽痛、波浪式热感。参照桂枝汤、麻黄汤项。

桂枝人参汤　《伤寒论》太阳病下篇

桂皮，甘草，苍术，人参，干姜。

[证候特征] 用于体力较低下者，出现食欲不振、胃部停滞感、心窝部疼痛、腹泻等胃肠症状，伴有发热、头痛、心悸的场合。一般情况为怕冷、面色欠佳、易疲劳。腹诊可触及腹壁软弱，心窝部多有振水音，但也有腹壁薄却紧张发硬的场合。

[适应病症] 胃肠型感冒，胃肠炎，胃弛缓症（伴有头痛），习惯性头痛。

[相互作用] 并用呋塞米、利尿酸、噻嗪类利尿剂等可能引起血钾低下。

[病期病态] 太阴病期，心下痞硬型。虚证。

为人参汤加桂枝而成，脾被寒邪所侵而陷入机能不全的病态。还有假性心阳亢进，因而出现烘热感、头痛、身体有热感等热性气逆证候。他觉所见为上热下寒、心下痞硬、胃部振水音、腹泻、软便等。

[方证鉴别]

1）人参汤：体力低下，唾液分泌过多，易疲劳，怕冷，面色欠佳，腹泻。

2）吴茱萸汤：体力低下，头痛，心窝部不适感，恶心，手足发冷。

3）半夏白术天麻汤：体力中等以下，头重，头痛，抑郁状态，食欲不振，倦怠。

4）真武汤：体力低下，全身倦怠，恶寒，腹泻，浮肿，腰膝发冷。

桂枝芍药知母汤　　《金匮要略·中风历节病脉证并治》

桂皮，知母，滨防风，生姜，芍药，麻黄，白术，甘草，加工附子。

[适应病症] 具有关节痛、身体消瘦、脚部肿胀、眩晕、恶心证候出现在以下疾患：神经痛，风湿关节炎。

[慎用]

1）胃肠虚弱者。

2）妊娠或可疑妊娠者。

[不良反应]

1）若出现电解质紊乱（长期使用可能引起假性醛固酮增多症），便中止使用。

2）引起低钾血症可能导致肌病。

3）食欲不振。

4）皮疹、发红、烘热感、悸动。

[相互作用]

1）与交感神经兴奋药物并用可能引起心悸、心动过速。

2）与解热镇痛药并用可能引起过度汗出，有时会出现休克。

[病期病态] 太阳病期～少阴病期的移行期。虚证。

为慢性神经痛、风湿性关节痛伴有发冷，可见气血不足的病态。多见关节进行性破坏。

[方证鉴别]

1）大防风汤：身体消瘦、关节痛为共通证候，但有贫血倾向，明显倦怠感。

2）桂枝加苓术附汤：发冷、关节痛为共通证候，无进行性关节破坏。

桂枝汤　　《伤寒论》太阳病上篇

桂皮，芍药，大枣，甘草，生姜。

[证候特征] 用于体力较低下，具有头痛、发热、恶寒、身体疼痛而易自

然汗出的场合。

［**适应病症**］体力较弱时患感冒的初期。

［**病期病态**］太阳病期。表虚证。

平素脾功能衰弱，被寒邪侵袭，呈现太阳病期的证候。循行于表之气血即营卫不足，致使自然汗出。可见伴气逆病态、烘热感、头痛等。

各种感染症、术后，遗留因营卫不足而微热、头重感、身体不适感的病态。

［**方证鉴别**］

1）麻黄汤：无自然汗出，咳嗽，喘鸣，肌肉痛。

2）葛根汤：体力中等以上，头痛，肩凝，无自然汗出，上半身炎症，鼻炎。

3）香苏散：体力中等以下，头痛，发热，胃肠虚弱，抑郁倾向。

钩藤散　　《本事方·卷二·头痛头晕方》

石膏，陈皮，麦门冬，半夏，茯苓，人参，防风，甘草，生姜，钩藤，菊花。

［**证候特征**］用于体力中等度或略低下的中老年者，具有慢性头痛、肩凝、头晕等的场合。

1）多于早晨或刚睡醒时头痛、头重感的场合。

2）伴有头面烘热、耳鸣、失眠、球结膜充血等的场合。

［**适应病症**］慢性持续的头重感，中年以后或者有高血压倾向者。

［**慎用**］明显胃肠虚弱者。

［**病期病态**］少阳病期，瘀血型。虚证。

肝阳与肝阴均不足，但肝阴的抑制效果明显低下，因而出现假性肝阳过剩状态。同时存在半表半里之热和脾虚导致的气虚。在此虽分类属于瘀血，但其瘀血程度轻，有时伴有轻度心下痞硬。

［**方证鉴别**］

1）七物降下汤：体力中等度以下，头重，眼睛疲劳，无胃肠虚弱。

2）柴胡加龙骨牡蛎汤：体力中等度以上，腹诊触得腹力充实、腹主动脉搏动亢进。

3）抑肝散加陈皮半夏：体力中等度以下，腹诊触得腹直肌紧张、胸胁苦满，易怒性。

4）半夏白术天麻汤：体力中等度以下，头重，头痛，抑郁倾向，食欲不振，倦怠。

5）八味肾气丸：体力中等度以下，口渴，腰膝发冷，夜间尿频，浮肿，阳痿。

6）抑肝散：体力中等度，腹诊触得腹直肌紧张，易怒性，不安，肌肉痉挛。

H

红参末

人参

[**适应病症**] 用于汉方处方的调剂。

[**慎用**]

1）高血压患者。

2）有肥胖倾向而有失眠或烦躁患者。

3）浮肿或因肾功能不全尿量减少患者。

[**不良反应**]

1）过敏症（皮疹）。

2）消化系统（软便、腹泻）。

厚朴七物汤*

厚朴，甘草，大黄，大枣，枳实，桂皮，生姜。

[**证候特征**] 太阴病期，气郁型。虚实夹杂证。

从阳明病期向太阴病期的移行型。具有腹部胀满、恶心、呕吐、便秘、头痛，表现为轻微热性倾向者。

[**适应病症**] 习惯性便秘，过敏性肠综合征，腹部外科术后肠管麻痹，伴有脑血管疾患的肠管麻痹。

厚朴三物汤*

厚朴，枳实，大黄。

[**证候特征**] 阳明病期，肠型。实证。

有发热倾向，精神不安定等精神症状，表现为明显腹部膨满感、便秘者。

[**适应病症**] 急性感染症出现稽留热、便秘、汗出者。急性肠炎，肺炎，脑炎，抑郁状态。

厚朴生姜半夏甘草人参汤*

厚朴，半夏，人参，甘草，生姜。

[**证候特征**] 太阴病期，气郁型。虚证。

气血衰弱，表现为腹部膨满、恶心、呕吐、便秘者。

[**适应病症**] 神经性厌食症，麻痹性肠梗阻，过敏性肠综合征，腹部外科术后肠管麻痹。伴有脑血管疾患的肠管麻痹。

黄连阿胶汤*

黄连，黄芩，芍药，阿胶，鸡子黄。

[**证候特征**] 少阴病期，血虚型。虚证。

有血虚症状，表现为心慌悸动、胸内苦闷感、失眠者。或伴有脓血便、血痰、血尿等。有时还可见伴有皮肤枯燥的瘙痒症。

[**适应病症**] 失眠，高血压性心脏病，肠炎，尿道炎，阴道不规则出血，寻常型银屑病，湿疹，老年性皮肤瘙痒症，化脓性皮肤病。

黄连解毒汤　　《外台秘要·卷一·崔氏方》

黄芩，黄连，山栀子，黄柏。

[**证候特征**] 用于体力中等度或以上、有烘热感而颜面潮红、精神不安、失眠、主诉烦躁焦虑等精神神经症状的场合。

1）诉心窝部膨满感。

2）伴有鼻出血、咯血、吐血、痔出血、便下等诸种出血证。

3）伴有皮疹、瘙痒感等皮肤症状。

[**适应病症**] 下列病症而体力较好，有烘热感及烦躁焦虑倾向者。

1）咳血，吐血，下血，脑出血，高血压，心悸亢进，神经官能症，皮肤瘙痒症，胃炎。

2）鼻出血，失眠，神经官能症，胃炎，宿醉，血道证，眩晕，心悸。

[**慎用**] 体力明显衰弱患者。

[**不良反应**] 罕见出现间质性肺炎，若出现则中止投药并进行相应治疗。

[**并用**] 伴有皮肤枯燥、皮肤色素沉着的湿疹、皮炎的场合，并用四

物汤。

[**病期病态**] 少阳病期，瘀血型。实证。

因心之阳气病态性过剩，出现烘热感、神经过敏、胸内苦闷感、鼻出血等。于半表半里，以热为主，另于皮肤有热性皮疹。腹诊触得整个下腹部有压痛。有时表现出抑郁倾向。

[**方证鉴别**]

1）温清饮：体力中等度，皮疹，皮肤枯燥，皮肤色素沉着。

2）柴胡加龙骨牡蛎汤：体力中等度以上，腹诊触得胸胁苦满、腹主动脉搏动亢进。

3）茵陈蒿汤：体力中等度，黄疸，便秘，皮肤瘙痒。

4）钩藤散：体力中等度以下，高血压，头痛，眼痛。

5）半夏泻心汤：体力中等度，心窝部疼痛，腹鸣，腹泻倾向。

6）三黄泻心汤：体力中等度以上，烘热感，精神不安，便秘，心窝部疼痛。

7）五苓散：体力中等度，口渴，尿量减少，浮肿，呕吐，头痛，宿醉。

8）桂枝人参汤：体力低下，胃肠虚弱腹泻，头痛，发冷。

9）芎归胶艾汤：体力中等度以下，贫血，出血倾向，手足冷，肌肤甲错。

黄连汤　　《伤寒论》太阳病下篇

半夏，黄连，甘草，桂皮，大枣，人参，干姜。

[**证候特征**] 用于体力中等度以上，腹痛（以心窝部为主）、恶心 呕吐者。有时还有心窝部停滞感、重压感，食欲不振，口臭等症状，舌苔白或黄。腹部所见，心窝部有抵抗、压痛（心下痞硬），与半夏泻心汤相似。

[**适应病症**] 急、慢性胃炎，急、慢性胃肠炎，胃、十二指肠溃疡，胃肠型感冒，其他如胃肠神经官能症、神经官能症，口内炎，宿醉等。

[**相互作用**] 与呋塞米、利尿酸、噻嗪类利尿剂并用可引起血钾值低下。

[**病期病态**] 少阳病期，心下痞硬型，虚实夹杂证。

胃之表面有热，但本质为脾胃的寒证。伴有气逆（上热下寒）与气虚（脾阳气虚），多呈现头痛、发热等表证。

[**方证鉴别**]

1）半夏泻心汤：体力中等度，心窝部膨满感，烧心，腹泻，腹中雷鸣，神经官能症倾向。

2）大柴胡汤：体力充实，口苦，腹诊触得胸胁苦满、腹壁充实有力，便秘。

3）柴胡桂枝汤：体力中等度以下，胸胁苦满，汗出倾向，口苦，易怒性。

4）人参汤：体力低下，唾液分泌过多，易疲劳，发冷，面色不佳，腹泻。

5）六君子汤：体力中等度以下，易疲劳，消瘦，全身倦怠感，面色不佳。

黄芪桂枝五物汤*

黄芪，芍药，桂皮，大枣，生姜。

[**证候特征**] 太阴病期。虚证。

气血不足，表现为身体、四肢知觉障碍、运动麻痹者。有时伴有皮肤瘙痒、蚁行感。

[**适应病症**]SMON（亚急性脊髓视神经病），多发性硬化症，脊髓障碍，多发性神经炎，颜面神经麻痹，代谢性神经障碍，湿疹，小儿丘疹性荨麻疹，渗出性中耳炎。

黄芪建中汤 《金匮要略·血痹虚劳病脉证并治》

芍药，大枣，黄芪，甘草，桂皮，生姜，胶饴。

[**证候特征**] 用于体力低下者出现明显疲劳感、盗汗、皮肤症状（发疹、糜烂等）的场合。腹诊多见腹壁薄、腹直肌紧张。多用于小儿。另，有时可见腹痛、食欲不振、气短等证候。也常用于创伤愈合缓慢、有慢性化脓性病灶者。

[**适应病症**] 体力低下、明显疲劳倦怠感、有盗汗的场合：①伴有腹痛、食欲不振、气短者。②伴有发疹、糜烂等皮肤症状者。③创伤愈合缓慢、慢性化脓性病灶者。④腹诊触及腹壁薄、腹直肌紧张者。

[**病期病态**] 太阴病期，腹直肌拘挛型。虚证。

气虚程度较血虚更明显的病态，伴有营卫虚衰。腹诊多呈腹直肌紧张，但有时也仅见腹壁软弱。

[**方证鉴别**]

1）桂枝加芍药汤：证候特征近似，但皮肤营养状态低下和易疲劳感不明显。

2）小建中汤：易疲劳，小儿夜尿症，腹诊触及腹直肌紧张，腹痛。

3）当归建中汤：证候特征近似，但腹诊触及侧腹部痛明显。

4）十全大补汤：体力低下，易疲劳，倦怠，贫血，肌肤甲错，术后。

5）当归四逆加吴茱萸生姜汤：体力中等度以下，四肢有冷感，患冻疮倾向，头痛，腹痛。

黄芩汤 《伤寒论》太阳病下篇

黄芩，大枣，甘草，芍药。

［**证候特征**］腹泻，心下痞满，腹中拘急感而腹诊可触及腹直肌拘挛，以发热、头痛、呕吐、干呕、口渴为指征。

［**适应病症**］卡他性肠炎，消化不良，呕吐，腹泻。

［**慎用**］

1）原发性醛固酮增多症患者。

2）肌病患者。

3）低钾血症患者。

［**不良反应**］

1）对电解质代谢的影响（长期连续使用可能引起假性醛固酮增多症，若出现则中止使用）。

2）因低钾血症可能引起肌病，若出现则中止使用。

［**相互作用**］与呋塞米、利尿酸、噻嗪类利尿剂并用可能导致血钾值低下。

［**病期病态**］少阳病期，肠型。实证。

呈现为腹泻、腹痛，伴有少阳病期之口苦，又有太阳病期脉浮、发热等证候。多见里急后重。

［**方证鉴别**］

1）黄连汤：均有呕吐、心下痞，但为轻度腹泻。

2）半夏泻心汤：有心下痞、腹泻，但不伴有发热。

J

济生肾气丸 《济生方·水肿门》

地黄，牛膝，山茱萸，山药，车前子，泽泻，茯苓，牡丹皮，桂皮，附子。

[**证候特征**] 用于体力较低下或高龄者，具有腰部及下肢乏力感、发冷、疼痛、麻木等，而尿量减少、夜尿、浮肿、腰痛明显者。此外，出现疲劳倦怠感、口渴、四肢发冷等证候，腹诊多触及下腹部较上腹部软弱无力。

[**适应病症**] 腰痛，坐骨神经痛，肾炎，肾病综合征，糖尿病，高血压，前列腺肥大，白内障，脑卒中后遗症。另，膀胱炎，阳痿，皮肤瘙痒症。

[**慎用**] 易出现烘热感者，胃肠虚弱者。

[**病期病态**] 太阴病期，水滞型。虚证。

肾之阳气不足、肾之机能低下的病态。出现浮肿、口渴、尿量减少、麻木、关节痛等证候。腹诊触得小腹不仁（脐下正中部腹壁软弱无力，感觉迟钝）。

[**方证鉴别**]

1）八味肾气丸：体力中等度以下，口渴，腰膝发冷，夜间尿频，浮肿，阳痿。

2）六味地黄丸：体力低下，手足发热，阳痿，皮肤干燥。

3）猪苓汤：体力中等度，尿频，尿不尽，排尿痛，血尿。

4）桂枝加龙骨牡蛎汤：体力低下，神经官能症，阳痿，遗精，易疲劳，盗汗。

加味归脾汤　　　　《济生方·惊悸怔忡健忘门》

人参，苍术，茯苓，黄芪，当归，远志，柴胡，山栀子，甘草，木香，大枣，生姜，酸枣仁，龙眼肉。

[**证候特征**] 贫血，精神不安、失眠症等神经症状。

[**适应病症**] 体质虚弱而面色欠佳者见于如下诸症：贫血，失眠症，精神不安，神经症。

[**相互作用**]（对临床检查值影响）服用本剂可增加血中 1,5-AG。

[**病期病态**] 少阳病期，心下痞硬型。虚实夹杂证。

脾虚所致之气虚、精神不安，与肝阳心阳病态性亢进所致之神经过敏、热性倾向，二种状态并存。另可见轻度血虚状态。

[**方证鉴别**]

1）归脾汤：体力低下，易疲劳，贫血，下血，吐血，血小板减少。

2）十全大补汤：体力低下，易疲劳，倦怠，贫血，肌肤甲错，术后。

3）桂枝加龙骨牡蛎汤：体力低下，神经症，阳痿，遗精，易疲劳，盗汗。

4）芎归胶艾汤：体力中等度以下，贫血，出血倾向，手足发冷，肌肤甲错。

5）黄连解毒汤：体力中等度以上，烘热感，精神不安，身体有热感，出血倾向。

加味逍遥散　　《女科撮要》

柴胡，芍药，当归，茯苓，山栀子，牡丹皮，甘草，生姜，薄荷，苍术。

［**证候特征**］用于体质较为虚弱者，具有易疲劳、精神不安、失眠、烦躁焦虑等精神神经症状场合。

1）伴有肩凝、头痛、眩晕、上半身灼热感、阵发性汗出的场合。

2）腹诊触得心窝部、季肋部轻度抵抗、压痛（胸胁苦满）的场合。

3）诉与月经周期相关联的上述精神神经症状的场合。

［**适应病症**］体质虚弱的女性，出现肩凝、易疲劳、精神不安等精神神经症状，或有便秘倾向，见于如下诸症：易发冷，体质虚弱，月经不调，痛经，围绝经期综合征，血道证等。

［**慎用**］胃肠虚弱者。

［**病期病态**］少阳病期，瘀血型。虚证。

有心阳、肝阳病态性过剩状态，表现为上半身阵发性热感、易怒性、神经过敏等。腹诊可触及轻度胸胁苦满、胃部振水音、脐上悸动等。有时还伴有瘀血症状、皮疹、皮肤蚁行感。本方用于习惯性便秘，奏效者不在少数。

［**方证鉴别**］

1）桂枝茯苓丸：体力中等度，不伴有胸胁苦满，不伴有阵发性汗出。

2）女神散：体力中等度以上，明显烘热感，心悸、失眠、不安等心气证（译者注：心气证即心气郁结，气机上逆）倾向，腹部膨满感。

3）当归芍药散：体力低下，贫血倾向，发冷，腹诊触及下腹部疼痛。

4）补中益气汤：易疲劳，体力低下，微热，精神症状不明显。

5）抑肝散：易怒性，精神不安，胸胁苦满，体力中等度，精神症状不明显。

6）小柴胡汤：肩凝，易疲劳，胸胁苦满，体力中等度，精神症状不明显。

7）柴胡加龙骨牡蛎汤：体力中等度以上，腹诊触得腹力充实、腹主动脉搏动亢进。

8）抑肝散加陈皮半夏：体力中等度以下，腹诊触得腹直肌紧张、胸胁苦满，易怒性。

9）半夏厚朴汤：体力中等度以下，咽喉阻塞感，不安，失眠，呼吸苦难。

桔梗石膏

桔梗，石膏。

[证候特征] 本剂多作为加味药物使用，用于急性上呼吸道感染、急慢性呼吸系统疾患或有皮炎的场合。

[适应病症] 咳嗽，化脓。

[慎用]

1）身体虚弱者。

2）自觉发冷甚者。

[病期病态] 少阳病期。虚实兼夹证。

表现为上呼吸道、扁桃体炎症、支气管炎、淋巴结炎、皮肤化脓性感染等。亦用于葛根汤、小柴胡汤等加味。多见伴有口渴、发热感。

桔梗汤　　《伤寒论》少阴病篇

甘草，桔梗。

[证候特征] 用于咽喉部疼痛、肿胀、红赤。此时多有轻度发热、咳嗽、咳痰、胸闷、声音嘶哑、咽下困难等。另，当炎症症状较重，伴有发热、头痛、肩凝的场合，同时服用葛根汤。

[适应病症] 咽、喉头炎，扁桃体炎，扁桃体周围炎，咽、喉头部不适感。

[相互作用] 与呋塞米、利尿酸、噻嗪类利尿剂并用，可能引起血钾值低下。

[并用] 可与麦门冬汤、葛根汤、麻杏石甘汤等并用。

[病期病态] 少阳病期，胸内型。虚实夹杂证。

位于从太阳病期向少阳病期移行的中间阶段。以不伴有典型表证的咽、喉部疼痛为主证。

[**方证鉴别**]（对于咽、喉部疼痛）

1）荆芥连翘汤：体力中等度，肤色浅黑，手掌足跖部汗出，腹直肌紧张。

2）柴胡清肝汤：颜面潮红，颈部淋巴结肿大，胸胁苦满。

3）甘草汤：严重的咽部、口腔黏膜糜烂。

4）小柴胡汤加桔梗石膏：口苦，口渴，弛张热，胸胁苦满。

5）葛根汤：急性咽痛，头痛，项背部强凝，无汗出。

6）清肺汤：体力中等度以下，迁延性咽喉疼痛，嘎声，血痰，咳痰多、黏稠。

解急蜀椒汤*

粳米，半夏，人参，蜀椒，干姜，甘草，附子，大枣，胶饴。

[**证候特征**]太阴病期～少阴病期。实证。

腹部发凉，可见疝痛性腹痛，肠管蠕动亢进，或出现肠梗阻样症状，呕吐。

[**适应病症**]急性肠炎，各种肠梗阻。

荆芥连翘汤　　《一贯堂医学大纲》

黄芩，黄柏，黄连，桔梗，枳实，荆芥，柴胡，山栀子，地黄，芍药，川芎，当归，薄荷，白芷，防风，连翘，甘草。

[**证候特征**]广泛用于体力中等度者，颜面、耳、咽喉、上呼吸道等各种炎症疾患，特别是慢性化者。一般用于肤色偏浅黑倾向、手足心易出汗者，于鼻窦、外耳、中耳、扁桃体容易发生炎症的场合。腹诊多触得整条腹直肌的紧张。

[**适应病症**]慢性鼻窦炎，慢性鼻炎，慢性扁桃体炎，急、慢性中耳炎，慢性颈部颌部淋巴结炎。另，有时用于痤疮、湿疹等。

[**病期病态**]少阳病期，瘀血型。虚实夹杂证。

虽然按照瘀血进行分类，但仍为以血虚、血热为主体的病态。所谓血热是指带有血热的状态，呈现出不伴恶寒的发热、结节性红斑、血管炎、皮肤黏膜溃疡或糜烂等病态。

[**方证鉴别**]

1）柴胡清肝汤：体力中等度以下，口中不适感，食欲不振，胸胁苦满。

2）小柴胡汤加桔梗石膏：体力中等度，胸胁苦满，微热，口渴。

3）葛根汤加川芎辛夷：体力中等度以上，后头部强凝，颜面充血。

4）葛根汤：体力中等度以上，头痛，肩凝，无自然汗出，上半身炎症，鼻炎。

九味槟榔汤　《浅田方函》

槟榔子，厚朴，桂皮，橘皮，苏叶，甘草，大黄，生姜，木香，吴茱萸，茯苓。

［证候特征］用于具有心悸气短、肩凝等神经症状者，或伴有浮肿（眼睑、颜面、下肢等）的脚气病症状者。

［适应病症］心悸、肩凝、倦怠感，伴有便秘倾向者。脚气病，高血压，动脉硬化，以及这些病症伴有头痛者。

［慎用］

1）腹泻、软便倾向者。

2）妊娠或可疑妊娠者。

［不良反应］

1）若出现电解质紊乱（与呋塞米、利尿酸、噻嗪类利尿剂并用，可能引起血钾值低下），即中止使用。

2）低钾血症可能引起肌病。

［病期病态］少阳病期。虚实夹杂证。

气郁和水滞为主证的病态。

［方证鉴别］

1）木防己汤：体力中等度以上，呼吸困难，浮肿。

2）钩藤散：伴有高血压的头痛，无浮肿。

橘皮枳实生姜汤*

橘皮，枳实，生姜。

［证候特征］少阳病期～太阴病期。虚实夹杂证。

胸腹部明显气郁，出现胸内苦闷感、腹部膨满感者。

［适应病症］冠心病，肋间神经痛，支气管哮喘，抑郁状态，不安神经症，肩凝。

L

立效散　　《众方规矩》

细辛，升麻，防风，甘草，龙胆。

[**证候特征**] 一般用于牙痛、牙龈痛以及口腔内肿胀、疼痛。

[**适应病症**] 牙痛，拔牙后疼痛，牙龈炎。其他如牙根膜炎、舌痛、口内炎、舌咽神经痛、三叉神经痛。

[**病期病态**] 少阳病期，胸内型。虚实夹杂证。

牙根膜、口腔黏膜等之表到半表半里有热，气血不得循行导致疼痛的病态。太阳病期向少阳病期的移行期病态。

[**方证鉴别**]

1）葛根汤：体力中等度以上，头痛，肩凝，自然发汗，上半身炎症，鼻炎。

2）三黄泻心汤：体力中等度以上，头面烘热感，精神不安，便秘，腹诊触及心下部位疼痛。

3）黄连解毒汤：体力中等度以上，头面烘热感，精神不安，身体热感，出血倾向。

4）调胃承气汤：体力中等度，便秘，腹部膨满，腹痛。

5）桃核承气汤：瘀血综合征，体力充实，便秘，头面烘热感，精神不安。

良枳汤*

茯苓，半夏，桂皮，大枣，枳实，甘草，良姜。

[**证候特征**] 苓桂甘枣汤加半夏、枳实、良姜而成，气逆基础上加之腹部气郁和水滞，因而引起发作性心慌悸动、腹痛、呕吐等。

[**适应病症**] 奔豚气病，反复性、发作性腹痛。

苓甘五味加姜辛半夏杏仁汤　　《金匮要略·痰饮咳嗽病脉证并治》

杏仁，甘草，半夏，细辛，茯苓，干姜，五味子。

[**证候特征**] 用于体力低下者，发冷性而面色差，出现喘鸣、咳嗽、咳痰、水样鼻涕等。此时可有疲劳感、心慌悸动、气短、浮肿等。腹诊多触得

腹部软弱（腹壁紧张力度非常弱）及振水音。亦可用于服用含有麻黄的药物出现胃机能障碍者。

[**适应病症**] 胃肠虚弱，服用麻黄剂而出现胃机能障碍的场合。伴有疲劳倦怠感、心慌悸动、气短、浮肿等的场合。腹诊可触及腹部软弱、心窝部振水音的场合。

[**病期病态**] 少阳病期，胸内型。虚证。

脾被寒邪侵袭，机能虚衰，气虚同时伴有水滞症状。加之肺部有寒，出现气逆和咳嗽症状。虽分类为少阳病期，但可考虑为向太阴病期渐渐移行的病态。腹诊可高频度触得胃部振水音。

[**方证鉴别**]

1）小青龙汤：使用指征近似，但不伴有腰膝发冷。

2）麻杏石甘汤：体力中等度以上，喘鸣，咳嗽，口渴。

3）麦门冬汤：体力中等度，咽喉干燥感，剧烈的阵咳。

苓桂甘枣汤*

茯苓，桂皮，大枣，甘草。

[**证候特征**] 剧烈气逆，发作性不适感从腹部逆冲上顶至胸部、咽喉部，而引起心慌悸动者。

[**适应病症**] 奔豚气病，不安神经症，围绝经期综合征。

苓桂味甘汤*

茯苓，桂皮，五味子，甘草。

[**证候特征**] 有咳嗽，同时心慌悸动、气短者。存在气逆而可见颜面潮红、下肢发冷。

[**适应病症**] 感冒退热后持续咳嗽者，慢性支气管炎，支气管哮喘，奔豚气病。

苓桂术甘汤　　《伤寒论》太阳病中篇、《金匮要略·痰饮咳嗽病脉证并治》

茯苓，桂皮，甘草，苍术。

[**证候特征**] 用于体力较低下者，出现眩晕、身体动摇感、起立时头晕等的场合。

1）伴有气短、心慌悸动、头痛、头面烘热感、尿量减少等的场合。

2）腹诊触及心窝部振水音的场合。

[**适应病症**] 眩晕，行走不稳，或者心慌悸动，尿量减少，见于如下诸病患：神经质，神经症，眩晕，心慌悸动，气短，头痛。

[**并用**] 对于直立性低血压：

1）与麦角胺制剂并用时增强效果。

2）有并用人参汤或半夏白术天麻汤良效验案。

[**病期病态**] 少阳病期，水滞型。虚证。

脾胃有水滞，心阳虚衰，伴有气逆之病态，呈现出上热下寒。腹证触得胃部振水音、两侧腹直肌轻度紧张及脐上悸动。直立性低血压，神经症，头痛，尿量减少，但不伴有口渴。

[**方证鉴别**]

1）炙甘草汤：体力低下，心慌悸动，气短，心律不齐，皮肤枯燥，易疲劳，羸瘦。

2）半夏白术天麻汤：体力中等度以下，头重，头痛，抑郁倾向，食欲不振，倦怠。

3）五苓散：体力中等度，口渴，尿量减少，浮肿，呕吐，头痛，宿醉。

4）真武汤：体力低下，全身倦怠，恶寒，腹泻，浮肿，腰膝发冷。

苓姜术甘汤　　《金匮要略·五脏风寒积聚病脉证并治》

茯苓，白术，甘草，干姜。

[**证候特征**] 用于体力较低下者，主要在腰部，有时连及下肢，出现明显冷感伴疼痛，且有尿频的场合。此时，不伴有口渴，感觉下半身微肿，腹诊可触及腹壁软弱、心窝部腹主动脉搏动亢进。小便色多清澄。

[**适应病症**] 腰痛，腰部冷感，神经痛（特别是坐骨神经痛），夜尿症，膀胱神经官能症，频尿。

[**病期病态**] 太阴病期，水滞型。虚证。

脾为寒邪侵袭，加之肾阳虚衰，产生气虚和水滞之病态。腰部沉重感，下肢发冷，不伴有口渴的尿频，为三大主要特征。

[**方证鉴别**]

1）真武汤：体力低下，全身倦怠，恶寒，腹泻，浮肿，腰膝发冷。

2）当归四逆加吴茱萸生姜汤：体力中等度以下，四肢发冷，罹患冻疮倾向，头痛，腹痛。

3）当归芍药散：瘀血综合征，体力低下，手足发冷，贫血倾向，腹痛。

4）八味肾气丸：体力中等度以下，口渴，腰膝发冷，夜间尿频，阳痿。

5）桂枝加术附汤：体力低下，关节痛，发冷性，肌肉痉挛，尿量减少。

6）五积散：体力中等度以下，颜面潮红，腰膝部冷感，关节痛，神经痛。

六君子汤　《医学正传·卷三·呃逆》

人参，半夏，茯苓，大枣，陈皮，甘草，生姜，苍术。

[**证候特征**] 用于体力较低下者，胃肠机能虚弱，出现食欲不振、心窝部膨满感的场合。

1）伴有全身倦怠、手足发冷的场合。

2）腹诊触得腹壁紧张度弱、心窝部有振水音的场合。

[**适应病症**] 胃肠虚弱者，无食欲，心窝部痞闷，易疲劳，因贫血而手足易发凉等，见于以下诸疾患：胃炎，胃弛缓症，胃下垂，消化不良，食欲不振，胃痛，呕吐。

[**病期病态**] 太阴病期，心下痞硬型。虚证。

脾之阳气虚衰，可见全身性气虚症状，伴有心下水滞、轻度气逆之病态。他觉所见，腹诊可触得腹力软弱、胃部振水音。

[**方证鉴别**]

1）四君子汤：体力低下，全身倦怠，易疲劳，胃部不适感，腹泻。

2）人参汤：体力低下，唾液分泌过多，易疲劳，发冷，面色不良，腹泻。

3）茯苓饮：体力中等度以下，胃部振水音，心慌悸动，尿量减少。

4）半夏泻心汤：体力中等度，心窝部膨满感，烧心，腹泻，腹中雷鸣，神经症倾向。

5）补中益气汤：体力中等度以下，全身倦怠，易疲劳，轻度胸胁苦满。

6）五苓散：体力中等度，口渴，尿量减少，浮肿，呕吐，头痛，宿醉。

六味地黄丸　《小儿药证直诀》

地黄，山茱萸，山药，泽泻，茯苓，牡丹皮。

[**证候特征**] 用于体力较低下者出现汉方医学所谓之肾虚症状。其症状为，疲劳感，下半身麻木，尿量减少或多尿，夜尿多，遗尿，尿不尽，阳痿，

遗精，腰痛等某几种症状组合的多种情况。一般情况下，腹诊可触得，与上腹部相比较，下腹部软弱乏力。此时的发冷、浮肿程度较轻。在小儿科，除上述外，有时还有哮喘症状。

[适应病症] 肾炎，肾病综合征，腰痛，膀胱炎，膀胱神经官能症，支气管哮喘，小儿哮喘，高血压病，脑卒中后遗症，白内障，糖尿病。另外也用于夜尿症、阳痿、前列腺肥大、皮肤瘙痒症。

[慎用] 胃肠虚弱者。

[病期病态] 太阴病期，水滞型。虚证。

虽分类为水滞型，但有尿量减少、多尿等水液代谢异常，却无浮肿倾向，而皮肤多枯燥，存在肾之阴液不足的病态，因而出现四肢烦热。腹诊可触及小腹不仁。

[方证鉴别]

1）八味肾气丸：体力中等度以下，口渴，腰膝发冷，夜间尿频，浮肿，阳痿。

2）五苓散：体力中等度，口渴，尿量减少，浮肿，呕吐，头痛，宿醉。

3）猪苓汤：体力中等度，尿频，尿不尽，排尿痛，血尿。

4）清心莲子汤：体力低下，胃肠虚弱，发冷性，排尿痛。

5）桂枝加龙骨牡蛎汤：体力低下，神经症，阳痿，遗精，易疲劳，盗汗。

六郁汤*

香附子，川芎，苍术，陈皮，半夏，茯苓，山栀子，缩砂，甘草。

[证候特征] 气郁为主的病态。

[适应病症] 抑郁状态。

龙胆泻肝汤　　《薛立斋十六种》

地黄，当归，木通，黄芩，车前子，泽泻，甘草，山栀子，龙胆。

[证候特征] 用于体力较好者，以排尿痛、尿频、带下等为主证的急性或慢性泌尿系、生殖系统疾患。此时见混浊尿、血尿、脓尿等，有时伴有阴部瘙痒。

[适应病症] 尿道炎，膀胱炎，前列腺炎，阴部瘙痒症，膀胱神经官能症。其他如巴氏腺感染、子宫内膜炎、滴虫性阴道炎、精索炎、腹股沟淋巴

结炎、阴部湿疹等。

［**慎用**］体力低下，胃肠虚弱。

［**病期病态**］阳明病期，水滞型。实证～虚实夹杂证。

尿路和下消化道为主的部位有水滞兼有里热，呈排尿痛、排尿障碍等症状。同时，存在心阳和肝阳病态性过剩的病态，出现烦躁不安、头面烘热感、易怒性、攻击性等精神症状。

［**方证鉴别**］

1）猪苓汤：体力中等度以上，浮肿，身体、手足有热感，口渴，症状比龙胆泻肝汤轻。

2）五淋散：体力中等度至略弱，发冷倾向，病变呈慢性过程。

3）清心莲子汤：体力低下，胃肠虚弱，发冷性，神经过敏，口渴。

4）八味肾气丸：体力中等度以下，轻度排尿痛，阴部瘙痒感，腰腿冷，夜间尿频。

5）济生肾气丸：体力中等度以下，与八味肾气丸相比，有浮肿倾向，腰腿发冷和疼痛较显著。

6）当归芍药散：瘀血证候群，体力低下，手足发冷，贫血倾向，腹痛。

M

麻黄附子细辛汤　　《伤寒论》少阴病篇

麻黄，附子，细辛。

［**证候特征**］用于体力低下者，发热伴有恶寒。此时发热不明显，但全身倦怠、无力，脉沉细无力为特征。另外，有时出现头痛、咳嗽、水样鼻涕、手足发冷疼痛等。故常用于高龄者、虚弱者感冒。

［**适应病症**］用于伴有无力感、全身倦怠感者。也用于伴有头痛、咳嗽、水样鼻涕、手足发冷疼痛者。

［**慎用**］体力充实而有发热感者。

［**不良反应**］过敏症，自主神经系统（不眠、汗出、心慌悸动、全身无力感、精神兴奋），肝功能损害（AST、ALT、γ-GTP 升高），消化系统（口渴、食欲不振、胃部不适感、恶心、呕吐），泌尿系统（排尿障碍），烘热感，麻木感。

［**相互作用**］

1）交感神经兴奋药并用，可能引起心慌悸动、心动过速等。

2）与解热镇痛药并用，可能引起过度汗出（有时甚至发生休克）。

［**病期病态**］少阴病期，表寒型。虚实夹杂证～虚证。

在五脏阳气虚衰的基础上，呈现表寒证为主证的病态。称为直中少阴，高龄者等五脏阳气虚衰者，罹患感冒并非太阳病期，而是呈现这种病证。表现出显著恶寒、全身倦怠、嗜睡等气虚症状。

［**方证鉴别**］

1）真武汤：体力中等度以下，全身倦怠感，恶寒，腹泻，浮肿，微热。

2）小青龙汤：体力中等度以下，食欲不振，发热，不伴有显著恶寒及全身倦怠感。

3）桂枝汤：体力低下，有自然汗出，鼻塞、流涕。

麻黄附子甘草汤*

麻黄，附子，甘草。

［**证候特征**］少阴病期，表寒型。虚实夹杂证。

背部恶寒，咽喉疼痛，喘鸣，咳嗽。

［**适应病症**］虚弱者及老年人感冒，支气管炎，支气管哮喘。

麻黄汤　　《伤寒论》太阳病中篇、阳明病

杏仁，麻黄，桂皮，甘草。

［**证候特征**］用于平素体格结实体力充实者，热性疾病初期，出现头重、发热、恶寒、腰痛、四肢关节痛等，而无自然汗出的场合。

1）伴有喘鸣、咳嗽等的场合。

2）婴幼儿感冒，有鼻塞的场合。

［**适应病症**］恶寒、发热、头痛、腰痛、无自然出汗者见于如下疾患：感冒，流感（初期），风湿关节炎，哮喘，婴儿鼻塞，哺乳困难。

其他适应范围：感冒、鼻炎性感冒等初起，症见恶寒、发热、头痛、身体酸痛。

［**慎用**］

1）汗出倾向明显，或已强力发汗汗出而脉弱者。

2）体力明显衰弱的场合。

3）明显胃肠虚弱。

4）冠心病心绞痛、心肌梗死等循环系统疾患，或有既往史者。

［相互作用］

1）与交感神经兴奋药并用，可能引起心慌悸动、心动过速等。

2）与解热镇痛药并用，可能引起过度汗出。

［病期病态］太阳病期，表实证。

外界致病因子侵袭于表，引起恶寒、发热之太阳病期病态，脉浮、数、紧。无自然汗出倾向。多伴有关节痛、腰痛、喘鸣、咳嗽、鼻出血。

［方证鉴别］（关于感冒）

1）葛根汤：后头部、背部强凝。无汗出倾向。不伴有腰痛、肌肉痛。

2）桂枝汤：体力低下，鼻炎症状，汗出倾向。

3）小青龙汤：鼻炎症状，特别是水样鼻涕，咳痰。腹诊触得心窝部振水音。

4）麻黄附子细辛汤：全身倦怠感，四肢、背部恶寒发冷，咽痛。

5）麻杏石甘汤：体力中等度以上，喘鸣，咳嗽，口渴。

6）麻杏薏甘汤：体力中等度，急性关节炎，关节肿胀，无口渴。

麻杏石甘汤　　《伤寒论》太阳病中篇、下篇

石膏，杏仁，麻黄，甘草。

［证候特征］用于较有体力者，具有咳嗽剧烈、口渴、自然汗出、发热感、喘息、呼吸困难等的场合。多咳痰黏稠不易咳出。本方除可发作时顿服外，也可以长时期服用。特别是也常用于小儿。

［适应病症］支气管哮喘，喘息性支气管炎。还用于感冒、支气管炎、肺炎、百日咳等。

［相互作用］

1）与交感神经兴奋药并用，可能引起心慌悸动、心动过速等。

2）与解热镇痛药并用，可能引起过度汗出（有时甚至发生休克）。

［病期病态］少阳病期，胸内型。实证。

肺有热，以喘息、咳嗽、咳痰为主证的病态，呈现口渴、汗出（黏性汗）、身体热感等证候。

［方证鉴别］

1）五虎汤：小儿咳嗽，无恶寒发热，剧烈咳嗽，口渴，自然汗出倾向。

2）麦门冬汤：咽喉干燥感，无明显口渴。

3）麻黄汤：感染初期，发热，关节痛，无明显口渴。

4）小青龙汤：水样鼻涕，咳痰，无明显口渴。

5）小柴胡加桔梗石膏：亚急性期的咳嗽，胸胁苦满，咽痛。

6）清肺汤：体力中等度以下，亚急性期～慢性期的咳嗽，痰色浓，时有血痰，咽痛。

7）竹茹温胆汤：体力低下，持续低热，不眠，不安，悸动，胸胁苦满。

8）滋阴降火汤：体力低下，高龄者的咳嗽，干啰音，皮肤浅黑枯燥，手足发热。

9）神秘汤：体力中等度以上，呼吸困难，抑郁倾向。

麻杏薏甘汤　《金匮要略·痉湿暍病脉证治》

薏苡仁，麻黄，杏仁，甘草。

[证候特征] 用于体力较好者，出现关节肿胀、疼痛，或肌肉痛的场合。一般在肿胀、疼痛的同时伴有轻度汗出倾向，有时可见浮肿。另可用于有赘疣、肌肤甲错的皮肤疾患。

[适应病症] 关节痛，肌肉痛，赘疣，干性脂漏。此外还有关节痛、风湿性肌肉疼痛、类风湿关节炎、进行性指掌角化症、汗疱状白癣、颜面白癣等。

[相互作用]

1）与交感神经兴奋药并用，可能引起心慌悸动、心动过速等。

2）与解热镇痛药并用，可能引起过度汗出（有时甚至发生休克）。

[病期病态] 少阳病期，水滞型。虚实夹杂证。

从太阳病期向少阳病期移行期的病态，水滞于以皮肤和关节为主的部位，出现关节肿胀及有热感。多伴有尿量减少。

[方证鉴别]

1）麻黄汤：无自然汗出，咳嗽，喘息，肌肉痛。

2）越婢加术汤：体力中等度以上，颜面潮红，身体有热感，浮肿，口渴。

3）桂枝加术附汤：体力低下，关节痛，发冷性，肌肉痉挛，尿量减少。

4）薏苡仁汤：体力中等度以上，关节痛，关节发红肿胀，不口渴。

5）防己黄芪汤：体力中等度以下，关节痛，浮肿，烘热感，虚胖。

麻子仁丸　《伤寒论》阳明病篇

大黄、枳实、杏仁、厚朴、芍药、麻子仁。

[证候特征] 用于体力中等度或略低下者的习惯性便秘。也经常用于高龄者或病后虚弱者的便秘。大便多为硬结成块者。

[适应病症] 习惯性便秘。也用于急性便秘等。

[病期病态] 太阴病期，肠型。虚实夹杂证。

脾之阴液不足，胃肠机能衰弱的麻痹性便秘。伴有腹中气滞的腹部膨满感，大便干燥且硬。

[方证鉴别]

1）润肠汤：体力中等度以下，高龄者便秘，皮肤枯燥，脱水倾向。

2）桂枝加大黄汤：体力低下，腹痛，过敏性肠道综合征。

3）调胃承气汤：体力中等度，便秘，腹部膨满，腹痛。

4）大黄甘草汤：体力中等度，慢性便秘，伴随症状少。

木防己汤　　《金匮要略·痰饮咳嗽病脉证并治》

石膏，防己，桂皮，人参。

[证候特征] 用于体力较低下者，心窝部痞满、呼吸困难、浮肿、心慌悸动的场合。伴有口渴、尿量减少。

[适应病症] 颜面晦暗，呼吸困难伴咳嗽，心脏下部有紧张压迫感，或者肾脏相关疾患，浮肿，心源性哮喘。

[慎用] 脉弱，体力明显衰弱的场合。

[病期病态] 少阳病期，胸内型。实证。

主要为胸内有水滞，因而出现呼吸困难、咳嗽等症状。准确地说，应该是向水滞型的移行型。有半表半里的热证，伴有口渴。脉力、腹力均充实，腹诊可触得心下部位广泛抵抗（心下痞坚）。

[方证鉴别]

1）五苓散：体力中等度，口渴，尿量减少，浮肿，呕吐，头痛，宿醉。

2）炙甘草汤：体力低下，心慌悸动，气短，心律失常，皮肤枯燥，易疲劳，羸瘦。

3）柴胡加龙骨牡蛎汤：体力中等度以上，腹诊触得腹力充实、腹主动脉搏动亢进。

4）苓桂术甘汤：体力低下，气短，心慌悸动，直立性低血压，烘热感，下肢发冷，尿量减少。

5）人参汤：体力低下，唾液分泌过多，易疲劳，发冷，面色不良，腹泻。

6）越婢加术汤：体力中等度以上，颜面潮红，身体有热感，浮肿，口渴。

7）柴胡桂枝干姜汤：体力低下，轻微胸胁苦满，上热下寒性烘热感，精神症状。

麦门冬汤　　《金匮要略·肺痿肺痈咳嗽上气病脉证治》

麦门冬，半夏，大枣，甘草，人参，粳米。

[**证候特征**] 用于体力中等度或中等度以下者剧烈咳嗽、频繁发作性咳嗽、面色潮红的场合。

1）伴有黏稠痰，不易咳出的场合。

2）咽喉有干燥感、不适感的场合。

3）妊娠期、老年人的咳嗽。

[**适应病症**] 痰不易咳出的咳嗽，支气管炎，支气管哮喘。

[**并用**]

1）有明显的扁桃腺炎、咽喉炎者，合用桔梗汤、甘草汤等。

2）伴有咽喉不适感、阻塞感的场合，宜合用半夏厚朴汤。

[**病期病态**] 少阳病期，胸内型。虚证。

为肺有热，气管干燥的病态，故伴有咽喉干燥感，咳痰黏稠。多出现咽喉部绞扼感，痉挛性咳嗽，发作时颜面潮红。有时还有心窝部有痞闷感，轻度口渴，皮肤枯燥，无自汗倾向。

[**方证鉴别**]

1）半夏厚朴汤：咽喉有异物感、阻塞感。不安。

2）麻杏石甘汤：体力中等度以上，喘鸣，咳嗽，口渴。

3）竹茹温胆汤：体力低下，持续微热，不眠，不安，心慌悸动，胸胁苦满。

4）柴朴汤：体力中等度，咽喉异物感和阻塞感，胸胁苦满。

5）柴陷汤：体力中等度以上，腹诊触得明显胸胁苦满、心下痞硬，胸痛，肿胀热。

6）神秘汤：体力中等度以上，呼吸困难，抑郁倾向。

7）五虎汤：小儿咳嗽，无恶寒发热，剧烈咳嗽，口渴，有汗出倾向。

8）滋阴降火汤：高龄者咳嗽，干性咳嗽，微热，皮肤浅黑、枯燥。

N

女神散　《和剂局方·卷七·治咽喉口齿》

香附子，川芎，苍术，当归，黄芩，桂皮，人参，槟榔子，黄连，甘草，丁香，木香。

［**证候特征**］用于体力中等度或者以上者，具有头面烘热、眩晕、头痛、头重感、心慌悸动、腰痛、失眠、不安等多种精神神经症状，总之为慢性多样主诉。多用于产前、产后及流产后或月经异常的女性。也常用于男性。

［**适应病症**］血道证（女性与月经周期相关而发生的精神神经症状），围绝经期综合征，神经症（包括所谓的神经质），自主神经失调症（包括情绪不安）。

［**病期病态**］少阳病期，瘀血型。虚实夹杂证。

伴有气虚、气逆的瘀血病态，心阳和肝阳病态性过剩的状态。也伴有轻度血虚症状。腹诊多触得心下痞硬、下腹部多处压痛。

［**方证鉴别**］

1）加味逍遥散：瘀血综合征，体力中等度，腹诊触得胸胁苦满，不安，失眠。

2）桂枝茯苓丸：瘀血综合征，体力中等度，头面烘热，无便秘倾向。

3）桃核承气汤：瘀血综合征，体力充实，便秘，头面烘热，精神不安。

4）温清饮：体力中等度，皮疹，皮肤枯燥，皮肤色素沉着。

5）通导散：体力充实，瘀血综合征，剧烈的精神症状，便秘。

6）当归芍药散：瘀血综合征，体力低下，手足发冷，贫血倾向，腹痛。

P

排脓散及汤　华冈青州

桔梗，甘草，枳实，芍药，生姜，大枣。

［**证候特征**］用于体力中等度者为主，出现皮肤、黏膜的化脓性疾患。发病的初期、中期，以及化脓的迁延或复发时，对以上的情况均有消炎、排脓效果。

［**适应病症**］副鼻窦炎，鼻炎，中耳炎，牙槽脓瘘，牙龈炎，麦粒肿，

疖，痈。其他如化脓性淋巴结炎、瘰疽、乳腺炎、肛周脓肿、创伤后感染等。

［相互作用］ 与呋塞米、利尿酸、噻嗪类利尿剂等同用，可引起低钾血症。

［病期病态］ 少阳病期，胸内型。虚实夹杂证。

半表半里有热，同时出现化脓性皮疹的病态。多为炎症机制未能充分发挥作用而出现化脓迁延化的状态。

［方证鉴别］

1）葛根汤：用于急性化脓，后头部强凝，体力中等度以上。

2）十味败毒汤：小的化脓灶，胸胁苦满，皮肤色素沉着，体力中等度。

3）清上防风汤：头部、颜面部化脓。面赤，体力充实。

4）大黄牡丹汤：尿路、消化道、肛周化脓。便秘。体力中等度以上。

5）乙字汤：肛周化脓。便秘。体力中等度。

6）十全大补汤：慢性化脓。体力低下，贫血。

7）小柴胡汤加桔梗石膏：扁桃腺炎。颈部淋巴结肿大。

炮附子末

炮附子。

［证候特征］

1）本剂作为加味药使用，有强心、镇痛、利尿作用。用于新陈代谢机能减退者、身体发冷且疼痛者、水样腹泻者等场合。

2）适应者具有如下体质倾向：①脉沉迟而无力。②四肢、腰、膝发冷。易生冷感而不喜寒凉。③颜面青白色调，唇色亦淡白。④尿量多，便溏而次数亦多。⑤下肢浮肿。嗜睡，自汗。

［适应病症］ 强心，镇痛，利尿。

［不良反应］ 偶见皮疹，烘热感，心慌悸动，腹泻。

［相互作用］ 与强心药物并用作用增强。

［并用］ 与加工附子末相同。

［方证鉴别］ 与加工附子末具有同样的效果。

平胃散

《和剂局方·卷三·治一切》

苍术，厚朴，陈皮，大枣，甘草，生姜。

［证候特征］ 用于体力中等度，出现心窝部不适感、腹部膨满感等消化系

统症状的场合。一般可见食欲不振、食后肠鸣、腹泻等，腹诊多触得心窝部振水音。

［**适应病症**］急、慢性胃炎，胃弛缓症，胃下垂症，急性肠炎。

［**病期病态**］少阳病期，心下痞硬型。虚证。

心下部位有水滞，引起脾的机能不全，同时伴有腹部为主的气郁病态。病期定位可考虑为从少阳病期向太阴病期之移行期。他觉所见，腹诊触得轻度心下痞硬、腹部鼓音、肠鸣音亢进、心下振水音等。

［**方证鉴别**］

1）半夏泻心汤：体力中等度，心窝部膨满感，烧心感，腹泻，腹中雷鸣，神经症倾向。

2）茯苓饮：体力中等度以下，胃部振水音，心慌悸动，尿量减少。

3）安中散：体力中等度以下，心窝部痛。无腹中雷鸣。

4）人参汤：体力低下，唾液分泌过多，易疲劳，发冷，面色不良，腹泻。

5）六君子汤：体力中等度以下，易疲劳，消瘦，全身倦怠感，面色不良。

6）胃苓汤：体力中等度，水样腹泻，呕吐，腹部膨满，尿量减少。

7）柴胡桂枝汤：体力中等度以下，胸胁苦满，汗出倾向，口苦，易怒性。

Q

杞菊地黄丸*

熟地黄，山茱萸，山药，牡丹皮，茯苓，泽泻，菊花，枸杞子。

［**证候特征**］五脏的肾阴虚衰，表现为视力低下、双眼干燥感，眩晕感，腰腿部肌力弱，口内干燥者。

［**适应病症**］诸种老年退行性病变，多发性神经炎，骨质疏松症，肾功能障碍，老年性白内障，干燥综合征。

启脾汤　　《万病回春·卷七·泄泻》

苍术，陈皮，茯苓，甘草，山药，莲肉，人参，山楂子，泽泻。

［**证候特征**］用于体力较为低下而慢性腹泻者。脉弱，腹诊触得腹部软

弱、腹壁肌紧张度低下，多面色欠佳。通常腹泻，不伴有里急后重，大便呈泥状或水样。时有消化不良、食欲不振、呕吐、轻度腹痛。

[**适应病症**]

1）伴有食欲不振，呕吐，腹痛等的场合。

2）腹诊触得腹部软弱、腹壁紧张度低下的场合。

[**病期病态**] 太阴病期，心下痞硬型。虚证。

脾之阳气、阴液均不足，不能发挥消化机能而出现腹泻、软便的病态。具有气虚证候的同时，有时伴有假性胃热，而出现口渴、手足发热等。

[**方证鉴别**]

1）真武汤：恶寒，四肢发冷，浮肿倾向。

2）半夏泻心汤：体力中等度，心窝部膨满感，烧心，腹泻，腹中雷鸣，神经症倾向。

3）人参汤：腹诊触得心下痞硬、心窝部振水音，不伴有频发腹泻。

4）桂枝加芍药汤：证候特征相似，但皮肤低营养状态和易疲劳感不明显。

七物降下汤　　修琴堂经验方

当归、芍药、黄芪、地黄、川芎、黄柏、钩藤。

[**证候特征**] 用于体质虚弱，胃肠功能较好的高血压病，伴有易疲劳感、下半身发冷、尿频倾向的场合。

[**适应病症**] 体质虚弱倾向而见于如下诸症：高血压伴随症状（头面烘热感、肩凝、耳鸣、头重）。

[**慎用**] 胃肠虚弱明显者。

[**病期病态**] 少阳病期，瘀血型。虚证。

肝之阳气与阴液均不足，但阴液虚衰更明显，因而出现假性肝阳过剩状态。同时伴有血虚病态。另可见轻度上热下寒倾向。

[**方证鉴别**]

1）钩藤汤：体力中等度以下，高血压，头痛，眼痛。

2）柴胡加龙骨牡蛎汤：体力中等度以上，腹诊触得腹力充实、腹主动脉搏动亢进。

3）八味肾气丸：体力中等度以下，口渴，腰膝发冷，夜间尿频，浮肿，阳痿。

4）黄连解毒汤：体力中等度以上，头面烘热，精神不安，身体热感，出血倾向。

5）抑肝散加陈皮半夏：体力中等度以下，腹诊触得腹直肌紧张、胸胁苦满，易怒性。

6）半夏白术天麻汤：体力中等度以下，头重，头痛，抑郁倾向，食欲不振，倦怠。

清肺汤　　《万病回春·卷二·咳嗽》

当归，麦门冬，茯苓，黄芩，桔梗，杏仁，山栀子，桑白皮，大枣，陈皮，甘草，五味子，生姜，竹茹，天门冬，贝母。

［证候特征］用于体力较低下者咳嗽迁延不愈，痰较多且黏稠不易咳出的场合。有时咳嗽伴有明显血痰。此外，有时伴有咽喉部疼痛、嘎声、咽喉部异样感等。

［适应病症］支气管炎，咽、喉头炎，支气管扩张症，肺气肿，支气管哮喘。另，肺炎、肺结核。

［不良反应］偶见间质性肺炎，若出现则停药，进行相应治疗。

［病期病态］少阳病期，胸内型。虚实夹杂证。

该病态为气道表面有热，津液（水）不足，同时有肺脾水滞与气郁并存。黏痰量多，咳出困难，热性病态。伴有轻度气逆证候。

［方证鉴别］

1. 关于咳嗽和咳痰

1）麦门冬汤：体力中等度以下，阵发性咳嗽，咽喉干燥感，微热。

2）滋阴降火汤：体力低下，高龄者咳嗽，干啰音，皮肤浅黑枯燥，手足发热。

3）滋阴至宝汤：体力低下，浓痰，盗汗，口渴，热感。

4）五虎汤：体力中等度以上，小儿咳嗽，喘鸣，咳嗽，口渴。

5）麻杏石甘汤：体力中等度以上，感冒后咳嗽，喘鸣，口渴。

2. 关于咽痛

1）小柴胡汤加桔梗石膏：口苦，口渴，弛张热，腹诊触得胸胁苦满。

2）柴胡清肝散：颜面潮红，颈部淋巴结肿胀，腹诊触得胸胁苦满。

3）荆芥连翘汤：体力中等度，皮肤浅黑色，手掌足跖汗出，腹直肌紧张。

4）桔梗汤：体力中等度，咽喉肿胀红赤。

5）甘草汤：咽喉肿胀红赤，口腔黏膜糜烂。

清热补气汤*

人参，当归，芍药，麦门冬，白术，茯苓，升麻，五味子，玄参，甘草。

[证候特征] 少阳病期，虚证。有气虚证，胃有虚热。

[适应病症] 溃疡性口内炎，舌炎。

清上防风汤 《万病回春·卷五·面病》

黄芩，桔梗，山栀子，川芎，防风，白芷，黄连，甘草，枳实，荆芥，连翘，薄荷。

[证候特征] 用于体力较充实者，出现颜面、头部皮疹，发赤，易化脓者（可伴头面烘热、颜面红赤、头痛、眩晕、球结膜充血）。常见于青年男女。

[适应病症] 寻常型痤疮，头部、颜面湿疹，酒渣性痤疮。此外还有，慢性中耳炎，慢性副鼻窦炎，慢性结膜炎，头部、颜面痈、疖、疔等。

[病期病态] 少阳病期，瘀血型。实证。

虽分类属于瘀血型，但以血热（血中带热者）为主体，以此为基盘而呈现的病态。可见颜面潮红、酒渣鼻、分布于上半身的炎症性皮疹。

[方证鉴别]

1）十味败毒散：体力中等度，渗出液较少的皮疹，轻度胸胁苦满。

2）消风散：体力中等度以上，湿润的皮疹，强烈瘙痒感，口渴，皮疹污浊。

3）荆芥连翘汤：体力中等度，上半身的炎症，皮肤色素沉着，手掌出汗。

4）越婢加术汤：体力中等度，面赤，湿性的皮疹，口渴，尿量减少。

5）葛根汤：体力中等度以上，头痛，肩凝，无自然汗出，上半身的炎症，鼻炎。

清暑益气汤 《医学六要》

苍术，人参，麦门冬，黄芪，陈皮，当归，黄柏，甘草，五味子。

[证候特征] 用于体力较低下者，出现食欲不振、全身倦怠感的场合。

1）伴有软便、尿量减少、自然汗出，手足有热感的场合。

2）多用于所谓夏天消瘦、苦夏者。

[适应病症] 中暑，因暑热引起的食欲不振、腹泻、全身倦怠、夏天

消瘦。

[**病期病态**] 少阳病期，肠型。虚证。

暑热引起的汗出及气的消耗导致气虚和津液不足的病态。出现在迁延性热型疾患、外科手术、甲状腺机能亢进、糖尿病等疾患的气虚和津液不足。因存在脾和肠胃功能不足，有时也出现软便、腹泻。

清心莲子饮　　《和剂局方・卷五・治痼冷》

麦门冬，茯苓，黄芩，车前子，人参，黄芪，甘草，莲肉，地骨皮。

[**证候特征**] 用于体力低下者，以轻度尿频、尿不尽、排尿痛为指征，以慢性泌尿系疾患为主的场合。

[**适应病症**] 慢性尿道炎，慢性膀胱炎，膀胱神经官能症，慢性前列腺炎，前列腺肥大。此外，有尿路结石、肾病综合征。

[**病期病态**] 少阳病期，心下痞硬型。虚证。

五脏之阴液（特别是脾肾心）虚衰，伴有气虚，呈现为抑郁、睡眠浅、排尿困难等。还有阴液不足引起的假性热候表现。

炎症不显著，神经症因素遮掩部分症状。

[**方证鉴别**]

1）猪苓汤：体力中等度以上，热型倾向，口渴，无贫血倾向。

2）猪苓汤合四物汤：体力中等度，轻微热性倾向，贫血倾向，慢性化疾病。

3）五淋散：体力中等度或弱，发冷性倾向。慢性经过者。

4）龙胆泻肝汤：体力中等度以上，热性倾向，剧烈排尿痛。

5）八味肾气丸：体力中等度以下，口渴，腰膝发冷，夜间尿频。

6）济生肾气丸：八味肾气丸的适应病态，有浮肿倾向，夜尿，腰痛明显。

R

人参汤　　《伤寒论》《金匮要略》

人参，干姜，甘草，苍术。

[**禁忌**]

1）醛固酮增多症。

2）肌病。

3）低钾血症。

［**证候特征**］用于体力较低下而发冷性者，具有食欲不振、胃部停滞感、腹泻等，出现胃肠机能低下的场合。

1）胃肠虚弱，倦怠感，尿清稀薄而量多，口中总有唾液蓄留等症状。

2）腹诊触得腹部软弱无力、有振水音的场合。

［**适应病症**］体质虚弱者，或者虚弱导致的体力低下者，出现于如下诸症：急性、慢性胃肠卡他性炎症，胃弛缓症，胃扩张，恶阻，肾萎缩。

其他适应范围：手足等易发冷，尿量多，见于如下诸症：胃肠虚弱，胃弛缓症，腹泻，呕吐，胃痛。

［**相互作用**］与呋塞米、利尿酸、噻嗪类利尿剂等同用，可能引起低钾血症。

［**病期病态**］太阴病期，心下痞硬型。虚证。

脾受寒邪侵袭，陷入机能不全的病态。他觉所见，舌淡白，略胖大，苔白湿润。腹诊触得腹力软弱、明显心下痞硬、时有振水音。有时呈现气虚加轻度气郁之胸内苦闷感。

［**方证鉴别**］

1）安中散：体力中等度以下，心窝部疼痛。无腹中雷鸣。

2）真武汤：体力低下，全身倦怠，恶寒，腹泻，浮肿，腰膝发冷。

3）桂枝人参汤：体力低下，胃肠虚弱，腹泻，头痛，发冷性。

4）茯苓饮：体力中等度以下，腹诊触得胃部振水音，心慌悸动，尿量减少。

人参养荣汤　　《和剂局方·卷五·治痼冷》

地黄，当归，白术，茯苓，人参，桂皮，远志，芍药，陈皮，黄芪，甘草，五味子。

［**证候特征**］用于消耗性疾患，或者外科手术后，体力明显低下的场合。也用于平素体质虚弱，出现多种不定主诉者。此时多伴有全身倦怠感、悸动、盗汗、咳嗽、腹泻、健忘等。

［**适应病症**］慢性疾患及术后全身虚弱、体力低下，诸种重伤疾患和诸种感染症导致的全身衰弱、体力低下（除外急性加重期和急性期），虚弱体质，慢性胃肠炎，贫血。

［**相互作用**］（对化验值的影响）投予本方，可增加血 1,5–AG 值。

[**病期病态**] 太阴病期，腹直肌拘挛型。虚证。

以脾胃虚衰为主体的气虚、血虚表现明显，可见假性心肺阳气过剩的病态。因而有时出现心悸、咳嗽、微热等类似少阳病的病态。

[**方证鉴别**]

1）补中益气汤：体力中等度以下，全身倦怠，易疲劳，轻度胸胁苦满。

2）黄芪建中汤：证候特征相似，但有易疲劳、羸瘦，可见皮疹。

3）十全大补汤：体力低下，易疲劳，倦怠，贫血，肌肤甲错，术后。

4）炙甘草汤：体力低下，心悸，气短，心律失常，皮肤枯燥，易疲劳，羸瘦。

5）桂枝加龙骨牡蛎汤：体力低下，神经症，阳痿，遗精，易疲劳，盗汗。

6）归脾汤：体力低下，易疲劳，贫血，出血，吐血，血小板减少。

7）柴胡桂枝干姜汤：体力低下，腹诊触得轻微胸胁苦满，上热下寒性头面烘热，精神症状。

润肠汤　　《万病回春·卷四·大便闭》

地黄，当归，黄芩，枳实，杏仁，厚朴，大黄，桃仁，甘草，麻子仁。

[**证候特征**] 用于体力中等度或略低下者，特别是高龄者弛缓性或者痉挛性便秘。皮肤无光泽，枯燥粗糙，腹诊可触及腹部坚硬，或者腹壁松弛，有时触及粪块。

[**适应病症**] 习惯性便秘。其他急性便秘。

[**合用**] 严重便秘的场合，宜并用大黄甘草汤或者大黄末。

[**病期病态**] 太阴病期，肠型。虚实夹杂证。

脾之阴液不足，胃肠功能衰弱的麻痹性便秘。伴有血虚和津液（水）的不足，且于肠的表层有热。可考虑为从阳明病期的肠型向太阴病期移行的病态。皮肤干燥、舌干燥、舌质薄、镜面舌等，为典型状态。伴有腹中气滞。

[**方证鉴别**]

1）麻子仁丸：体力中等度以下，一般不伴有皮肤枯燥等润肠汤的证候特征。干燥的块状大便。

2）桂枝加大黄汤：体力中等度以下，过敏性肠综合征倾向，腹痛。

3）调胃承气汤：体力介于中等度与充实之间，腹部膨满感。

4）大黄甘草汤：体力中等度，以便秘为主，其他伴随症状较少。

S

三黄泻心汤 《金匮要略·惊悸吐下衄血胸满瘀血病脉证治》

黄芩，黄连，大黄。

[**证候特征**] 用于体力较好者，头面烘热，颜面潮红，烦躁不安等精神神经症状。此时可具有不安，失眠，头痛，耳鸣，便秘倾向，有时伴有鼻出血、吐血、下血等各种出血症状。

[**适应病症**] 高血压，动脉硬化症，各种出血（鼻出血、痔疮出血、吐血等）症，不安神经症，自主神经失调症，围绝经期综合征。其他如失眠、口内炎、便秘、胃炎、宿醉、湿疹、荨麻疹等。

[**慎用**] 恶寒，腹泻倾向，体力明显衰弱者。

[**病期病态**] 少阳病期，心下痞硬型。实证。

半表半里有热，还可见五脏之心的失调（心之阳气病态性过剩），因而出现神经过敏、头面烘热、胸内苦满感、鼻出血及痔疮出血等出血倾向。还可以考虑为具有便秘倾向，从少阳病期逐渐接近阳明病期的病态。

[**方证鉴别**]

1）黄连解毒汤：体力中等度以上，头面烘热，精神不安，身体发热感，出血倾向。

2）桃核承气汤：瘀血综合征，体力充实，便秘，头面烘热，精神不安。

3）柴胡加龙骨牡蛎汤：体力中等度以上，腹诊触得腹力充实、腹主动脉搏动亢进。

三物黄芩汤 《金匮要略·妇人产后病脉证治》

地黄，黄芩，苦参。

[**证候特征**] 用于体力中等度或者以上者，以手足热感为指征。此时多伴有口渴、失眠、头痛等。还用于皮肤疾患，伴有手掌足跖有热感、瘙痒感、干燥、发红的场合。

[**适应病症**] 湿疹、进行性指掌角化症、掌跖脓疱病、掌跖热感。此外，失眠、围绝经综合征、高血压、头痛、汗疱状白癣等。

[**慎用**] 胃肠虚弱者。

[**病期病态**] 少阳病期，瘀血型。虚实夹杂证。

血带有热象（血热），轻度五脏阴液不足的病态。掌跖发热（严重时有灼热感），以掌跖角化异常、皮疹症状集中于掌跖部为特征。另，由血热产生瘀血，出现各种症状（头痛、围绝经期综合征、失眠等）。

［方证鉴别］

1）温清饮：体力中等度，皮疹，皮肤枯燥，皮肤色素沉着。

2）白虎加人参汤：体力中等度以上，口渴，尿量增加，身体热感。

3）八味肾气丸：体力中等度以下，口渴，腰膝发冷，夜间尿频，浮肿，阳痿。

4）温经汤：体力中等度以下，手掌发热，口唇干燥，发冷，下腹部发冷，皮肤皲裂，角化异常。

芍药甘草汤　　《伤寒论》太阳病上篇

甘草，芍药。

［证候特征］以骨骼肌、平滑肌（消化道、尿路等）急性剧烈痉挛性疼痛为应用指征，与体质强弱无关。但较少连续使用，多顿服或与其他处方并用。

［适应病症］疝痛（尿道、消化道等），过劳性肌肉痛，急性腰痛，腓肠肌痉挛。另有坐骨神经痛、项部痛、捻挫伤等。

［不良反应］

1）假性醛固酮增多症。

2）肌病（低钾血症导致）。表现为脱力感，肌力降低，肌肉痛，四肢痉挛、麻痹等横纹肌溶解症。CK 升高，血及尿中肌红蛋白上升。若出现不良反应当停药，进行相应处理。

［相互作用］与呋塞米、利尿酸、噻嗪类药物并用可能引起血钾低下。

［病期病态］太阴病期，腹直肌拘挛型。虚证。

肝之阴液虚衰，呈现消化道、尿道、骨骼肌的痉挛。腹诊多可触及两侧腹直肌拘挛。

［方证鉴别］

1）桂枝加芍药汤：体力低下，腹部彭满，腹痛，过敏性肠综合征。

2）柴胡桂枝汤：体力中等度以下，胸胁苦满，汗出倾向，口苦，易怒性。

3）小建中汤：易疲劳，小儿夜尿症，腹诊触得腹直肌紧张，腰痛。

4）大建中汤：体力低下，手足、腹部发冷，腹痛，肠蠕动亢进，鼓肠。

5）大柴胡汤：体力充实，口苦，腹诊触得胸胁苦满、腹壁充实，便秘。

6）桂枝加术附汤：体力低下，关节痛，发冷性，肌痉挛，尿量减少。

射干麻黄汤*

射干，麻黄，生姜，五味子，细辛，紫苑，款冬花，大枣，半夏。

［**证候特征**］少阳病期，胸内型。虚实夹杂证。

喘鸣，咳嗽，有肺热者。多伴有头痛、头重、咳稀薄痰。

［**适应病症**］支气管哮喘，支气管炎。

升麻葛根汤 《和剂局方·卷二·治伤寒》

葛根，芍药，升麻，甘草，生姜。

［**证候特征**］不拘体力状态如何，用于热性疾患初期出现头痛、发热、恶寒、身体疼痛的场合。有时也用于麻疹初期，以促进发疹的出现，使其过程顺利为目的。

［**适应病症**］感冒，麻疹（初期）。此外，水痘、流感、扁桃体炎、荨麻疹、皮炎等。

［**病期病态**］太阳病期。表之虚实夹杂证。

病态之主病位在表，分类属于太阳病期，但并不伴有葛根汤证等出现的表假寒证，而呈现出表热的病态，故多为伴随麻疹等病毒感染性疾患而出现者。

［**方证鉴别**］

1）香苏饮：体力中等度以下，头痛，发热，胃肠虚弱，抑郁倾向。

2）葛根汤：体力中等度以上，头痛，肩凝，无自然汗出，上半身炎症，鼻炎。

3）桂枝汤：体力低下，有自然汗出，鼻塞，流鼻涕。

4）麻黄汤：体力中等度以上，无自然汗出，咳嗽，喘鸣，肌肉痛。

神秘汤 《外台秘要·卷十·杂疗上气咳嗽方》

麻黄、杏仁、厚朴、陈皮、甘草、柴胡、苏叶。

［**证候特征**］用于体力中等度或以上者，出现咳嗽、喘鸣、呼吸困难、咳痰量少的场合。此时多伴有抑郁情绪的精神神经症状，而胃肠功能比较强健。

［**适应病症**］支气管哮喘，小儿喘息，支气管炎。还有感冒，肺气肿。

［相互作用］

1）与交感神经兴奋药并用，可能引起心悸、心动过速等。

2）与解热镇痛药并用可能引起过度汗出，有时甚至出现休克。

［病期病态］少阳病期，胸内型。虚实夹杂证～实证。

为气道有假寒证，肺部有热，伴有气郁，且肝之阳气病态性过剩状态的病态。在具有鼻炎症状、喘息、咳嗽的同时，呈现出头面烘热、胸内苦闷感，神经过敏等证候。

［方证鉴别］

1）麻杏石甘汤：体力中等度以上，感冒后的咳嗽、喘鸣，口渴。

2）五虎汤：体力中等度以上，小儿咳嗽，剧烈咳嗽，口渴，自然汗出。

3）清肺汤：体力中等度以下，亚急性～慢性期的咳嗽，痰色浓，时有血痰，咽痛。

4）麦门冬汤：体力中等度，咽喉干燥感，阵发性剧烈咳嗽。

5）柴陷汤：体力中等度以上，腹诊触及明显胸胁苦满、心下痞硬，胸痛，弛张热。

6）柴朴汤：体力中等度，腹诊触得胸胁苦满，呼吸困难感，咽喉心窝部闭塞感。

7）小青龙汤：体力中等度以下，水样鼻涕，咳清稀痰，胃肠虚弱。

8）竹茹温胆汤：体力低下，持续微热，失眠，不安，心慌悸动，胸胁苦满。

9）半夏厚朴汤：体力中等度以下，咽喉闭塞感，不安，失眠，呼吸困难。

参苏饮　　　　《和剂局方·卷二·治伤寒》

半夏，茯苓，葛根，桔梗，陈皮，大枣，人参，甘草，枳实，苏叶，生姜，前胡。

［证候特征］用于平素胃肠虚弱者患感冒等，病情经过数日，略有迁延的场合。出现微热，轻度头痛，咳嗽，咳痰等，具有心窝部膨满感，有时也伴有恶心、呕吐、不安感等。

［适应病症］感冒，上呼吸道炎症。除此之外有支气管炎、支气管哮喘等。

［病期病态］太阳病期。表虚证。

具有气虚病态者，出现表受寒邪侵袭的太阳病期症状。也可见气郁的症状，多伴有胸内苦满感、不安感、心窝部膨满感。

本方具有和营卫、改善气虚、除气郁的功能，也用于感冒急性期过后，仅残留轻微低热、咳嗽的场合（谓之调理）。

［**方证鉴别**］

1）葛根汤：体力中等度以上，头痛，肩凝，无自然汗出，上半身炎症，鼻炎。

2）香苏散：体力中等度以下，头痛，发热，胃肠虚弱，抑郁倾向。

3）小柴胡汤：腹诊触得胸胁苦满、腹壁紧张度不显著，不伴有便秘倾向。

4）柴胡桂枝干姜汤：体力低下，腹诊触得轻微胸胁苦满，上热下寒性头面烘热，精神症状。

十全大补汤　　《和剂局方·卷五·治诸虚》

黄芪，桂皮，地黄，芍药，川芎，当归，人参，茯苓，甘草，苍术。

［**证候特征**］用于病后、术后或慢性疾患等疲劳衰弱的场合。

1）多伴有全身倦怠感、食欲不振、面色欠佳、皮肤枯燥、贫血等。

2）伴有盗汗、口内干燥的场合。

［**适应病症**］病后体力低下，疲劳倦怠，食欲不振，盗汗，手足发冷，贫血。

［**病期病态**］太阴病期，腹直肌痉挛型。虚证。

该方为以气虚病态为指征之四君子汤与以血虚病态为指征之四物汤的合方，加桂皮和黄芪而成，呈明显气虚与血虚并存的病态。

［**方证鉴别**］

1）补中益气汤：体力中等度以下，全身倦怠，易疲劳，轻度胸胁苦满。

2）真武汤：体力低下，全身倦怠，恶寒，腹泻，浮肿，腰膝发冷。

3）小建中汤：易疲劳，小儿夜尿症，腹诊触得腹直肌紧张，腰痛。

4）六君子汤：体力中等度以下，易疲劳，消瘦，全身倦怠感，面色欠佳。

5）人参养荣汤：体力低下，倦怠，面色欠佳，羸瘦，食欲不振，微热感。

十味败毒汤　　春林轩藏方

柴胡，桔梗，川芎，茯苓，防风，甘草，荆芥，生姜，独活，朴樕。

（译者注：朴樕，即槲皮。具有医治恶疮、瘰疬、痢疾、肠风下血的功效。）

［证候特征］用于体力中等度者的多种皮肤疾患，患部为散发或弥漫性皮疹，渗出液少者。

1）患部伴有化脓或者反复出现化脓的场合。

2）季肋下部位可触及轻度抵抗、压痛的场合。

［适应病症］化脓性皮肤疾患，急性皮肤疾患的初期，荨麻疹，急性湿疹，足癣。

［慎用］无体力，虚弱者。

［病期病态］少阳病期，胸胁苦满型。虚实夹杂证。

病位在少阳病期，但例外的是以皮肤症状为主征的病态。该病态为半表半里有热，以此为病变基盘，呈现出表之异常，故将其定位于少阳病期。他觉所见，颜面充血倾向少，颜面多呈薄墨色调，皮疹有化脓倾向，分泌物少。腹诊可触及轻度胸胁苦满。

［方证鉴别］

1）荆芥连翘汤：体力中等度，上半身炎症，皮肤色素沉着，手掌出汗。

2）加味逍遥散：体力中等度以下，发作性颜面潮红，腹诊可触及胸胁苦满与脐旁压痛。

3）温清饮：体力中等度，干燥的皮疹，浅黑色皮肤。

4）清上防风汤：体力中等度以上，上半身炎症，颜面潮红。

5）消风散：体力中等度以上，湿润的皮疹，剧烈瘙痒感，口渴。

6）葛根汤：体力中等度以上，上半身炎症，项背强凝。

十枣汤*

大枣、芫花、甘遂、大戟。

［证候特征］少阳病期，水滞型。实证。

胸廓内有水滞，表现为胸痛、心窝部疼痛、呼吸困难、腹诊触及心窝部腹壁肌紧张（心下硬满）者。

［适应病症］冠心病心绞痛，心肌梗死，急性胰腺炎，食管裂孔疝疼痛。

疏经活血汤　　《万病回春·卷五·痛风》

芍药，地黄，川芎，苍术，当归，桃仁，茯苓，牛膝，陈皮，防己，防风，龙胆，甘草，白芷，生姜，威灵仙，羌活。

[证候特征] 以体力中等者为中心，特别是腰部连及两下肢肌肉、关节等剧烈疼痛的场合。一般以肌肤带黑色调者为指征，此时多于遇冷后加重，有浮肿倾向，腹诊可触及下腹部抵抗、压痛。

[适应病症] 腰痛，神经痛，变形性膝关节病，类风湿关节炎。此外，有时用于肌肉风湿病、脑卒中后遗症、痛风、血栓性静脉炎、脚气病综合征等。

[病期病态] 少阳病期，瘀血型。虚实夹杂证～虚证。

在瘀血、血虚的基础上，为风湿侵袭的病态。

[方证鉴别]

1）五积散：体力中等度，上热下寒性头面烘热，腰痛，下肢痛。

2）当归汤：体力低下，胸痛，背痛，发冷性。

3）桂枝茯苓丸：瘀血综合征，体力中等度，头面烘热，无便秘倾向。

4）薏苡仁汤：体力中等度以上，关节痛，关节局部发红肿胀，无口渴。

5）越婢加术汤：体力中等度以上，颜面潮红，身体有热感，浮肿，口渴。

6）桂枝加术附汤：体力低下，关节痛，发冷性，肌肉痉挛，尿量减少。

四君子汤　　《和剂局方·卷三·治一切气》

苍术，人参，茯苓，甘草，生姜，大枣。

[证候特征] 用于体力低下，面色欠佳，胃肠机能低下者。此时出现全身倦怠感，食欲不振，胃部不适感、膨满感。有时恶心、呕吐、腹泻、肠鸣。腹诊多可触及腹壁紧张度明显低下、心窝部振水音。

[适应病症] 胃炎，胃十二指肠溃疡，慢性胃肠炎，胃弛缓症，胃下垂症，慢性消耗性疾病，术后胃肠障碍。

[并用] 精神症状明显者，可以合用甘麦大枣汤，或精神安定药、自主神经调节药。

[病期病态] 太阴病期，心下痞硬型。虚证。

脾之功能虚衰，气的生成低下，陷于气虚病态。

[**方证鉴别**]

1）六君子汤：体力中等度以下，易疲劳，消瘦，全身倦怠感，面色欠佳。

2）人参汤：体力低下，唾液分泌过多，易疲劳，发冷，面色欠佳，腹泻。

3）茯苓饮：体力中等度以下，胃部振水音，心慌悸动，尿量减少。

4）半夏泻心汤：体力中等度，心窝部膨满感，烧心感，腹泻，腹中雷鸣，神经症倾向。

四逆散　　《伤寒论》少阴病篇

柴胡，芍药，甘草，枳实。

[**证候特征**] 用于体力中等度或中等度以上者，腹诊可触及胸胁苦满、腹直肌拘挛，具有烦躁不安、失眠、抑郁感等神经精神症状的场合。有时伴有腹痛、腹部膨满感、心慌悸动等。

[**适应病症**] 体力较好者，表现为大柴胡汤证与小柴胡汤证的中间证型而出现于如下诸症：胆囊炎，胆石症，胃炎，胃酸过多，胃溃疡，鼻卡他性症状，支气管炎，神经质，歇斯底里。

[**慎用**] 明显体力衰弱者。

[**病期病态**] 少阳病期，胸胁苦满型。虚实夹杂证。

肝之阳气病态性过剩与肝之阴液不足共同存在的病态，因而出现各种精神症状。他觉所见为腹诊触及胸胁苦满，同时两侧整条腹直肌拘挛。还可见手掌足跖部汗出伴发冷感。

[**方证鉴别**]

1）大柴胡汤：体力充实，口苦，胸胁苦满，腹壁充实，便秘。

2）柴胡桂枝汤：体力中等度以下，胸胁苦满，汗出倾向，口苦，易怒性。

3）柴胡加龙骨牡蛎汤：体力中等度以上，腹力充实，腹主动脉搏动亢进。

4）小柴胡汤：与大柴胡汤相似，胸胁苦满，腹壁紧张不显著，不伴有便秘倾向。

四逆汤*

甘草，干姜，附子。

[证候特征] 少阴病期，里寒型。虚证。

表现为消化不良性腹泻、尿量减少、血压低、四肢发冷者。或主诉全身倦怠乏力者。

[适应病症] 各种腹泻疾患快要进入休克的状态，耐寒能力差的患者。

四逆加人参汤*

甘草，干姜，附子，人参。

[证候特征] 少阴病期，里寒型。虚证。

表现为消化不良性腹泻、尿量减少、血压低、四肢发冷者，或主诉全身倦怠乏力者。较四逆汤之气虚更重者。

[适应病症] 诸种腹泻疾患陷入休克前状态，耐寒能力衰弱者。

四物汤　　《和剂局方·卷九·治妇人诸疾》

地黄，芍药，川芎，当归。

[证候特征] 用于体力较为低下者，具有面色差、皮肤营养欠佳及干燥倾向，以腹诊触及腹部软弱、脐旁腹主动脉搏动亢进为使用指征。多用于妇产科领域诸疾患。本方单独使用较少，多与其他处方合方（例如，与黄连解毒汤合方的温清饮）或加减方（例如，加钩藤、黄芪、黄柏组成的七物降下汤）。

[适应病症] 发冷性，月经不调，围绝经期综合征，自主神经失调症。其他如不孕症、产后诸症状、低血压症、肝斑等。

[病期病态] 太阴病期，瘀血型。虚证。

分类属于瘀血型，但准确地说为典型的血虚病态，瘀血程度轻。

[方证鉴别]

1）当归芍药散：瘀血综合征，体力低下，手足发冷，贫血倾向，腹痛。

2）加味逍遥散：体力中等度以下，阵发性面色潮红，腹诊胸胁苦满、脐旁压痛。

3）芎归胶艾汤：体力中等度以下，贫血，出血倾向，手足发冷，肌肤甲错。

苏子降气汤*

苏子，半夏，陈皮，厚朴，前胡，桂皮，当归，大枣，生姜，甘草。

[**证候特征**] 少阳病期，胸内型。虚实夹杂证伴有气逆。

表现为呼吸困难、胃肠虚弱、下肢发冷者。

[**适应病症**] 支气管哮喘，支气管炎，慢性呼吸功能不全，口中糜烂。

酸枣仁汤　　《金匮要略·血痹虚劳病脉证并治》

茯苓，川芎，知母，甘草，酸枣仁。

[**证候特征**] 用于体力低下者，身心疲劳不能入睡的场合。此时尚可见眩晕、精神不安、嗜睡、自主神经失调症等。

[**适应病症**] 失眠，神经官能症，嗜睡，自主神经失调。

[**慎用**] 胃肠虚弱者（偶尔腹泻）。

[**病期病态**] 少阳病期，胸内型。虚证。

心之阴液不足，呈现为抑郁、不安、焦躁感等，加之半表半里有热，伴有手足热、头面烘热等症状。亦可见轻度血虚症状。他觉所见，皮肤干燥倾向，腹力软弱，无脐上悸动。失眠主要是睡眠浅，无熟睡感，不是睡醒后情绪不佳。

[**方证鉴别**]

1）归脾汤：体力低下，易疲劳，贫血，下血，吐血，血小板、白细胞减少。

2）加味归脾汤：体力低下，贫血，抑郁倾向，易疲劳。

3）抑肝散加陈皮半夏：体力中等度以下，腹诊触得腹肌紧张、胸胁苦满，易怒性。

4）竹茹温胆汤：体力低下，持续低热，失眠，不安，心慌悸动，胸胁苦满。

5）桂枝加龙骨牡蛎汤：体力低下，神经官能症，阳痿，遗精，易疲劳，盗汗。

6）抑肝散：体力中等度，腹诊触得腹直肌紧张，易怒性，不安，肌肉痉挛。

T

桃核承气汤　　《伤寒论》太阳病中篇

桃仁，桂皮，大黄，甘草，芒硝。

［证候特征］为对应所谓瘀血证的代表性方剂之一。瘀血是汉方医学的一个概念，主要发生于妇科疾患、出血性疾患等，是一组与静脉系统瘀血、出血等相关联的综合征。本方用于体力充实者，具有烘热感、头痛、眩晕、失眠、不安、兴奋等精神神经症状，以及月经紊乱、痛经、便秘的场合。另，腹诊常常触及左髂骨旁条索状抵抗和显著压痛。

［适应病症］月经不调，痛经，围绝经期综合征，不安神经症，歇斯底里。除此之外，尚有高血压、腰痛、便秘、子宫内膜异位症、湿疹、痔核等。

［病期病态］阳明病期，瘀血型。实证。

阳明病期之肠型与移行期的病态，出现便秘，腹诊多可触及左下腹乙状结肠附近按搓样疼痛。还伴有气逆，呈现颜面潮红、头面烘热感、不安等。

［方证鉴别］

1）桂枝茯苓丸：瘀血综合征，体力中等度，头面烘热，无便秘倾向。

2）大黄牡丹汤：体力充实，瘀血综合征，腹诊触及右下腹回盲部压痛，便秘。

3）通导散：体力充实，瘀血综合征，明显的精神症状，便秘。

4）女神散：瘀血综合征，体力中等度以上，头面烘热，精神不安，抑郁，腹部膨满感。

5）乙字汤：体力中等度，痔疾，便秘，瘀血综合征。

6）当归芍药散：瘀血综合征，体力低下，手足发冷，贫血倾向，腹痛。

桃花汤*

赤石脂，粳米，干姜。

［证候特征］少阴病期，里寒型。虚实兼夹证。

没有热候的腹泻、黏液血便，有腹痛、尿量减少者。

［适应病症］细菌性肠炎，痔疮。

通导散　　《万病回春·卷八·折伤》

枳实，大黄，当归，甘草，红花，厚朴，陈皮，木通，芒硝，苏木。

［证候特征］为对应所谓治疗瘀血的方剂之一。

［适应病症］月经不调，痛经，腰痛，便秘，围绝经期综合征，高血压病及伴随症状（头痛、头晕、肩凝等），跌打损伤。其他如不孕症、子宫及附件炎症、子宫肌瘤、歇斯底里、不安神经症、痔核等。

[**病期病态**] 阳明病期，瘀血型。实证。

典型的瘀血病态，并伴有气郁症状，以及里实、里热症状。跌打损伤、手术侵袭等急性期瘀血多出现该病态。

[**方证鉴别**]

1）防风通圣散：体力充实，肥胖，高血压，无胸胁苦满。

2）桃核承气汤：瘀血综合征，体力充实，便秘，头面烘热，精神不安。

3）柴胡加龙骨牡蛎汤：体力中等度以上，腹诊触得腹力充实、腹主动脉搏动亢进。

4）大黄牡丹汤：体力充实，瘀血综合征，腹诊触及右下腹回盲部压痛。

5）桂枝茯苓丸：瘀血综合征，体力中等度，头面烘热，无便秘倾向。

通脉四逆汤*

甘草，干姜，附子。

[**证候特征**] 四逆汤中的干姜增量而成。厥阴病期。虚证。

表现为消化不良性腹泻、精神不安定、尿量减少、血压低、四肢发冷者。

[**适应病症**] 诸种腹泻性疾患导致陷入休克前期状态，或强烈主诉全身倦怠感者。

调胃承气汤　　《伤寒论》太阳病上篇、中篇，阳明病篇

大黄，甘草，芒硝。

[**证候特征**] 用于体力中等者为主，出现便秘者。此时腹壁较厚而较为紧张，时有腹痛，伴腹部膨满感。另，在热性疾病过程中，出现便秘伴口中干燥感者，可顿服。

[**适应病症**] 习惯性便秘，急性便秘。另可用于慢性胃肠炎（与其他方剂并用）。

[**病期病态**] 阳明病期，肠型。实证。

主病位在里，出现便秘、腹部膨满感。里热明显，口内干燥感，有时伴有脑病症状。腹诊触得腹力中等度。

[**方证鉴别**]

1）大黄甘草汤：体力中等度，习惯性便秘，无明显伴随症状。

2）桃核承气汤：瘀血综合征，体力充实，便秘，头面烘热，精神不安。

3）桂枝加大黄汤：体力低下，腹痛，过敏性肠综合征。

4）润肠汤：体力中等度以下，高龄者的便秘，皮肤枯燥，脱水倾向。

5）麻子仁丸：体力中等度以下，高龄者的便秘，虚弱者的便秘。

W

乌头桂枝汤*

乌头，桂皮，生姜，大枣，芍药，甘草。

［**证候特征**］少阴病期，表寒型。实证。

剧烈腹痛、关节痛而伴有四肢发冷者。与乌头汤相比，本方气虚症状相对明显，有腹直肌拘挛、汗出倾向。

［**适应病症**］腹部疝痛，三叉神经痛，类风湿关节炎、坐骨神经痛，中枢性、末梢性运动麻痹、知觉障碍。

乌头汤*

麻黄，芍药，黄芪，甘草，乌头。

［**证候特征**］少阴病期，表寒证。实证。

剧烈胸痛、腹痛、关节痛而伴有四肢发冷者。

［**适应病症**］三叉神经痛，类风湿关节炎，坐骨神经痛，腹部疝痛，中枢性、末梢性运动麻痹、知觉障碍。

乌药顺气散*

麻黄，乌药，陈皮，川芎，白僵蚕，白芷，枳壳，桔梗，干姜，甘草，大枣，生姜。

［**证候特征**］太阳病期～少阳病期。虚实夹杂证。

有表证（头痛、四肢发麻），伴有气郁症状者。

［**适应病症**］脑血管疾患引起的运动障碍、知觉麻痹、面神经麻痹，小脑共济失调症，多发性神经炎，抑郁倾向。

胃苓汤 《万病回春·卷三·泄泻》

厚朴，苍术，泽泻，猪苓，陈皮，白术，茯苓，桂皮，生姜，大枣，甘草。

［**证候特征**］用于体力中等度者出现水样腹泻、呕吐、口渴、尿量减少的场合。一般多伴有食欲不振、食后腹鸣、腹痛等。具有腹部膨满感、心窝部

不适感。腹诊触得心下振水音。

[适应病症] 急、慢性胃肠炎，水样腹泻，各种原因的浮肿，胃弛缓症，胃下垂等。其他如肾炎、肾病综合征、中暑等。

[病期病态] 少阳病期，肠型。虚实夹杂证。

可见腹泻、口渴、腹鸣等水滞证候。为胃肠气郁和轻度有热的病态。是平胃散和五苓散的合方。

[方证鉴别]

1）平胃散：体力中等度，心窝部疼痛不明显。

2）五苓散：体力中等度，口渴，尿量减少，浮肿，呕吐，头痛，宿醉。

3）半夏泻心汤：体力中等度，心窝部膨满感，烧心，腹泻，腹中雷鸣，神经症倾向。

4）真武汤：体力低下，全身倦怠，恶寒，腹泻，浮肿，腰及下肢发冷。

温经汤

《金匮要略·妇人杂病脉证并治》

麦门冬，半夏，当归，甘草，桂皮，芍药，川芎，人参，牡丹皮，吴茱萸，生姜，阿胶。

[证候特征] 用于体力较为低下、身体易发冷者，月经不调、痛经等，在具有手足发热、口唇干燥、肌肤枯燥甲错、下腹部发冷及膨满感等的场合。另外，有时可伴有上热下寒烘热感、腹痛、腹泻、阴道出血等证候。以上症状多数随着月经周期而消长。腹诊触得腹壁软弱。

[适应病症] 月经不调，痛经，围绝经期综合征，血道证（女性随着月经周期出现的相关精神神经症状）。进行性掌指角化症，湿疹，皮肤瘙痒症。其他如不规则阴道出血，不孕症，习惯性流产，冻伤。

[病期病态] 少阳病期，瘀血型。虚证。

瘀血的同时有津液减少和血虚，因此出现阳气相对过剩之假热证候。手足发热、皮肤皲裂、口唇干燥等为该病态导致的证候。

[方证鉴别]

1）芎归胶艾汤：体力中等度以下，贫血，出血倾向，手足发冷，皮肤枯燥甲错。

2）桂枝茯苓丸：瘀血综合征，体力中等度，烘热感，无便秘倾向。

3）当归四逆加吴茱萸生姜汤：体力中等度以下，四肢冷感，易患冻疮倾向，头痛，腹痛。

4）当归芍药散：瘀血综合征，体力低下，手足发冷，贫血倾向，腹痛。

5）四物汤：体力低下，皮肤枯燥甲错，贫血，少有出血倾向。

6）三物黄芩汤：体力中等度，手足发热，口渴，失眠，皮肤枯燥甲错。

7）加味逍遥丸：体力中等度以下，阵发性颜面潮红，腹诊触得胸胁苦满、脐旁压痛。

温清饮　　《万病回春·卷六·血崩》

地黄，芍药，川芎，当归，黄芩，黄柏，黄连，山栀子。

［证候特征］体力中等度，皮肤呈黄褐色，营养欠佳并有枯燥倾向。烘热感，手足发热，神经过敏，出血倾向。患处一般干燥，分泌物少，发红，有热感，瘙痒甚。有时伴有脱屑、痂皮、血痂等。腹诊多可触及肋弓下抵抗感与腹直肌紧张。

［适应病症］湿疹，口内炎，皮肤瘙痒症，围绝经期综合征，血道证（女性月经周期相关的神经精神症状），阴道出血，痔疮出血。其他还有神经症、月经不调、痛经、寻常型银屑病、荨麻疹、白塞氏病等。

［病期病态］少阳病，瘀血型。虚实夹杂证。

心的阳气病理性过剩，可见烘热感，神经过敏等。同时存在血虚，皮肤的低营养状态，出现皮疹及皮肤干燥。腹诊触得广泛性下腹部压痛为其特征。

［方证鉴别］

1）黄连解毒汤：体力中等度以上，烘热感，精神不安，身体有热感，出血倾向。

2）芎归胶艾汤：体力中等度以下，贫血，出血倾向，手足发冷，皮肤枯燥甲错。

3）桂枝茯苓丸：瘀血综合征，体力中等度，烘热感，无便秘倾向。

4）十味败毒汤：体力中等度，渗出液少的皮疹，轻度胸胁苦满。

5）消风散：体力中等度以上，渗出液多的皮疹，痂皮形成，瘙痒感甚。

6）白虎加人参汤：体力中等度以上，口渴，尿量增加，身体有热感。

五虎汤　　《万病回春·卷二·喘急》

石膏，杏仁，麻黄，桑白皮，甘草。

［证候特征］用于体力较好者，喘鸣、伴有呼吸困难的剧烈咳嗽、口渴、自然汗出等的场合。也屡屡专用于小儿。

［适应病症］支气管哮喘，支气管炎，喘息性支气管炎。另，感冒支气管扩张症。

［相互作用］

1）与交感神经兴奋药并用，可引起心悸、心动过速等。

2）与解热镇痛药并用可引起过度汗出，甚至有时会出现休克。

［病期病态］少阳病期，胸内型。实证。

麻杏石甘汤加桑白皮而成。

肺有热，以喘鸣、咳嗽、咳痰为主证的病态，口渴、自然汗出（黏汗），身体有发热感。剧烈咳嗽，多见咳嗽时伴颜面潮红。

［方证鉴别］

1）麻杏石甘汤：体力中等度以上，与五虎汤证近似，但感冒后咳嗽常用麻杏石甘汤。

2）麦门冬汤：咽喉干燥感，咳痰黏稠。

3）柴朴汤：体力中等度，咽喉部有异物感和鼻塞感，腹诊触得胸胁苦满。

4）神秘汤：体力中等度以上，呼吸困难，抑郁倾向。

5）小青龙汤：体力中等度以下，面色苍白，胃部振水音，水样鼻涕，咳痰如水样。

6）竹茹温胆汤：体力低下，持续低热，失眠，不安，心悸，胸胁苦满。

五积散　　　　《和剂局方·卷二·治伤寒》

苍术，陈皮，当归，半夏，茯苓，甘草，桔梗，枳实，桂皮，厚朴，芍药，生姜，川芎，大枣，白芷，麻黄。

［证候特征］广泛用于体力中等度者，被寒冷、湿气侵袭，出现下腹部痛、腰痛、四肢肌肉或关节痛等场合。这时屡屡出现下半身发冷而上半身烘热，也会伴有头痛、项背强凝、恶寒、恶心呕吐等。女性多伴有月经不调、痛经等。

［适应病症］腰痛，下腹部痛，神经痛（特别是坐骨神经痛），肌肉痛，关节痛。此外，还有类风湿关节炎、痛经、月经不调、感冒、胃肠炎、围绝经期综合征等。

［相互作用］

1）与交感神经兴奋药并用，可引起心悸、心动过速等。

2）与解热镇痛药并用可引起过度汗出，甚至有时会出现休克。

[病期病态] 太阴病期，水滞型。虚实夹杂证。被寒、湿侵袭，包括营卫在内的气血运行障碍的病态。出现上热下寒、头痛、关节痛等。所谓冷气病、空调引起的感冒等，多表现为该种病证。

[方证鉴别]

1）当归四逆加吴茱萸生姜汤：体力中等度以下，四肢冷感，冻疮倾向，头痛，腹痛。

2）当归芍药散：瘀血综合征，体力低下，手足发冷，贫血倾向，腹痛。

3）桂枝加术附汤：体力低下，关节痛，发冷性，肌肉萎缩，尿量减少。

4）八味肾气丸：体力中等度以下，口渴，腰膝发冷，夜间尿频，浮肿，阳痿。

5）疏经活血汤：体力中等度，腰部以下神经痛，肌肉痛，瘀血。

6）当归汤：体力低下，胸痛，背痛，发冷性。

7）桂枝茯苓丸：瘀血综合征，体力中等度，烘热感，无便秘倾向。

五淋散　　《万病回春·卷四·淋证》

茯苓，黄芩，甘草，地黄，车前子，泽泻，当归，木通，山栀子，芍药，滑石。

[证候特征] 用于体力中等度或略低下而有发冷倾向者，以尿频、尿不尽、排尿痛为主要表现的慢性泌尿系统疾患。尿线异常，浑浊尿，血、脓尿。

[适应病症] 慢性尿道炎，慢性膀胱炎，膀胱神经官能症，此外，有前列腺炎、尿道结石等。

[相互作用] 与呋塞米、利尿酸、噻嗪类利尿剂并用，可能引起血钾值低下。

[病期病态] 阳明病期，水滞型。虚实夹杂证。

以尿道为主要部位有里热，伴水滞。炎症明显，可见血尿、脓尿等。

[方证鉴别]

1）猪苓汤：体力中等度以上，发热倾向，无贫血倾向，口渴。

2）龙胆泻肝汤：体力中等度以上，发热倾向，排尿时明显疼痛。

3）清心莲子汤：体力中等度以下，发冷，胃肠虚弱，神经过敏，口渴。

4）八味肾气丸：体力中等度以下，口渴，腰膝发冷，夜间尿频。

5）猪苓汤合四物汤：体力中等度，轻微发热倾向，贫血倾向，慢性迁延化者。

五苓散　《伤寒论》太阳病中篇、阳明病

泽泻，猪苓，茯苓，桂皮，苍术。

［**证候特征**］无论体力如何，以口渴及尿量减少为主要指征进行应用。

1）伴有浮肿、恶心呕吐、头痛、眩晕等症状的场合。

2）可触得心窝部振水音的场合。

［**适应病症**］口渴、尿量减少而出现在如下诸症：浮肿，肾病综合征，宿醉，急性胃肠卡他性炎症，腹泻，恶心，呕吐，眩晕，胃内停水，头痛，尿毒症，中暑，糖尿病。

其他适应范围：口渴、尿量减少、恶心、呕吐、头痛、腹痛、浮肿等症状中的一个或数个伴随出现在水样腹泻、急性胃肠炎（伴有里急后重者禁用）、中暑、头痛、浮肿等病症中。

［**不良反应**］如果出现过敏症（皮疹、瘙痒等）应中止用药。

［**并用**］

1）用于浮肿，疗效不佳时，可适当增加药量（大约2倍量），或合用呋塞米。

2）用于肾病综合征时，可并用小柴胡汤等柴胡剂，或并用肾上腺皮质激素药物。

［**病期病态**］少阳病期，水滞型。虚实夹杂证。

热性水滞而伴有气逆症状。以口渴、尿量减少、呕吐、腹泻为主要指征。习惯性头痛等前述主要指征有时不明显，但可以呈现伴有气逆的上热下寒，不伴有气虚、血虚等为指征。本方亦可用于伴有腹泻感冒的初期。

［**方证鉴别**］

1）越婢加术汤：体力中等度以上，颜面潮红，身体有热感，浮肿，口渴。

2）白虎加人参汤：体力中等度以上，口渴，尿量增加，身体有热感。

3）柴苓汤：体力中等度，口渴，尿量减少，胸胁苦满，口中不适感。

4）桂枝人参汤：体力中等度以下，头痛，腹泻，胃部不适感，心下痞硬。

5）猪苓汤：体力中等度，口渴，尿量减少，排尿时疼痛，身体有热感。

6）八味肾气丸：体力中等度以下，口渴，腰膝发冷，夜间尿频，浮肿。

7）苓桂术甘汤：体力中等度以下，眩晕，直立性眩晕，尿量减少，口渴不明显。

8）小半夏加茯苓汤：体力中等度，恶心、呕吐，心窝部振水音，尿量减少。

9）吴茱萸汤：体力低下，头痛，心窝部不适感，恶心，手足发冷。

吴茱萸汤　　《伤寒论》阳明病篇

大枣，吴茱萸，人参，生姜。

[**证候特征**] 用于体力较低下而易发冷者，反复发作剧烈头痛的场合。

1）伴有项肩强凝、呕吐的场合。

2）心窝部膨满感、痞满感或腹诊可触及振水音的场合。

[**适应病症**] 手足容易发冷，体力中等度以下而出现于如下诸症：习惯性偏头痛，习惯性头痛，呕吐，脚气病冲心。

[**病期病态**] 太阴病期，心下痞硬型。虚证。

寒邪侵袭脾脏，导致脾之机能衰弱，同时出现心下水滞和气郁的病态。也可见发作性气逆性病态。

[**方证鉴别**]

1）半夏白术天麻汤：体力中等度以下，头重，头痛，抑郁状态，食欲不振，倦怠。

2）钩藤汤：体力中等度以下，高血压，头痛，眼痛。

3）五苓散：体力中等度，口渴，尿量减少，浮肿，呕吐，头痛，宿醉。

4）桂枝人参汤：体力低下，胃肠虚弱，腹泻，头痛，发冷。

X

下瘀血汤*

大黄，桃仁，䗪虫。

[**证候特征**] 阳明病期，瘀血型。实证。

颜面红赤，有头面烘热倾向，表现为月经紊乱、下腹部深部（腰椎前面附近）压痛、精神状态不安定、下腹部疼痛者。

[**适应病症**] 月经不调，血道证，妊娠腹痛，腰痛，坐骨神经痛，习惯性

头痛，不安神经症，习惯性便秘。

香苏散　　《和剂局方·卷二·治伤寒》

香附子，苏叶，陈皮，甘草，生姜。

[**证候特征**] 多用于体力比较低下，具有不安、失眠、头痛、心情抑郁等精神神经症状，而伴有食欲不振等胃肠症状的场合。一般情况下，多用于伴有上述症状的感冒初期，此时发热、恶寒症状不太明显。

[**适应病症**] 感冒（初期），耳管狭窄，神经症。此外，还有围绝经期综合征、慢性胃炎、荨麻疹（鱼、肉类所致）等。

[**病期病态**] 太阳病期。表虚证。

表之假寒证伴有气郁的病态。表现为轻度恶寒、鼻塞、头痛、恶心、呕吐、腹部膨满感等，以感冒样症状或抑郁倾向为主要特征的神经症等气郁证候者。

[**方证鉴别**]

1）葛根汤：体力中等度以上，头痛，肩凝，无自然汗出，上半身炎症，鼻炎。

2）桂枝汤：体力低下，自然汗出，鼻塞，鼻涕。

3）参苏饮：体力低下，感冒，胃肠虚弱，恶心，呕吐，迁延的感冒。

4）半夏厚朴汤：体力中等度以下，咽喉闭塞感，不安，失眠，呼吸困难。

5）加味逍遥散：瘀血综合征，体力中等度，胸胁苦满，不安，失眠。

6）当归芍药散：瘀血综合征，体力低下，手足发冷，贫血倾向，腹痛。

小半夏加茯苓汤　　《金匮要略·痰饮咳嗽病脉证并治》

半夏，生姜，茯苓。

[**证候特征**] 广泛用于以体力中等度者为中心，出现恶心、呕吐的场合。此时虽为轻度，但也多伴有口渴、尿量减少、眩晕、心悸、心窝部振水音。本方可特别用于持续明显地恶心、反复呕吐的场合。

[**适应病症**] 体力中等度的如下诸症：妊娠恶阻，其他诸病的呕吐（急性胃肠炎、渗出性胸膜炎、水肿性脚气病、慢性鼻窦炎）、恶心。

[**病期病态**] 少阳病期，心下痞硬型。虚证。

心下有水滞，伴有气逆的病态，以呕吐、恶心为主要指征。有观点认为半夏通过祛除心下水滞而降气上冲逆。有时呕吐之前先出现口渴症状。

[方证鉴别]

1）二陈汤：体力中等度，不伴有口渴。

2）六君子汤：体力中等度以下，心窝部膨满感。

3）半夏泻心汤：体力中等度，心下痞硬，烧心感，腹泻倾向。

4）吴茱萸汤：体力低下，心下痞硬，发冷性。

5）五苓散：体力中等度，呕吐，口渴，恶心不明显。

6）半夏厚朴汤：体力中等度以下，咽喉部闭塞感，不安，失眠，呼吸困难。

小柴胡加桔梗石膏　　日本经验方

石膏，柴胡，半夏，黄芩，桔梗，大枣，人参，甘草，生姜。

[证候特征] 用于体力中等度者之咽喉、鼻、耳亚急性或慢性炎症等疾患。一般诉说季肋部苦满感，腹诊可触及肋弓下部位抵抗压痛（胸胁苦满），同时多有微热。有时伴有食欲不振、恶心呕吐、口中不适感、舌苔白等。

[适应病症] 咽喉炎，扁桃体炎，扁桃体周围炎，耳下腺炎，颌下腺炎，颌部淋巴结炎，中耳炎，外耳炎，鼻炎，副鼻窦炎。其他如感冒，流感，支气管炎，甲状腺炎。

[病期病态] 少阳病期，胸胁苦满型。实证。

本方为小柴胡汤加桔梗、石膏而成。呈肝之阳气病态性过剩状态，加之轻度脾胃虚衰，还伴有咽部充血、炎症的存在。桔梗有抗炎症和镇咳作用，石膏具有清热、润滑气道的作用。

[方证鉴别]（关于上呼吸道感染）

1）小柴胡汤：体力中等度，胸胁苦满，口苦，食欲不振，不伴有剧烈咽喉疼痛及口渴。

2）桔梗汤：体力中等度，明显咽喉痛。

3）荆芥连翘汤：体力中等度，皮肤浅黑色，手掌足跖部位汗出，腹直肌紧张。

4）柴胡清肝汤：颜面潮红，颈部淋巴结肿胀，胸胁苦满。

5）麦门冬汤：体力中等度以下，阵发性干咳，咽喉干燥感。

6）葛根汤：急性炎症，项背部强凝。

7）辛夷清肺汤：体力中等度以上，鼻塞，后鼻漏，口渴，声音嘶哑。

小柴胡汤　《伤寒论》太阳病中篇、下篇，阳明病，少阳病，厥阴病，差后病《金匮要略》黄疸、呕吐、妇人产后病篇

柴胡，半夏，人参，大枣，甘草，生姜，黄芩。

［**警告**］用于治疗慢性肝炎出现的肝功能障碍时，在治疗的患者中，有发生间质性肺炎，甚至发展至病情重笃者。如果出现该情况应停止投药，予以相应治疗。

［**禁忌**］

1）治疗慢性肝炎时与干扰素并用。

2）确诊为肝细胞癌、肝硬化的患者。

3）慢性肝炎肝功能障碍，血小板 10 万 /mm^3 以下者。

［**证候特征**］用于体力中等度者具有胸胁苦满的场合。

1）发热性疾患伴有食欲不振、口中不适感者。

2）诸种慢性疾患出现胸胁苦满者。

3）诸种慢性疾患伴有食欲不振、全身倦怠感者。

4）改善小儿虚弱体质。

［**适应病症**］

1）体力中等度者，具有上腹部胀满不适、舌苔明显、口中不适感、食欲不振、时有微热、恶心等出现在以下诸症：诸种急性热性病，肺炎，支气管炎，感冒，胸膜炎、肺结核等结核性疾患辅助治疗，淋巴结炎，慢性胃肠功能障碍，产后复旧不全。

其他适应范围：恶心，食欲不振，胃炎，胃肠虚弱，疲劳感以及感冒后期症状。

2）改善慢性肝炎出现的肝功能障碍。

［**慎用**］体力明显衰弱者。

［**不良反应**］偶见过敏性间质性肺炎，肝功能障碍。发生肌病（低钾血症导致）（脱力感，肌力低下，肌肉痛，四肢痉挛、麻痹等横纹肌溶解症），可出现 CK 上升、血中及尿中肌红蛋白上升，停止用药，进行相应处置。

［**并用**］

1）支气管炎等伴有咽喉不适感的场合，并用半夏厚朴汤。

2）肝功能障碍伴有黄疸者，并用茵陈蒿汤。

［**病期病态**］少阳病期，胸胁苦满型。虚实夹杂证。

肝之阳气病态过剩状态为主体，伴有轻度脾胃虚弱。腹诊可触及明确的胸胁苦满及轻度心下痞硬。舌苔白略干燥。

[方证鉴别]

1）大柴胡汤：体力充实，腹诊触得胸胁苦满、腹壁紧张明显，便秘倾向。

2）柴胡桂枝汤：体力中等度以下，自然汗出倾向，头痛，颜面潮红，腹诊触得腹直肌紧张。

3）补中益气汤：体力中等度以下，全身倦怠，易疲劳，轻度胸胁苦满。

4）柴胡加龙骨牡蛎汤：与大柴胡汤相似，抑郁倾向，不安、失眠、易怒等精神症状明显，腹诊可触及腹主动脉搏动亢进。

5）柴胡桂枝干姜汤：体力低下，腹诊触得轻微胸胁苦满，上热下寒性颜面烘热，精神症状。

小承气汤*

大黄，枳实，厚朴。

[证候特征] 阳明病期，肠型。实证。

表现为发热性倾向、精神不安定等精神症状、腹部膨满感、便秘者。

[适应病症] 急性感染发生稽留热、便秘、发汗者，急性肠炎，肺炎，脑炎，抑郁状态。

消风散　　《和剂局方·卷一·治诸风》

石膏，地黄，当归，苍术，防风，木通，知母，甘草，苦参，荆芥，牛蒡子，胡麻，蝉蜕。

[证候特征] 用于较有体力者的慢性皮肤疾患，患部有热感、多湿润、瘙痒显著的场合。

1）顽固皮疹，有分泌物，痂皮形成，其外观污秽，创面带有红赤色调，诉口渴。

2）皮肤病变每于夏季便有加重倾向的场合。

[适应病症] 分泌物多，瘙痒显著的慢性皮肤病（湿疹、荨麻疹、足癣、痱子、皮肤瘙痒症）。

[慎用]

1）患部无分泌物、干燥的场合。

2）明显体力衰弱患者。

3）明显胃肠虚弱患者。

［**病期病态**］少阳病期，瘀血型。虚实夹杂证。

虽分类属于瘀血型，但准确判断应是血热状态。所谓血热是指血中带热的状态，出现红斑、血管炎、身体内部热感等。这种病态下血液循行当然受到损害而出现障碍，因而包括在瘀血型之内。半表半里存在血热，病变呈现于表，故有皮疹分泌物多的倾向。伴有血虚症状和口渴。

［**方证鉴别**］

1）越婢加术汤：体力中等度，颜面潮红，浮肿倾向，尿量减少，有分泌物。

2）十味败毒散：体力中等度，化脓倾向，面色欠佳，干燥的皮疹。

3）温清饮：体力中等度，干燥的皮疹，皮肤色素沉着。

4）白虎加人参汤：体力中等度以上，显著口渴，无尿量减少。

5）葛根汤：体力中等度以上，急性期炎症症状明显者。

小建中汤　《伤寒论》太阳病中篇《金匮要略》虚劳、黄疸、妇人杂病篇

芍药，桂皮，大枣，甘草，生姜，胶饴。

［**证候特征**］用于体质虚弱者出现疲劳倦怠感、腹痛等的场合。此外可有皮肤营养低下、发冷性、心慌悸动、盗汗、鼻出血、手足发热、尿意频数、神经过敏等轻度症状。腹诊多可触及腹壁薄、两侧腹直肌紧张。本方多以小儿虚弱者为指征进行临床应用。

［**适应病症**］反复脐疝痛，虚弱儿童的体质改善，慢性胃肠炎，直立性调节障碍，夜尿症。其他如病后体力低下、开腹术后综合征、小儿夜啼症、幼儿疝气（脐部或腹股沟部）、慢性扁桃体炎、咽头扁桃腺肥大症、神经症、支气管哮喘、慢性肝炎等。

［**病期病态**］太阴病期，腹直肌拘挛型。虚证。

五脏，特别是脾脏虚衰，胃肠的气血循行低下的病态。因此发生消化道、Oddi 括约肌、尿管等痉挛性挛缩。伴有气虚和轻度血虚症状。腹诊触得两侧整条腹直肌多紧张拘挛，但有时也见薄而软弱的腹壁。

［**方证鉴别**］

1）桂枝加芍药汤：证候特征近似，但皮肤营养状态低下和易疲劳症状不明显。

2）当归建中汤：证候特征近似，但腹诊触及明显侧腹部疼痛、压痛，贫血倾向。

3）黄芪建中汤：证候特征近似，但出现易疲劳、羸瘦，可见皮疹。

4）大建中汤：体力低下，手足及腹部发冷，腹痛，肠蠕动亢进，鼓肠。

5）补中益气汤：体力中等度以下，全身倦怠，易疲劳，腹诊触及轻度胸胁苦满。

6）人参养荣汤：体力低下，倦怠，面色欠佳，羸瘦，食欲不振，微热感。

7）桂枝加龙骨牡蛎汤：体力低下，神经症，阳痿，遗精，易疲劳，盗汗。

8）六味地黄丸：体力低下，手足发热，阳痿，皮肤干燥。

9）三物黄芩汤：体力中等度，手足发热，口渴，失眠，皮肤干燥。

10）柴胡桂枝汤：体力中等度以下，腹诊触得胸胁苦满，汗出倾向，口苦，易怒性。

小青龙汤　　《伤寒论》太阳病中篇《金匮要略》痰饮、妇人杂病

半夏，甘草，桂皮，五味子，细辛，芍药，麻黄，干姜。

[**证候特征**] 用于体力中等度者具有喘鸣、咳嗽、呼吸困难及鼻部症状的场合。此时多伴有泡沫水样痰、水样鼻涕、喷嚏。当无呼吸困难时，腹诊可触及腹壁较柔软，有时触及上腹部腹直肌轻度紧张和心窝部振水音。对于支气管哮喘，不仅用于发作状态，也可用于缓解期。但对于消瘦、面色差、胃肠虚弱者，最好不使用以麻黄为主药的本方。

[**适应病症**] 支气管炎，支气管哮喘，伴有水样鼻涕、水样清稀痰的咳嗽、鼻炎。

[**慎用**]

1）明显胃肠虚弱者。

2）冠心病心绞痛、心肌梗死等循环系统疾患或有此既往史者。

[**相互作用**]

1）与呋塞米、利尿酸、噻嗪类利尿剂同时使用可能引起血钾降低。

2）与交感神经兴奋药物同时使用可能导致心悸、心动过速等。

3）与解热镇痛药并用，若汗出过度，有时会出现休克。

［并用］

1）用于支气管哮喘的场合，有时宜与麻杏石甘汤并用。

2）对于支气管哮喘的治疗，可并用柴朴汤、半夏厚朴汤作为基础治疗药物。

［病期病态］太阳病期。表虚证。

脾为寒侵，其功能衰退，一同出现气虚和水滞的症状，在此基础上加之表假寒证（恶寒）、发热等表证。多有胃部振水音。

［方证鉴别］

1）苓甘五味加姜辛半夏杏仁汤：体力低下，贫血，发冷性，心窝部振水音。

2）麻黄附子细辛汤：体力低下，发冷性，咽痛，全身倦怠感。

3）香苏饮：体力低下，感冒之初期，胃肠虚弱。

4）麻杏石甘汤：体力中等度以上，口渴，自然汗出倾向，身体有热感。

5）麦门冬汤：体力中等度，剧烈干燥性咳嗽，头面烘热，咽喉干燥感和不适感，身体有热感。

辛夷清肺汤 《外科正宗·卷四·鼻痔》

石膏，麦门冬，黄芩，细辛，知母，升麻，百合，辛夷，枇杷叶。

［证候特征］用于体力中等度，或者中等度以上者，出现鼻塞、鼻性鼻漏、后鼻漏等鼻部症状的场合。有时伴有局部热感及疼痛。

［适应病症］副鼻窦炎，肥厚性鼻炎，慢性鼻炎，鼻息肉。

［不良反应］偶见间质性肺炎，若出现则停止投药，进行相应治疗。

［病期病态］少阳病期，胸内型。虚实夹杂证。

为肺与气道有热，津液（水）干枯的病态。特别是鼻腔、副鼻腔有充血和炎症。有时可见咳痰黏稠。多伴有口渴、身体热感。

［方证鉴别］

1）葛根汤加川芎辛夷：体力中等度以上，头痛，头重，项背部强凝。

2）荆芥连翘汤：皮肤浅黑色，手掌足跖部汗出，腹直肌紧张。

3）柴胡清肝汤：颜面潮红，颈部淋巴结肿胀，胸胁苦满。

芎归胶艾汤 《金匮要略·妇人妊娠病脉证并治》

地黄，芍药，当归，甘草，川芎，阿胶，艾叶。

［证候特征］用于体力较低下但无胃肠机能障碍者的出血证，以痔疮出

血、阴道出血、肾及尿道出血、下血等为主。有时因贫血出现面色苍白、眩晕、四肢乏力感。也用于妇人月经过多、阴道不规则出血。腹诊触得腹壁较薄、紧张度低，有时可触及腹直肌紧张、下腹部压痛，或脐旁腹主动脉搏动亢进等。

［适应病症］各种出血证（痔疮出血、阴道出血、肾及尿道出血、下血等）。另如月经过多、子宫内膜异位症等。

［慎用］胃肠虚弱。

［相互作用］与呋塞米、利尿酸、噻嗪类利尿剂并用，可能引起血钾值低下。

［病期病态］太阴病期，瘀血型。虚证。

以血虚为主，同时有瘀血、津液不足，引起各种出血的病态。腹诊多可触及左下腹压痛。

［方证鉴别］

1）当归芍药散：体力低下，发冷性，瘀血综合征，月经不调。

2）温清饮：体力中等度，烘热感，神经过敏，皮肤色素沉着，皮疹。

3）归脾汤：体力低下，胃肠虚弱，精神不安，抑郁倾向，心悸。

4）温经汤：体力中等度以下，手掌发热，口唇干燥，发冷性，腹诊触得下腹部发冷，皮肤皲裂及角化异常。

5）黄连解毒汤：体力中等度以上，烘热感，精神不安，身体发热感，出血倾向。

6）四物汤：体力低下，肌肤甲错，贫血，出血倾向少见。

芎归调血饮　　《万病回春・卷六・产后》

当归，川芎，地黄，白术，茯苓，陈皮，香附子，牡丹皮，大枣，生姜，甘草，乌药，益母草。

［证候特征］体质略虚弱，面色欠佳，贫血倾向，分娩或流产后虚弱或身体状况欠佳，或头痛、不安、失眠、耳鸣、心悸，眩晕等精神神经症状。还有主诉情绪不佳、月经不调的女性患者。

［适应病症］产后神经症，体力低下，月经不调。

［不良反应］

1）若出现电解质紊乱（与呋塞米、利尿酸、噻嗪类利尿剂并用，可能引起血钾值低下），即中止使用。

2）低钾血症可能引起肌病。

［**病期病态**］少阳病期，瘀血型。虚证。

属于瘀血型，但为伴有血虚、气郁的病态。

［**方证鉴别**］

1）当归芍药散：有浮肿倾向。

2）芎归胶艾汤：有阴道不规则出血等出血倾向。

Y

延年半夏汤*

半夏，柴胡，鳖甲，桔梗，吴茱萸，枳实，槟榔子，人参，生姜。

［**证候特征**］少阳病期，心下痞硬型。虚实夹杂证。

出现肩胛部疼痛、肩凝、心窝部疼痛。伴有下肢发冷、腹诊触得痃癖证（患者立位，按压心窝部时出现明显疼痛）者。

［**适应病症**］肋间神经痛，胃炎，习惯性头痛，肩凝，慢性胰腺炎。

抑肝散 《保婴撮要》

苍术，茯苓，川芎，当归，柴胡，甘草，钩藤。

［**证候特征**］用于体力中等者，神经过敏而易兴奋、易怒、烦躁不安、失眠等神经兴奋状态的场合。此外，有时出现眼睑、颜面、手足等处的痉挛等。在小儿，则可出现躁动不安、痉挛发作、哭闹不休等症状。作为腹部症状，腹诊多可触及左侧腹直肌紧张。

［**适应病症**］神经症（包括所谓小儿疳症），失眠症，夜啼症。另外如歇斯底里、围绝经期综合征、头面部肌肉抽搐、眼睑痉挛、脑出血后遗症等。

［**慎用**］脾胃虚弱者。

［**病期病态**］少阳病期，胸胁苦满型。虚证。

肝阴、肝阳均不足，但肝阴之抑制作用的衰弱更明显，因而出现假性肝阳过剩的病态。伴有轻度气虚、血虚症状。腹诊可触及腹力中等度或中等度略弱、多呈左侧腹直肌拘挛，有时可触及从心窝部至脐的正中部位的痉挛，脐上悸也不少见。

［**方证鉴别**］

1）抑肝散加陈皮半夏：具备抑肝散的证候特征，胃肠虚弱者。

2）柴胡加龙骨牡蛎汤：体力中等度以上，抑郁倾向，胸胁苦满，便秘。

3）柴胡桂枝汤：体力中等度以下，汗出倾向，颜面潮红，胸胁苦满。

4）四逆散：体力中等度，胸胁苦满，腹诊触及两侧腹直肌的过度紧张。

5）半夏厚朴汤：体力中等度，咽喉部阻塞感，不安，失眠。

6）甘麦大枣汤：体力中等度以下，歇斯底里症状。

7）加味逍遥散：体力中等度以下，发作性颜面潮红，腹诊触得胸胁苦满、脐旁压痛。

抑肝散加陈皮半夏　日本经验方

半夏，苍术，茯苓，川芎，陈皮，当归，柴胡，甘草，钩藤。

[证候特征] 用于较抑肝散适应证状态体力低下的场合。即体力较弱者，出现神经过敏而易兴奋、易怒、烦躁不安、失眠等的场合。此外，也可有眼睑、颜面、手足等处的痉挛等。在小儿，则可出现躁动不安、痉挛发作、哭闹不休等症状。腹部症状与抑肝散腹证相似，腹诊相似，还有多可触及腹主动脉搏动亢进。

[适应病症] 神经症（包括所谓小儿疳症），失眠症，夜啼症。另外如歇斯底里、围绝经期综合征、头面部肌肉抽搐、眼睑痉挛、脑出血后遗症等。

[病期病态] 抑肝散病态基础上加之脾虚和气郁。

[方证鉴别]

1）抑肝散：体力中等，腹直肌紧张，易怒性，不安，肌肉痉挛。

2）柴胡加龙骨牡蛎汤：体力中等度以上，腹诊触得腹力充实、腹主动脉搏动亢进。

3）加味逍遥散：体力中等度以下，发作性颜面潮红，腹诊触得胸胁苦满、脐旁压痛。

4）半夏厚朴汤：体力中等度以下，咽喉部阻塞感，不安，失眠。

5）甘麦大枣汤：体力中等度以下，歇斯底里症状，失眠，不安，夜啼。

薏苡附子败酱散*

薏苡仁，附子，败酱根。

[证候特征] 太阴病期瘀血而出现右下腹回盲部压痛，皮肤营养状态低下者。伴有下肢发冷。

[适应病症] 与瘀血相关的月经不调，肠炎，子宫内膜异位症，指掌角化

症，关节炎。

薏苡仁颗粒剂

薏苡仁。

［证候特征］不拘体力如何，用于疣、赘的治疗。

［注意事项］

1）投予本剂后，屡屡可见一时的皮肤发红、瘙痒等，然后皮疹脱落。

2）青年扁平疣，作为病变反应性，呈红褐色调，常有渗出性感觉，而接近正常皮肤处表面干燥。这种情况有适宜使用麻杏薏甘汤者。

［适应病症］青年扁平疣，寻常型疣赘。

薏苡仁汤　　《明医指掌》

薏苡仁，苍术，当归，麻黄，桂皮，芍药，甘草。

［证候特征］用于体力中等度以上者，四肢关节肌肉疼痛、肿胀的场合。以患部的热感、肿胀、疼痛呈较为慢性过程为指征。

［适应病症］变形性关节病，类风湿关节炎。其他各种原因引起的关节痛、肌肉痛。

［相互作用］

1）与交感神经兴奋药并用，可引起心慌悸动、心动过速等。

2）与解热镇痛药并用，可引起过度汗出。

［病期病态］少阳病期，水滞型。虚实夹杂证。

太阳病期与少阳病期的移行期，皮肤和关节有热性水滞，伴有轻度血虚症状，无口渴。

［方证鉴别］

1）越婢加术汤：体力中等度以上，颜面潮红，口渴。

2）桂枝加术附汤：体力中等度以下，肌肉痉挛，下肢发冷。

3）防风通圣散：体力中等度以上，肥胖，颜面潮红，腹诊触得腹力充实，便秘倾向。

4）防己黄芪汤：体力中等度以下，虚胖，浮肿倾向。

5）麻杏薏甘汤：体力中等度，急性关节炎，关节发红肿胀，无口渴。

乙字汤 《业桂亭医事小言·卷七·藏方》

当归，柴胡，黄芩，甘草，升麻，大黄。

[证候特征] 用于体力中等度者患痔疾、症状不甚剧烈者。

1）有便秘倾向的场合。

2）伴肛门或阴部疼痛、瘙痒的场合。

3）伴有轻度出血的场合。

[适应病症] 症状不甚剧烈，体力中等，也非虚弱者伴有下列诸症：内痔，外痔，也有用于便秘者。

[不良反应] 偶发间质性肺炎。

[病期病态] 少阳病期，瘀血型。虚实夹杂证。

肛门及下消化道有热，伴充血，呈现便秘倾向。亦有轻微血虚倾向。

[方证鉴别]

1）大黄牡丹汤：体力充实，瘀血综合征，腹诊触得右下腹回盲部压痛。

2）大柴胡汤：体力充实，腹诊触得胸胁苦满，口中不适感，恶心。

3）芎艾胶归汤：体力低下，下血，贫血倾向，皮肤枯燥。

4）桂枝茯苓丸：体力中等度，瘀血综合征。无便秘倾向。

5）当归建中汤：体力低下，脱肛，局部疼痛，兔粪，腹痛。

6）补中益气汤：体力中等度以下，全身倦怠，易疲劳，内脏下垂，脱肛，轻度胸胁苦满。

茵陈蒿汤 《伤寒论》阳明病篇

山栀子，大黄，茵陈蒿。

[证候特征] 用于体力较好者，主诉为从上腹跨及胸部的膨满感、不适感，伴恶心、便秘。

1）有黄疸者。

2）口渴，尿量减少，伴皮肤瘙痒感等。

[适应病症] 尿量减少、略有便秘倾向、体力较好而有如下病症者：黄疸，肝硬化，肾病综合征，荨麻疹，口内炎。

[慎用]

1）体力明显衰弱者。

2）有腹泻倾向者。

［病期病态］阳明病期，水滞型。半表半里～里之实证。

热性水滞伴有黄疸者。

茵陈五苓散

《金匮要略·黄疸病脉证治》

泽泻，苍术，猪苓，茯苓，桂皮，茵陈蒿。

［证候特征］主要用于体力中等度者，以口渴、尿量减少为主要指征。有时伴有肝功能障碍、黄疸、浮肿、食欲不振、心窝部振水音、头痛、眩晕、腹水等症状。

［适应病症］用于急性肝炎、慢性肝炎、肾病综合征、肾炎、浮肿、荨麻疹、胆囊症、胆囊炎、胆结石。还可用于急性胃炎、宿醉、肝硬化、口内炎、腹泻、眩晕、头痛等。

［病期病态］少阳病期，水滞型。虚实夹杂证伴黄疸者。

有时出现气逆引起的头痛。

［方证鉴别］

1）五苓散：体力中等度，口渴，尿量减少，浮肿，呕吐，头痛，宿醉。

2）茵陈蒿汤：体力中等度，黄疸，便秘，皮肤瘙痒症。

3）柴苓汤：体力中等度，口渴，尿量减少，胸胁苦满，口中不适感。

4）胃苓汤：体力中等度，水样腹泻，呕吐，腹部膨满，尿量减少。

右归饮*

附子，桂皮，熟地黄，山茱萸，山药，枸杞子，杜仲，炙甘草，茯苓。

［证候特征］五脏之一的肾之阳气虚衰，出现易疲劳、腹痛、腰痛、下肢发冷、阳痿者。

［适应病症］诸种老年退行性病变，多发性神经炎，骨质疏松症，肾功能障碍，老年性白内障。

越婢加半夏汤*

麻黄，石膏，生姜，大枣，甘草，半夏。

［证候特征］太阳病期。实证。

出现喘鸣、咳嗽。表现为颜面潮红、口渴、身体内部发热感者。咳嗽多为痉挛性、持续剧烈的咳嗽，有时伴有呕吐。

［适应病症］支气管炎，支气管哮喘，慢性呼吸功能不全。

越婢加术汤 《金匮要略·中风历节病脉证并治》

石膏，麻黄，苍术，甘草，大枣，生姜。

[证候特征] 用于体力较好者，非寒性体质，有浮肿、发汗倾向及口渴者，出现尿量减少的场合。

四肢关节肿胀、疼痛、有热感者。

[适应病症] 具有浮肿、汗出、小便不利的下列病症：肾炎，肾病综合征，脚气病，类风湿关节炎，夜尿症，湿疹。

[慎用]

1）体力明显衰弱。

2）胃肠明显虚弱。

3）患心绞痛、心肌梗死等循环系统疾病或有既往史。

[相互作用] 与交感神经兴奋药并用，可引起心慌悸动、心动过速等。

[病期病态] 太阳病期～少阳病期，水滞型。实证。

具有表证为主的水滞，以关节肿胀、浮肿、尿量减少等为特征。有时并存半表半里之热，可出现身体有热感、口渴、颜面潮红。

[方证鉴别]

1）薏苡仁汤：关节痛，体力中等度以上。慢性关节痛，不伴有口渴、尿量减少。

2）葛根汤：关节痛，体力中等度以上，急性关节痛，不伴有口渴、尿量减少。

3）防己黄芪汤：关节痛，体力中等度以下，虚胖，多汗，浮肿倾向。

4）五苓散：浮肿，口渴，尿量减少，无发冷倾向。

5）柴苓汤：浮肿，口渴，尿量减少，胸胁苦满，食欲低下。

6）消风散：湿疹，渗出物多。口渴，色素沉着，皮疹污秽。

7）白虎加人参汤：湿疹，体力中等度以上，口渴甚。无尿量减少。

8）桂枝加术附汤：体力中等度以下，发汗倾向，肌肉痉挛，恶寒。不伴有口渴。

Z

泽泻汤*

泽泻，白术。

[证候特征] 少阳病期，水滞型。虚实夹杂证～虚证。

眩晕、头晕感、尿量减少者。

[适应病症] 梅尼埃病，突发性耳聋，小脑运动共济失调，脑底动脉循环不全。

真武汤　　《伤寒论》太阳病中篇

茯苓，芍药，苍术，生姜，附子。

[证候特征] 用于新陈代谢低下，体力虚弱者，出现全身倦怠、四肢冷感、腹泻、腹痛的场合。

1）本方的腹泻不伴有里急后重。

2）伴有眩晕、身体动摇感、心悸亢进等的场合。

[适应病症] 新陈代谢低下见于以下诸疾患者：胃肠疾患，胃肠虚弱症，慢性胃炎，消化不良，胃弛缓症，胃下垂症，肾病综合征，腹膜炎，脑溢血，脊髓疾患引起的运动和知觉麻痹，神经衰弱，高血压，心脏瓣膜病，心功能不全所致心悸，半身不遂，类风湿关节炎，老年性瘙痒症。

[慎用] 自觉有热感的患者，肥满体质。

[病期病态] 少阴病期，里寒型。虚证。

五脏之阳气（特别是脾肾）虚衰，导致发生里寒和水滞的病态，可见全身倦怠，四肢有冷感，特别是出现里寒症状的腹泻，以及水滞症状的眩晕感。肾之阳气虚衰而出现的中枢神经系统的运动知觉障碍。

[方证鉴别]

1）人参汤：体力低下，唾液分泌过多，易疲劳，发冷，面色不良，腹泻。

2）小建中汤：易疲劳，小儿夜尿症，腹诊触得腹直肌紧张，腹痛。

3）大建中汤：体力低下，手足、腹部发冷，腹痛，腹诊触得肠蠕动亢进、鼓肠。

枳缩二陈汤*

枳实，缩砂，半夏，茯苓，陈皮，香附子，厚朴，延胡索，茴香，木香，草豆蔻，干姜，甘草。

[证候特征] 少阳病期～太阴病期。虚实夹杂证伴有气郁者。

表现为胸部跨及背部剧烈疼痛、胃部振水音、恶心、呕吐、眩晕感者。

多伴有抑郁状态、头痛、头重。

[**适应病症**] 冠心病，肋间神经痛，慢性胃炎，习惯性头痛，不安神经症，支气管哮喘，过敏性肠综合征，坐骨神经痛。

治头疮一方　　日本经验方

川芎，苍术，连翘，防风，甘草，荆芥，红花，忍冬，大黄。

[**证候特征**] 用于体力较好者，头部、颜面皮肤疾患，伴发红赤、丘疹、水泡、结痂、渗出液、瘙痒感、化脓等。以儿童为主。

[**适应病症**] 婴幼儿湿疹，湿疹，疱疹性皮炎，疖，痈。

[**病期病态**] 少阳病期，瘀血型。虚实夹杂证。

虽分类于瘀血型，但为加上湿热状态而出现皮肤症状。无皮肤枯燥，呈现为炎症机制明显的热性皮疹。

[**方证鉴别**]

1）消风散：体力中等度以上，湿润的皮疹，强烈瘙痒感，口渴，皮疹污秽。

2）十味败毒汤：体力中等度，渗出液少的皮疹，轻度胸胁苦满。

3）清上防风汤：体力中等度以上，上半身炎症，颜面潮红。

4）温清饮：体力中等度，干燥的皮疹，浅黑色皮肤。

治打扑一方　　香川修庵经验方

桂皮，川芎，川骨，甘草，大黄，丁香，朴樕。

（译者注：川骨，即日本萍蓬草。朴樕，即槲皮）

[**证候特征**] 广泛用于跌打、捻搓所致局部肿胀、疼痛。一般多用于伤后即时至数日者。

[**适应病症**] 跌打，捻搓，跌打伤后遗症，慢性腱鞘炎。

[**病期病态**] 少阳病期，瘀血型。虚实夹杂～实证。

跌打等导致皮下出血等诸种出血，出现瘀血症状，还有气之流通不畅引起的病态。

[**方证鉴别**]

1）桃核承气汤：瘀血综合征，体力充实，便秘，头面烘热，精神不安。

2）通导散：体力充实，瘀血综合征，剧烈的精神症状，便秘。

3）女神散：瘀血综合征，体力中等度以上，头面烘热，精神不安，抑郁，腹部膨满感。

4）桂枝茯苓丸：瘀血综合征，体力中等度，头面烘热，无便秘倾向。

5）十味败毒汤：体力中等度，渗出液少的皮疹，轻度胸胁苦满。

6）消风散：体力中等度以上，渗出液多的皮疹，痂皮形成，强烈瘙痒感。

7）清上防风汤：体力中等度以上，颜面和头部皮疹，化脓倾向。

8）温清饮：体力中等度，皮疹，皮肤枯燥，皮肤色素沉着。

炙甘草汤　　《伤寒论》太阳病下篇《金匮要略》血痹、肺痈篇

地黄，麦门冬，桂皮，大枣，人参，生姜，炙甘草，麻子仁，阿胶。

[证候特征] 用于体力较为低下者主诉心悸、气短的场合。此时的脉象多表现为数、不齐、结代等。一般症状，多伴有皮肤营养低下、疲劳感、手足热、口渴、便秘等。

[适应病症] 甲状腺功能亢进，阵发性心动过速，心脏神经官能症，心律不齐（某种类型），心功能不全（轻症）。此外，有肺气肿、支气管哮喘、慢性支气管炎等。

[病期病态] 少阳病期，胸内型。虚证。

热性病态迁延化，或太阳病期过度发汗导致阴津不足，特别是心之阳气与阴液均虚衰的病态。

[方证鉴别]

1）苓桂术甘汤：体力下降，气短，心悸，直立性低血压，头面烘热，下肢发冷，尿量减少。

2）木防已汤：体力下降，心功能不全倾向，口渴，尿量减少，浮肿，心窝部紧满。

3）柴胡加龙骨牡蛎汤：体力中等度以上，腹诊触得腹力充实、腹主动脉搏动亢进。

枳术汤*

枳实，白术。

[证候特征] 少阳病期～太阴病期，水滞型。虚实夹杂证。

表现为恶心、呕吐、胸内苦闷感、心窝部痞满感、心下痞硬者。多伴有抑郁倾向。

[**适应病症**] 冠心病，肋间神经痛，慢性胃炎，习惯性头痛，不安神经症，支气管哮喘，过敏性肠综合征。

栀子柏皮汤 《伤寒论》阳明病篇

山栀子，甘草，黄柏。

[**证候特征**] 用于体力中等度，皮肤瘙痒者见于如下诸症。

1）以肝脏部位轻度压迫感、轻微黄疸、皮肤瘙痒、炎症充血等为指征，用于肝脏疾患、荨麻疹、皮肤瘙痒症、宿醉等。

2）于荨麻疹、皮肤瘙痒症，出现发红赤、肿胀、瘙痒，而无其他异常者。

[**适应病症**] 黄疸，皮肤瘙痒症，宿醉。

[**慎用**] 体力明显低下者。

[**病期病态**] 少阳病期，胸内型。虚实夹杂证。

结节性红斑、皮疹、血管炎、口内炎等血有热之病态，以半表半里之热为主。出现黄疸、皮疹、尿路炎症等。另可伴有强烈皮肤瘙痒、烦躁不安感等神经过敏状态。

[**方证鉴别**]

1）茵陈蒿汤：体力中等度，肝功能障碍，口渴，颈部汗出。

2）黄连解毒汤：体力中等度以上，颜面潮红，充血，出血。

3）加味逍遥散：体力中等度以下，胸胁苦满，瘀血综合征。

栀子豉汤*

山栀子，香豉。

[**证候特征**] 少阳病期，胸内型。虚证。

表现为胸内苦闷感、失眠、精神不安定、低热者。

[**适应病症**] 不安神经症，肝炎，食道炎，口内炎，失眠症，湿疹。

猪苓汤 《伤寒论》少阴病篇《金匮要略·消渴脉证并治》

猪苓，茯苓，泽泻，阿胶，滑石。

[**证候特征**] 不拘体质如何，用于尿频、尿不尽、排尿痛、血尿等排尿障碍的场合。

[**适应病症**] 尿量减少、小便难、口渴等出现于如下诸症：尿道炎，肾

炎，肾结石，淋病，排尿痛，血尿，腰以下浮肿，尿不尽，腹泻。

其他适应范围：尿量减少，小便不畅，排尿痛，尿不尽。

[**病期病态**] 阳明病期，水滞型。虚实夹杂证。

下消化道与尿路存在水滞伴有里热，出现身体有热感、排尿痛、手足发热、口渴。有时伴有血尿、腹泻。

[**方证鉴别**]

1）五苓散：体力中等度，口渴，尿量减少，浮肿，呕吐，头痛，宿醉。

2）八味肾气丸：体力中等度以下，口渴，腰膝发冷，夜尿频，浮肿，阳痿。

3）五淋散：体力中等度以下，慢性尿路感染症，尿频，尿不尽。

4）龙胆泻肝汤：体力中等度以上，急性、慢性尿路感染，带下，阴部瘙痒症。

猪苓汤合四物汤

地黄，芍药，川芎，泽泻，猪苓，当归，茯苓，阿胶，滑石。

[**证候特征**] 用于体力中等度者为主，以尿频、尿不尽、排尿痛等为指征，略呈慢性化倾向的泌尿系疾患。一般情况下，面色不良，轻微发冷性，无胃肠虚弱。有时出现尿液混浊及血、脓尿等，多诉有口渴、胸内苦闷、不安感等。

[**适应病症**] 慢性膀胱炎，慢性尿道炎，膀胱神经症，慢性前列腺炎，慢性肾炎。此外，还有上述疾患的急性期以及前列腺肥大、尿路结石、特发性肾出血，肾病综合征。

[**病期病态**] 阳明病期，水滞型。虚证。

下消化道与尿路存在水滞伴有里热，出现身体有热感、排尿痛、手足发热、口渴。为伴有血尿、脓尿，并且皮肤枯燥，不安，睡眠浅等血虚症状的病态。

[**方证鉴别**]

1）猪苓汤：体力中等度以上，口渴，热性倾向，无贫血。

2）五淋散：体力中等度以下，发冷性倾向，呈慢性过程者。

3）清心莲子饮：体力中等度以下，发冷性，胃肠虚弱，神经过敏，口渴。

4）八味肾气丸：体力中等度以下，口渴，腰膝发冷，夜尿频。

5）龙胆泻肝汤：体力中等度以上，热性倾向，剧烈的排尿痛。

6）济生肾气丸：八味肾气丸之适应病态，浮肿倾向，夜尿，腰痛明显。

竹茹温胆汤 《万病回春》

半夏，柴胡，麦门冬，茯苓，桔梗，枳实，香附子，陈皮，黄连，甘草，生姜，人参，竹茹。

［**证候特征**］用于体力较低下者，感冒、流感等伴有呼吸系统症状的疾患，患病后咳嗽、咳痰、微热等症状迁延化的场合。可伴有季肋部自觉轻度苦满感及腹诊触得抵抗、压痛（胸胁苦满），失眠，精神不安，轻度心悸，神经过敏等。

［**适应病症**］感冒，流感，上呼吸道感染，支气管炎，肺炎，支气管哮喘。此外，也用于失眠、神经症、心脏神经官能症等。

［**病期病态**］少阳病期，胸内型。虚实夹杂证。

肺有热伴脾之虚衰的病态。同时存在肝之阳气病态性过剩和腹部为主的气郁，故伴随咳嗽同时呈现烦躁不安、头面烘热感、失眠、腹部膨满感，食欲不振等。

［**方证鉴别**］

1）麦门冬汤：体力中等度以下，阵发性干性咳嗽，咽喉干燥感。

2）柴陷汤：体力中等度以上，胸痛，弛张热，腹诊触及明显胸胁苦满及心下痞硬。

3）滋阴至宝汤：体力下降，咳痰色浓，盗汗，口渴，热感。

4）滋阴降火汤：体力下降，老人咳嗽，黏痰，皮肤枯燥，早期多咳嗽，手足发热。

5）小青龙汤：体力中等度以下，水样鼻涕，咳清稀痰，胃肠虚弱。

6）参苏饮：体力中等度以下，胃肠虚弱，感冒急性期。

7）麻杏石甘汤：体力中等度以上，感冒后咳嗽、喘鸣，口渴。

滋阴降火汤 《济生方》

苍术，地黄，芍药，陈皮，当归，麦门冬，黄柏，甘草，知母，天门冬。

［**证候特征**］用于体力下降者、高龄者咳嗽。此时咳嗽较剧烈，痰黏不易咳出。有时会出现干啰音。另，皮肤浅黑，微热感，便秘倾向。

［**适应病症**］急慢性支气管炎，上呼吸道炎症。此外，有支气管哮喘、肺

结核、咽喉炎（声音嘶哑）。

［**慎用**］皮肤苍白，汗出，咳痰多，胃肠虚弱易腹泻者。

［**病期病态**］少阳病期，胸内型。虚证。

肺之阴液不足，出现相对肺阳过剩呈现热症的病态。后咽喉壁干燥，舌乳头消失（镜面舌）和干燥，干燥性咳嗽，呈现出微热感。咳嗽于夜半～早晨频繁。

［**方证鉴别**］

1）滋阴至宝汤：体力下降，咳痰色浓黏稠，盗汗，口渴，身体热感。

2）竹茹温胆汤：体力下降，持续微热，失眠，不安，悸动，胸胁苦满。

3）麦门冬汤：体力中等度以下，阵发性干咳，咽喉干燥感。

4）柴陷汤：体力中等度以上，腹诊触得明显胸胁苦满、心下痞硬，胸痛，弛张热。

5）清肺汤：体力中等度以下，慢性呼吸系统疾患，咳痰色浓黏稠，血痰。

6）麻杏石甘汤：体力中等度以上，喘鸣，咳嗽，口渴。

滋阴至宝汤 《万病回春·卷六·妇人虚劳》

香附子，柴胡，芍药，知母，陈皮，当归，麦门冬，白术，茯苓，甘草，薄荷，地骨皮，贝母。

［**证候特征**］用于体力低下，出现慢性过程咳嗽者。此时，痰较易咳出，量不太多。有时伴有盗汗、轻度口渴。一般具有食欲不振、全身倦怠感。

［**适应病症**］急慢性支气管炎，上呼吸道感染，支气管扩张。此外，有支气管哮喘、肺结核、肺气肿、肺纤维化等。

［**病期病态**］少阳病期，胸内型。虚证。

以肺热迁延导致肺阴亏损之病态为主，加上肝失调和脾虚，出现神经过敏症状、气虚、血虚等证候。

［**方证鉴别**］

1）滋阴降火汤：体力下降，高龄者咳嗽，咳痰黏稠，皮肤枯燥，晨起多咳嗽，手足哄热感。

2）清肺汤：体力中等度以下，慢性呼吸系统疾患，咳痰色浓黏稠，血痰。

3）麦门冬汤：体力中等度以下，咽喉干燥感，阵发性剧烈干咳。

4）柴朴汤：体力中等度，胸胁苦满，呼吸困难感，咽喉、心窝部闭塞感。

5）竹茹温胆汤：体力下降，持续微热，失眠，不安，心慌悸动，胸胁苦满。

紫云膏

胡麻油，紫根（紫草），当归，黄蜡，豚脂（猪油）。

[**证候特征**] 用于体力较低下者，分泌物少的皮肤疾患、外伤等。

1）外伤，烧伤，冻疮，褥疮等。

2）伴有皮肤损伤的场合。

3）皮肤干燥，枯燥，角化型皮肤疾患。

[**适应病症**] 烧伤，痔核疼痛，肛裂。

左归饮*

熟地黄，山药，山茱萸，枸杞子，茯苓，炙甘草。

[**证候特征**] 五脏中肾之阴液虚衰，表现为腰腿部肌力低下、口内干燥、盗汗、口渴、皮肤干燥等。

[**适应病症**] 诸种老年退行性病变，多发性神经炎，骨质疏松症，肾功能障碍，老年性白内障，老年性阴道炎。

附录三　汉方制剂使用注意事项

为进一步正确使用医疗用汉方制剂，1997 年由日本汉方生药制剂协会作为协议提出如下“一般注意事项”。

一、一般注意

使用本剂时，必须考虑患者的证（体质、症状）进行投药。另外，还要充分观察疾病过程，如果症状、体征无明显改善，应避免继续给药。

二、关于正确使用汉方制剂

（《药务公报》1997 年 8 月 21 日）

关于汉方制剂的不良反应，可以分为因使用方法（或者所谓“证”）的错误而产生和基于其药理学作用者等不同情况。因而，为减少汉方制剂的不良反应，理解“证”，依据“证”处方非常重要。本次，于汉方制剂使用注意记载“考虑患者的证而投予药物”一项。

1. 关于“证”

证的定义：“将患者现时点出现的病状，通过阴阳、虚实、气血津液、五脏等汉方医学的理论方式进行综合所得出的诊断和治疗指示。”

在此强调“现时点”的理由是因为汉方医学认为疾病具有流动性，是一种时时刻刻变化着的事物。也就是说，证并非固定不变的。

作为赋予证的特征的事项，是对患者出现的各种症状不可予以分别理解，而是对应到阴阳、虚实这样概括性的范畴中。

现将该范畴方式概述如下。

2. 根据阴阳、虚实的认识决定证

综合机体与疾病相争的反应形式，凡热性、发扬性者为阳性病态。这种

病态有发热或自觉有热感，颜面潮红，口渴。与此相反，机体反应为寒性、沉降性者属阴的病态，可见恶寒，还有耐寒能力降低，颜面苍白，四肢末梢发冷等症状。

六病位概念，使用阴阳的范畴认识流动、转变的病态（附表 1）。

附表 1　六病位的病态概括

	病位	主要证候	部位与性质
阳证	太阳病期	恶寒、发热，头痛，项背部强凝、疼痛，关节痛，脉浮	表热证（真热表假寒）①
	少阳病期	恶心，呕吐，食欲不振，胸内苦闷，弛张热，脉弦	半表半里热证
	阳明病期	腹满，便秘，口渴，身体深部热感，稽留热，脉实	里热证
阴证	太阴病期	腹满，心下痞硬，腹痛，食欲不振，腹泻，腹冷，脉弱	半表半里及里寒证
	少阴病期	全身倦怠，手足冷，背部恶寒，胸内苦闷，腹泻，脉沉细弱	里寒证在表，加之半表半里寒证
	厥阴病期	口内干燥，胸内苦闷，腹泻（不消化），全身冷，有时颜面等处热感	极度里寒证（有时真寒表假热）②

注①：真热表假寒，本质为热证，却仅在表层呈现假寒证。

注②：真寒表假热，本质为寒证，却仅在表层呈现假热证。

阳性病态分 3 个阶段，分别为太阳病期、少阳病期、阳明病期。太阳病期为急性感染性疾患初发时期出现的阶段，表现为桡动脉浮起、频脉、恶寒和发热、头痛等。将这一组症状总结起来，认识其为太阳病期。在太阳病期若出现无自然出汗、桡动脉充实、后头痛、后颈部强凝的场合，便可概括为“葛根汤证”。另一方面，即使同为太阳病期，若有自然发汗倾向、桡动脉紧张度缺乏者，则认识其为“桂枝汤证”。这两个证的不同可以用“虚实”之术语进行区别。葛根汤证是太阳病期之实证，而桂枝汤证是太阳病期之虚证。其中道理在于根据机体反应是充实的还是虚弱的来把握症状，对于太阳病期，桡动脉的紧张度成为判断虚实的有力信息。

阳性病态的第二阶段叫作少阳病期。在急性感染症症状发生 5 ～ 6 天后多数会移行到该阶段。上午体温正常，下午出现微热、食欲不振、口苦等。还有许多慢性疾患，停留在该阶段。此时会出现微热倾向，食欲不振，舌苔白或黄，但不伴有发冷或耐寒能力低下。该阶段虚实的判断是根据腹壁紧张度、桡动脉的紧张度来进行。胸胁苦满是指在左右肋弓下部出现肌性防御反应，按压该部位则出现不适感的证候。少阳病期出现胸胁苦满，可认定是柴胡为主药的一类方剂的证候。根据胸胁苦满程度与虚实进行证的确定。若胸胁苦满为中等程度，腹壁和桡动脉紧张度均为中等程度的话，则为“小柴胡汤证”。腹壁紧张度更充实，脉的紧张度更明显，同时有便秘倾向者，即为“大柴胡汤证”。与“小柴胡汤证”比较的另一方向，如果腹壁紧张度减弱，桡动脉缺乏紧张度，加之胸胁苦满程度亦为很轻的程度，这种场合，可判断为“柴胡桂枝干姜汤证”。

更详细的说明将在专著论述，总之，作为第一阶段的太阳病期，要认识到气血水的异常等基本病态；在第二阶段，要捕捉虚实概念的内涵和特异性症状，进行证的确定。

3. 汉方的随证施治

如上所述，证不是固定的事物，而是处于变化状态。顺应证的变化而逐次进行修正，便是随证施治的汉方医学治疗。

“证”的诊断是否确切，可以根据投予汉方药剂治疗后的应答来判断。

方剂的方位与证具有钥匙和锁（key and lock）的关系，医师有必要积累各种汉方方剂具有的作用谱系与相应病态的谱系（方位）。图的原点代表身体平衡（无倾斜）的状态，可以说汉方医学的治疗，是基于方剂的使用，使由于病态而导致的非平衡（倾斜）的状态回到原点。例如，附图 1 中当归芍药散与桃核承气汤均适用于治疗围绝经期综合征，但是证不同，其方位是完全相反的。对于围绝经期综合征患者，若是当归芍药散的适应病症而误投桃核承气汤，机体会向更加阴证的虚性方向偏位，便会引起腹泻、发冷、倦怠感等证候。相反，应该使用桃核承气汤的病证而投以当归芍药散，身体会出现热感、烘热感、倦怠感等，疾病便不能治愈。

以上阐述了对汉方医学证的概念的一种思考。若能为今后正确使用汉方制剂起到作用诚为荣幸之事。

［参考文献］

1）寺泽捷年：汉方临床诊疗学，医学书院，东京（1990）.

2）中村谦介等：汉方方意笔记，丸善 出版事业部，东京（1993）.

3）矢数道明：质疑问答 汉方 Q & A，日本医事新报社，东京（1991）.

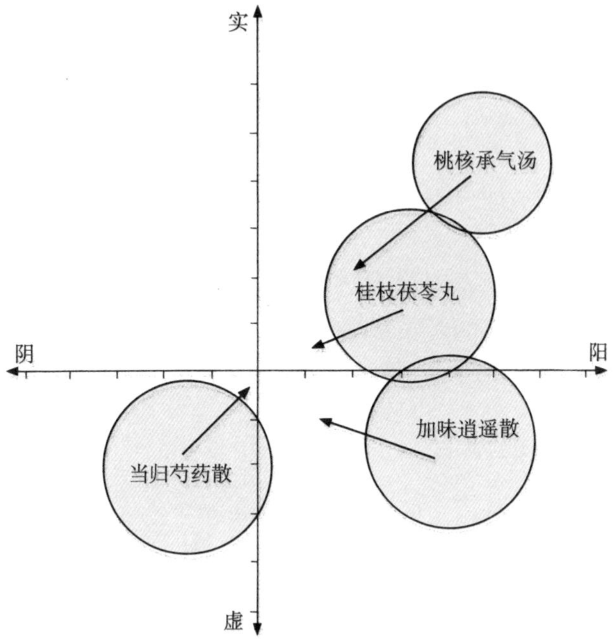

附图 1　活血祛瘀方剂的阴阳定位及其作用矢量图

三、用语解释

1. 胸胁苦满：指出现在左右肋弓下的肌性防御性紧张和压痛。腹直肌肋弓附着部的肌肉紧张增强，将 3 手指并拢向下按压肋骨下缘时，可感觉有向胸部的顶突样不适感、压痛。这是使用以柴胡为主的小柴胡汤、大柴胡汤等方剂的重要证候。

2. 瘀血综合征：因血液的流通怠滞不畅可引起一系列证候群，这是自古以来的思考。他觉证候可见舌体及牙龈等可视黏膜的色调呈青紫色、皮肤毛细血管扩张、胸胁苦满、脐周压痛等。自觉证候可见精神不安定、易怒性、易疲劳、颜面充血感、腰痛、肩凝等。在汉方医学中，月经前期综合征也属于瘀血综合征。另外，在结缔组织病、糖尿病、恶性肿瘤、动脉硬化疾患，自主神经功能失调症等，合并瘀血综合征的概率也很高。

四、对于孕妇的汉方治疗

对孕妇或有可能怀孕的女性使用汉方药物时，建议不使用大黄等药理作用明确可以类推有流早产危险的处方。对于其他处方，因为没有单纯可以确认安全性的证据，建议也限于在可以判断有益性大于危险性的场合而投予。

五、汉方制剂与消炎镇痛药、抗生素等并用

一般情况下，汉方制剂与其他医药品并用时，效果上没有互相抑制的作用。迁延的感染病症在使用抗生素、杀菌药物同时，宜使用提高治疗效果的汉方制剂。对于风湿关节炎，以汉方制剂治疗为主，适当使用消炎镇痛药栓剂，可以减轻消化系统的负担。另外，对于高血压病，降压药和汉方制剂并用，自觉症状和体征均得到好转者也不少见。

建议参考药物不良反应项记载的一般注意事项进行药物的并用。

六、汉方制剂与不良反应

1. 汉方制剂引起的药物性间质性肺炎

在慢性肝炎治疗时，干扰素与小柴胡汤并用具有引起药物性间质性肺炎发生频率增高的危险性，二药的并用为禁忌。1996 年 3 月，厚生省（现在的厚生劳动省）发布了因间质性肺炎死亡的病例疑与小柴胡汤使用有关的警告。2000 年 1 月再次就疑与小柴胡汤相关的间质性肺炎死亡病例与肝癌、肝硬化的关联性提出疑问，为此对这些疾病禁用小柴胡汤。

多数汉方制剂具有 BRM（机体反应调整药）的一个方面，所以尽管稀少，但在多种多样的汉方制剂中具有这种不良反应发生的可能性。

除小柴胡汤外，尚可见在乙字汤、大柴胡汤、柴胡桂枝汤、柴胡桂枝干姜汤、半夏泻心汤、清肺汤、柴朴汤、辛夷清肺汤、柴苓汤、黄连解毒汤、麦门冬汤、柴胡加龙骨牡蛎汤、清心莲子饮、防风通圣散、防己黄芪汤、三物黄芩汤、小青龙汤、润肠汤、补中益气汤、济生肾气丸、抑肝散等发生间质性肺炎的报告，故添加“使用注意事项”进行说明。

重要的是不要疏忽发热、干燥性咳嗽、呼吸困难等疾病初期症状。若怀疑间质性肺炎，立即停止服药，进行胸部 X 光片、血气分析等检查，必须在疾病早期进行恰当的治疗。

2000 年由和汉医药学会提出对慢性肝炎使用小柴胡汤的指南，据此，在

投予小柴胡汤之前进行胸部X光片检查，若出现肺间质性病变可疑时，原则上不投予小柴胡汤。

2. 对于配伍甘草方剂的假性醛固酮增多症

作为重要配伍药物，含有甘草的汉方方剂较多。使用这类方剂有时会出现低钾血症、浮肿、血压升高等假性醛固酮增多症。根据我们的经验，假性醛固酮增多症多在服药开始2～3周出现。所以汉方制剂开始使用时，事先测定体重、血压、血清电解质等项目，确认有无浮肿。至少于两周后、4周后应复查，观察病变过程。有报告因血钾低被疏忽而发生肌病，所以需要特别注意这一点。

发生假性醛固酮增多症时，中止服药，追踪临床症状、血压、血钾值。一般情况下中止服药后，即使不做特殊处理，异常也会改善，但在病情较重的情况下，需要进行补钾、一时性服用降压药物。

限于轻度的血钾低下（3.2mEq/L左右），并且汉方药明显有效的情况下，可并用口服补钾，观察其过程。

3. 药物性肝损害

有时出现汉方制剂引起药物性肝功能障碍，据报告，可见到防风通圣散、柴苓汤、小柴胡汤、黄连解毒汤、大建中汤、乙字汤及其他多种汉方制剂。

4. 关于配伍麻黄方剂的血压升高作用

麻黄的主要成分是麻黄碱，具有兴奋交感神经β受体的作用，所以高血压患者服用本药时应该从小剂量开始逐渐增大，并观察其变化。与黄嘌呤受体活性剂并用时可以认为有互相增强的作用，应注意用量。

5. 与其他药剂并用时不良反应增强

甘草酸制剂与含有甘草的汉方方剂并用有时会出现假性醛固酮增多症。甘草的主要成分是甘草酸。

呋塞米、利尿酸、噻嗪类利尿药等具有使血钾降低的作用，这些药物和含有甘草的汉方制剂合用时要注意会出现假性醛固酮增多症，特别是血钾降低。

6. 关于乳糖不耐受

汉方颗粒剂是将中药饮片水提取物干燥，再使用赋形剂如乳糖或玉米淀粉加工而成。具有乳糖不耐受体质的患者服用后，因此会出现腹部膨满感、腹泻等症状。所以在问诊时，有必要询问食用乳制品是否出现过类似症状。

7. 其他不良反应

汉方制剂的不良反应，有时可表现为皮疹、发红等皮肤症状以及胃肠道功能障碍。

胃肠道功能障碍主要为胃部不适感、食欲降低。服用含有地黄、麻黄的汉方制剂有时会出现这些症状。配伍地黄的方剂有四物汤、温清饮、八味肾气丸等。

附录四　富山大学附属医院和汉诊疗科健康调查表

该健康调查表是诊断时重要的参考资料，请在对应处画“○”。

例：容易疲劳　　0 1 2 3 4

　　　　　　　　　○

0……没有疲劳

1……稍微疲劳

2……有些疲劳

3……相当疲劳

4……非常疲劳

富山大学附属医院和汉诊疗科健康调查表

一、一般情况

1. 容易疲劳	0 1 2 3 4
2. 次日晨起疲劳未消	0 1 2 3 4
3. 总觉得心情不舒畅	0 1 2 3 4
4. 没力气	0 1 2 3 4
5. 身体沉重感	0 1 2 3 4
6. 腰腿沉重感	0 1 2 3 4
7. 易受惊吓	0 1 2 3 4
8. 健忘	0 1 2 3 4
9. 情绪烦躁	0 1 2 3 4
10. 总觉得心里有事，安定不下来	0 1 2 3 4
11. 对一些琐碎事很在意	0 1 2 3 4
12. 容易发怒	0 1 2 3 4

13. 注意力不集中	0 1 2 3 4
14. 容易感冒	0 1 2 3 4
15. 性欲减退	0 1 2 3 4
16. 晕车船	0 1 2 3 4
17. 指甲脆裂	0 1 2 3 4
18. 腰膝无力	0 1 2 3 4
19. 懒得活动	0 1 2 3 4
肩凝（右侧）	0 1 2 3 4
肩凝（左侧）	0 1 2 3 4

二、大便

20. 硬便	0 1 2 3 4
21. 兔粪样便	0 1 2 3 4
22. 每天有大便但不畅快	0 1 2 3 4
23. 便秘	0 1 2 3 4
24. 软便	0 1 2 3 4
25. 腹泻	0 1 2 3 4
26. 腹泻与便秘交替	0 1 2 3 4
27. 最近有时出现黑便	0 1 2 3 4
28. 最近有时大便带血	0 1 2 3 4
29. 最近有时大便混有黏液	0 1 2 3 4
30. 最近大便变细	0 1 2 3 4

三、小便

31. 小便次数多	0 1 2 3 4
32. 尿量、次数都少	0 1 2 3 4
33. 排尿不畅快，尿不尽	0 1 2 3 4
34. 小便时疼痛	0 1 2 3 4
35. 有时漏尿	0 1 2 3 4
36. 有时躺下后又想小便	0 1 2 3 4
37. 有尿意但排出来需要时间	0 1 2 3 4

38. 尿清稀	0 1 2 3 4

四、食欲

39. 没有食欲	0 1 2 3 4
40. 无食欲但尚可吃下	0 1 2 3 4
41. 有食欲但吃不下	0 1 2 3 4
42. 食欲旺盛，吃得多	0 1 2 3 4
43. 食不知味（吃不出香来）	0 1 2 3 4
44. 感觉食物是苦的	0 1 2 3 4
45. 喜欢甜食	0 1 2 3 4

五、睡眠

46. 睡眠质量不好	0 1 2 3 4
47. 入睡困难	0 1 2 3 4
48. 睡眠浅	0 1 2 3 4
49. 多梦	0 1 2 3 4
50. 食后马上困倦	0 1 2 3 4
51. 总是想睡觉	0 1 2 3 4
52. 早醒	0 1 2 3 4
53. 睡醒后情绪不佳	0 1 2 3 4

六、汗出

54. 容易出汗	0 1 2 3 4
55. 大汗淋漓	0 1 2 3 4
56. 汗发黏	0 1 2 3 4
57. 不易出汗	0 1 2 3 4
58. 脖子以上容易出汗	0 1 2 3 4
59. 睡觉时出汗	0 1 2 3 4
60. 阵发性出汗	0 1 2 3 4
61. 手心出汗	0 1 2 3 4

七、发热、恶寒

62. 总觉得发热	0 1 2 3 4
63. 总觉得发冷	0 1 2 3 4
64. 全身怕冷	0 1 2 3 4
65. 有时后背怕冷	0 1 2 3 4
66. 有时腰周围怕冷	0 1 2 3 4
67. 腰以下发冷	0 1 2 3 4
68. 手足发凉	0 1 2 3 4
69. 生冻疮	0 1 2 3 4
70. 不喜欢空调冷气	0 1 2 3 4
71. 冬天需要电热毯、怀炉	0 1 2 3 4
72. 体内有发热感	0 1 2 3 4
73. 上半身尤其颜面部有烘热感	0 1 2 3 4
74. 身体尤其后背忽冷忽热	0 1 2 3 4
75. 傍晚有发热感	0 1 2 3 4
76. 手心发热	0 1 2 3 4
77. 足心发热	0 1 2 3 4
78. 喜欢泡热水澡	0 1 2 3 4
79. 喜欢一般水温的温水澡	0 1 2 3 4
80. 容易汗湿衣服后又遇风怕冷	0 1 2 3 4

八、口舌

81. 口中发黏	0 1 2 3 4
82. 口中唾液积聚	0 1 2 3 4
83. 唾液少，口中易干燥	0 1 2 3 4
84. 喜冷饮，多饮	0 1 2 3 4
85. 喜热水，多饮	0 1 2 3 4
86. 口舌常枯燥，有口内炎	0 1 2 3 4
87. 口角常干枯燥裂	0 1 2 3 4
88. 口唇干枯燥裂	0 1 2 3 4

89. 舌头不灵活	0 1 2 3 4
90. 口臭	0 1 2 3 4
91. 有稀薄痰	0 1 2 3 4

九、头部

92. 发作性脉搏动样跳痛	0 1 2 3 4
93. 发作前有预感	0 1 2 3 4
94. 紧紧勒裹住样头痛	0 1 2 3 4
95. 头顶压着重物样头痛	0 1 2 3 4
96. 几乎每天头痛	0 1 2 3 4
97. 不痛时无症状头部清爽	0 1 2 3 4
98. 两侧或头顶部头痛	0 1 2 3 4
99. 前额部头痛	0 1 2 3 4
100. 后头部头痛	0 1 2 3 4
101. 颈部发硬	0 1 2 3 4
102. 头痛与月经期有关	0 1 2 3 4
103. 必须服止痛药	0 1 2 3 4
104. 头痛时肩部僵硬	0 1 2 3 4
105. 头戴重物感	0 1 2 3 4
106. 有时眼睛深部疼痛	0 1 2 3 4
107. 头痛伴有恶心呕吐	0 1 2 3 4
108. 多在早上头痛	0 1 2 3 4
109. 多在傍晚头痛	0 1 2 3 4
110. 头痛受天气左右	0 1 2 3 4
111. 到人群密集处则头痛	0 1 2 3 4

十、颜面 眼睛

112. 有时眼睑浮肿	0 1 2 3 4
113. 眼睛疲劳	0 1 2 3 4
114. 畏光	0 1 2 3 4

115. 眼球咕噜咕噜转动频繁　0 1 2 3 4
116. 眼睛发痒　0 1 2 3 4
117. 眼生白翳、眼花　0 1 2 3 4
118. 视力低下　0 1 2 3 4
119. 眼睛充血　0 1 2 3 4
120. 眼睛干燥感　0 1 2 3 4
121. 有时眼晕、眼前发黑　0 1 2 3 4
122. 眼睛有分泌物　0 1 2 3 4
123. 眼前黑蚊飞动（飞蚊症）　0 1 2 3 4
124. 面部雀斑明显　0 1 2 3 4
125. 面部易生粉刺、小疙瘩　0 1 2 3 4
126. 面色比其他人显苍白　0 1 2 3 4
127. 总认为自己面色发红　0 1 2 3 4

十一、耳 鼻

128. 有时眩晕　0 1 2 3 4
129. 经常站立时头晕　0 1 2 3 4
130. 有时耳鸣　0 1 2 3 4
131. 耳聋、听力下降　0 1 2 3 4
132. 常流鼻血　0 1 2 3 4
133. 常流鼻涕　0 1 2 3 4
134. 经常鼻塞不通　0 1 2 3 4
135. 闻不到气味　0 1 2 3 4
136. 打喷嚏　0 1 2 3 4
137. 感觉食物堵在咽喉　0 1 2 3 4
138. 饮食时容易呛着、噎着　0 1 2 3 4
139. 总觉得咽喉、鼻部不清爽　0 1 2 3 4
140. 常有咽喉痛　0 1 2 3 4
141. 声音嘶哑　0 1 2 3 4

十二、胸部

142. 经常咳嗽	0 1 2 3 4
143. 经常吐痰	0 1 2 3 4
144. 气短	0 1 2 3 4
145. 心慌悸动	0 1 2 3 4
146. 脉搏不齐	0 1 2 3 4
147. 有时胸部深处疼痛	0 1 2 3 4
148. 呼吸困难	0 1 2 3 4
149. 胸内憋闷烦乱	0 1 2 3 4
150. 不由得总想叹气	0 1 2 3 4
151. 有时胸内烦苦不得入睡	0 1 2 3 4
152. 有时胁肋部过电样疼痛	0 1 2 3 4
153. 自觉有物从腹部上冲引起心慌不安	0 1 2 3 4

十三、腹部

154. 常有恶心	0 1 2 3 4
155. 早上刷牙有时泛恶心	0 1 2 3 4
156. 嗳气	0 1 2 3 4
157. 容易泛酸烧心	0 1 2 3 4
158. 有时胃液上反口中	0 1 2 3 4
159. 心口窝处胀满感	0 1 2 3 4
160. 有时心口窝处疼痛	0 1 2 3 4
161. 从胸至胁肋下胀满不适感	0 1 2 3 4
162. 有时腹胀	0 1 2 3 4
163. 总觉得腹部某处疼痛	0 1 2 3 4
164. 脐周疼痛	0 1 2 3 4
165. 下腹部疼痛	0 1 2 3 4
166. 有时左下腹部疼痛	0 1 2 3 4
167. 有时右下腹部疼痛	0 1 2 3 4
168. 有时腹部出现蠕动和肠鸣	0 1 2 3 4

169. 经常有矢气（排气）　0 1 2 3 4
170. 有时背部发胀　0 1 2 3 4
171. 有痔疮的感觉　0 1 2 3 4

十四、皮肤

172. 经常有湿疹　0 1 2 3 4
173. 容易出荨麻疹　0 1 2 3 4
174. 容易化脓　0 1 2 3 4
175. 易生痤疮、出小疙瘩等　0 1 2 3 4
176. 皮肤易过敏、起皮疹　0 1 2 3 4
177. 皮肤枯燥粗糙　0 1 2 3 4
178. 雀斑多　0 1 2 3 4
179. 有时皮肤瘙痒　0 1 2 3 4
180. 冬天易生皲裂　0 1 2 3 4
181. 容易出瘀血斑点　0 1 2 3 4
182. 毛发无光泽　0 1 2 3 4
183. 容易脱发　0 1 2 3 4

十五、关节 四肢

184. 关节痛　0 1 2 3 4
185. 有时关节红肿　0 1 2 3 4
186. 关节痛似与月经周期有关　0 1 2 3 4
187. 有时腿足浮肿　0 1 2 3 4
188. 季节变化时出现关节疼痛　0 1 2 3 4
189. 有时早晨手出现硬胀　0 1 2 3 4
190. 有时出现关节腔积液　0 1 2 3 4
191. 膝部疼痛难以跪坐在地板　0 1 2 3 4
192. 半身活动困难，用不上劲　0 1 2 3 4
193. 半身麻木　0 1 2 3 4
194. 全身强硬，活动困难　0 1 2 3 4

195. 身体摇晃不稳，行走困难　0 1 2 3 4
196. 身体容易被东西绊倒　0 1 2 3 4
197. 手颤抖　0 1 2 3 4
198. 有时肌肉抽动　0 1 2 3 4
199. 感冒发热时出现关节痛　0 1 2 3 4
200. 经常腿肚子抽筋　0 1 2 3 4
201. 手足指尖麻木　0 1 2 3 4
202. 手冷时有时手指变白或发紫　0 1 2 3 4

十六、月经

203. 已经闭经　0 是　1 否
204. 无手术史　0 是　1 否
205. 月经正常　0 是　1 否
206. 周期错后 1 周以上　0 是　1 否
207. 经期只有 2 ～ 3 天　0 是　1 否
208. 经期持续 1 周以上　0 是　1 否
209. 人工流产（回答流产几次）　0 1 2 3 4
210. 既往流产（回答流产几次）　0 1 2 3 4
211. 有白带　0 1 2 3 4
212. 月经有血块　0 1 2 3 4
213. 痛经，需要休息和药物治疗　0 1 2 3 4

索引（按拼音排序）

A

B

C

D

E

F

G

H

I

J

K

L

M

N

O

P

Q

R

S

T

W

X

Y

Z